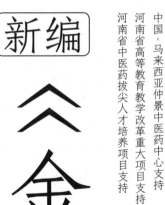

中国·马来西亚仲景中医药中心支持
河南省高等教育教学改革重大项目支持
河南省中医药拔尖人才培养项目支持

新编

《金匮要略》

三步释

|主编|

刘读文
徐江雁
周艳艳

河南科学技术出版社
·郑州·

图书在版编目（CIP）数据

新编《金匮要略》三步释/刘读文，徐江雁，周艳艳主编．—郑州：河南科学技术出版社，2022.3
ISBN 978-7-5725-0639-0

Ⅰ．①新… Ⅱ．①刘… ②徐… ③周… Ⅲ．①《金匮要略方论》-注释 Ⅳ．① R222.32

中国版本图书馆 CIP 数据核字（2021）第 273193 号

出版发行：河南科学技术出版社
　　　　　地址：郑州市郑东新区祥盛街 27 号　　邮编：450016
　　　　　电话：（0371）65737028　65788631
策划编辑：高　杨
责任编辑：高　杨
责任校对：耿宝文
整体设计：薛　莲
责任印制：朱　飞
印　　刷：河南文华印务有限公司
经　　销：全国新华书店
开　　本：720 mm×1020 mm　1/16　印张：25.25　字数：414 千字
版　　次：2022 年 3 月第 1 版　　2022 年 3 月第 1 次印刷
定　　价：79.00 元

《金匮要略》（以下简称《金匮》）是东汉末年医圣张仲景所著《伤寒杂病论》的杂病部分，是我国现存最早的治疗杂病的专著。本书理、法、方、药悉具，内容精要，价值珍贵，对后世中医的发展有着重大的贡献和深远的影响，被历代医家誉为"方书之祖""医方之经"和"千古不朽的济世活人书"，对今天的中医临床仍起着非常重要的指导作用。

《金匮》原文古奥，义理深邃，篇名和有些病名特殊，病因、病机多略述，名词术语、行文习惯也和现代不同。纵有不少注释可供参考，但辄感各家注释仍多深邃难解，为析其义、解其难、明其理、广其用，使读者对《金匮》1~22篇的内容都能达到清楚概念、理解原文、了解病因病机、掌握辨证论治的目的，我们于1993年编写了《〈金匮要略〉三步释》（以下简称《三步释》）一书，以飨读者。2002年对该书略加修订后进行重印。

《新编〈金匮要略〉三步释》（以下简称《新三步释》），以元代宋刻本《新编金匮方论》（邓珍本）为蓝本，参考《金匮》统编教材和各家注释，对原书1~22篇仍按简释篇名、概述内容、辨析原文三个步骤编写，具体做法如下：

第一步简释篇名。如"百合狐惑阴阳毒病脉证治第三"简释为："本篇为《金匮》第3篇，论述百合、狐惑、阴阳毒病的脉证与治疗。"由于这三种病的发生均与伤寒热病有关，其症状又有相似之处，故合为一篇论述；"疟病脉证并治第四"简释为："本篇为《金匮》第4篇，专论疟病的脉证与治疗。"其余各篇的篇名皆仿此简释。

第二步概述内容。本书除"脏腑经络先后病脉证第一""妇人产后病脉证治第二十一"和"妇人杂病脉证并治第二十二""杂疗方第二十三""禽兽鱼虫禁忌并治第二十四""果实菜谷禁忌并治第二十五"外，对其余各篇所论述的每一疾病，多按疾病名称的定义和命名、主症、病因病机、治疗原则，以及与现代医学病名联系的内容概述。有的述在定义和命名、病因病机前（或后）适当地进行论述，以助对该病的进一步了解。

第三步辨析原文。这一步是按照中医传统理论进行的辨析，力求准确、透彻、语言通俗流畅、重点突出。在辨析中，参阅或吸取了各注家较为可取的意见，或直接引用，或用编者的语言加以表达，恕不一一注明出处。

本书的篇序和每篇的原文均按蓝本不变。蓝本"正文"（后三篇除外）的每条原文之下，本书多有"语译"（原文中的方药和其用法不译）和"辨析"两项，根据需要加用"校勘""词解""按语"项目。于"辨析"项下，首先简明扼要地指出原文的主旨，然后再根据原文的内容做较详细的辨析，并对原文脉症的辨析内容加括号和原文区分。对方、证、药俱全的原文，多按"主症（原文有脉象者，脉象亦含其中）""病因病机""治疗方剂"进行分析。对其中的"治疗方剂"则多按"功能""方义""应用"进行辨析。

本书除原文用繁体字外，其余用简化字。而书中的"癥"不用简化字，避免与"症状"的"症"字混淆。又据蓝本"……名曰刚痉一作痓，餘同"，故将"痓"改为"痉"。原文的编排顺序和《三步释》相同。对原文下用法中"右方""右×味"的"右"字，按横排版式改作"上"；其序号在原文后用1、2、3……加括号表示。

关于附录和附方：①《三步释》和蓝本相同的，《新三步释》仍将其保留不变；②同一个方药，蓝本未作附方而《三步释》列在了附方中，《新三步释》仍将其列在附方中；③《三步释》附录或附方中有的内容，而蓝本中无，《新三步释》则去之。

此外，各篇中的附录、附方附于篇末不加语译和辨析。

本书书末附有"汉、今方药剂量折算表"及按方剂第一字简体笔画顺序排列的"方剂索引"，以便读者应用、交流和检索。

本书的出版，感谢"中国－马来西亚仲景中医药中心"支持、"河南省高等教育教学改革重大项目（'一带一路'背景下中马中医药国际化人才培养模式的研究与实践）"支持和"河南省中医药拔尖人才培养项目"支持，以及学生王晶、牛贝贝在校稿工作中协助查证相关的文献资料。

由于编者水平有限，本书若存错谬，恳请读者批评指正。

编　者

2021 年 5 月 5 日

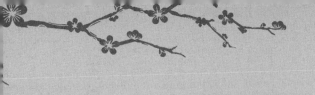

脏腑经络先后病脉证第一

一、简释篇名

本篇为《金匮》第 1 篇，论述脏腑经络先后病及其脉证。首篇以此命名，意在突出《金匮》辨证论治的基本观点，而且提示这一观点贯穿《金匮》全书。

二、概述内容

本篇原文共 17 条。

《金匮》辨证论治的基本观点是：以整体观念为指导思想，以脏腑经络学说为理论依据，认为疾病证候的产生都是整体功能的失调，即脏腑经络病理变化的反映，从而提出了根据脏腑经络结合八纲进行病与证相结合的辨证论治方法。

医圣张仲景根据《黄帝内经》(以下简称《内经》)、《难经》的理论和他的医疗实践经验，于本篇以整体观念为指导思想，以脏腑经络学说为理论依据，对杂病的发病、预防、病因、病机、诊断、治疗、护理和根据病位表里及发病趋势推断疾病的预后等都是通过举例来说明，并进行原则性的提示，如本篇首条原文所云"见肝之病，知肝传脾，当先实脾……"并无大论特论肝病，而是以肝病为例，说明治未病的方法，体现了脏腑经络、整体观念、辨证论治的基本观点，从而提示了无病预防、有病早治的治未病思想。

本篇所体现的基本观点，特别是治疗原则，都具体贯穿在本书前 22 篇之中，故本篇为该书的总纲。

三、辨析原文

【原文】

问曰：上工①治未病②，何也？师曰：夫治未病者，见肝之病，知肝传脾，当先实脾③。四季脾王④不受邪，即勿补之。中工⑤不晓相传，见肝之病，不解实脾，惟治肝也。

夫肝之病，补用酸，助用焦苦，益用甘味之药调之。酸入肝，焦苦入心，甘入脾。脾能伤肾，肾气微弱，则水不行，水不行，则心火气盛，则伤肺；肺被伤，则金气不行，金气不行，则肝气盛，则肝自愈。此治肝补脾之要妙也。肝虚则用此法，实则不在用之。

经曰：虚虚实实⑥，补不足，损有余，是其义也。余藏准此。（1）

【词解】

①上工：指高明的医生。②治未病：这里指治未病的脏腑。③实脾：即调补脾脏。④四季脾王：四季之末（即农历三、六、九、十二月之末）18日为脾土当令之时，此时脾气旺盛。王，通"旺"。⑤中工：指医术一般的医生。⑥虚虚实实：虚证误用泻法，使正气更虚，谓"虚虚"；实证用补法，使病邪更盛，谓"实实"。"虚虚实实"是错误的治疗方法。

【语译】

问："上工治未病"是什么意思？老师回答说：所谓"上工治未病"是指高明的医生能够掌握疾病的传变规律，如见到肝病，即知肝病必传于脾，在肝病尚未传到脾时，就首先采用补脾的方法以防肝病传脾。但是，一年四季之末的十八天是脾土当令，此时脾旺不易受邪，就不必补脾。医术一般的医生不懂得肝病传脾的规律，见到肝病，不理解补脾的意义，不补脾，只治肝。

对肝虚的病证，用酸味药补，用焦苦药协助，用甘味药调理。酸入肝，焦苦入心，甘入脾。在五行相克关系中，土克水，脾属土，肾属水，故脾土能制约肾水。肾水被制，其寒水之气微弱，则肾水不能制约心火，心火必盛，火克金，心火气盛则制约肺金。肺金被制，金不能克木，则肝木气旺而肝病自愈。这是补脾治肝虚病的奥妙方法。肝虚病用此法治疗，肝实病则不用此法。

医经说：虚证不要用泻法，误泻益虚；实证不要用补法，误补更实。应该用补法治疗正气不足的虚证，用泻法治疗邪气有余的实证，这才是正确的治疗。肝病是这样，其他各脏的病证均可仿此方法治疗。

【辨析】

本条举肝病为例论述了治未病的方法和杂病的一般治疗原则。

这条原文的主旨是通过举肝病为例论述治未病的方法，提示了整体观念（即人体是个有机整体），辨证论治方法（如"见肝之病，知肝传脾，当先实脾。四季脾王不受邪，即勿补之……肝虚则用此法，实则不在用之"）。本条还指出了杂病的一般治疗原则，即"补不足，损有余"。

1. 段义　本条原文共分三段。

（1）第一段是举肝病为例，论述治未病的方法，提示治病应从整体出发，实行辨证论治。

（2）第二段是论肝虚病的治法，并用五行相克的理论解释补脾是治肝虚病的重要方法。

（3）第三段是论虚证不能用泻法，实证不能用补法，"补不足，损有余"才是正确的治法。

2. 治未病包括哪些内容　治未病，包括未病先防和既病防变两方面。未病先防是指在人体未发生疾病之前即采取一定的预防措施，如调摄精神、注重饮食、注意锻炼身体等以增强机体的抗病能力，防止疾病的发生。既病防变是指人体发病以后，应根据疾病的传变规律，对未病的脏腑采取防患措施，以阻止疾病的传变。这是因为人体是一个有机的整体，某一脏腑的病变可以向其他脏腑传变、扩散，因此，既病防变实际上就是截断疾病的传变途径，阻止疾病的蔓延、发展。如本条"见肝之病，知肝传脾，当先实脾"就是这个意思。叶天士治温热病强调"先安未受邪之地"，其意是：当邪热在胃时，除治用清热益胃的石膏、知母外，再加入咸寒滋肾的阿胶、龟板，以防胃热下陷于肾。"先安未受邪之地"就是治未病既病防变在外感热病中具体应用的范例。

3. 对"补用酸，助用焦苦，益用甘味之药调之"应如何理解　从本条原文第二段知"补用酸，助用焦苦，益用甘味之药调之"是论肝虚病的治法。根据《内经》五味入五脏之说，酸入肝，肝阴亏虚，即可用白芍、五味子、山萸萸等酸味药补之，故曰"补用酸"。肝阴得补，肝体健旺，肝用自强，其虚则愈；上述药物如白芍、五味子、山茱萸属阴柔之品，多滞气碍胃，故常炒用，此谓助用焦苦。焦苦入心，则心气旺。《备急千金要方》谓"心王（王通"旺"）则气感于肝"，补心可达间接补肝之效，因焦苦有间接补肝之用，故曰"助用焦苦"；甘入脾，即用甘草、大枣、白术、淮小麦等甘味之药补脾土以荣肝木（即培土荣木），则肝虚病可愈，故曰"益用甘味之药调之"。对于"肝虚病的治疗"列出简示，以助理解和记忆。

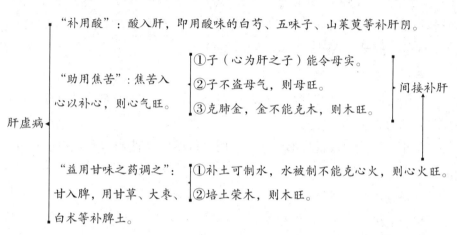

【按语】

历代注家对"酸入肝……治肝补脾之要妙也"有不同认识，如尤在泾"疑非仲景原文，类后人谬添注脚，编书者误收之也"；吴谦在《医宗金鉴》中说："……此亢则害，承乃制，制则生化，化生不病之理，隔二、隔三之治，故曰：此治肝补脾之要妙也。"对这些不同的认识，仅供参考。

【原文】

夫人禀五常①，因风氣②而生長，風氣雖能生萬物，亦能害萬物，如水能浮舟，亦能覆舟。若五藏元真③通暢，人即安和，客氣邪風④中人多死。

千般疢難⑤，不越三條：一者，經絡受邪，入藏府，爲内所因也；二者，四肢九竅，血脈相傳，壅塞不通，爲外皮膚所中也；三者，房室、金刃、蟲獸所傷。以此詳之，病由都盡。

若人能養慎，不令邪風干忤⑥經絡；適中經絡，未流傳藏府，即醫治之；四肢才覺重滯，即導引、吐納⑦、鍼灸、膏摩⑧，勿令九竅⑨閉塞；更能無犯王法⑩、禽獸災傷；房室勿令竭乏，服食節其冷熱苦酸辛甘，不遺形體有衰，病則無由入其腠理⑪。腠者，是三焦通會元眞之處，爲血氣所注；理者，是皮膚藏府之文理也。（2）

【词解】

①人禀五常：是说人禀受木、火、土、金、水五种物质及其运动而生存。禀，受的意思；五常，即五行。②风气：此指自然界的气候。③元真：指人的元气（又称真气）。元真之气是人体最基本、最重要的气，它是人体生命活动的原动力。这里是指人生命的活力（包括免疫力）。④客气邪风：泛指外来的致病因素。⑤千般疢（chèn 趁）难：意指所有疾病。疢，此指疾病。⑥干忤：此指侵犯。⑦导引、吐纳：自我按摩、吐浊纳新的呼吸运动。⑧膏摩：即用药膏熨摩体表的外治法。⑨九窍：指耳、目、口、鼻和前后二阴。⑩无犯王法：是说不要触犯国家法令。王法，指古代国家的法令。⑪腠理：是指人的肌表组织，受气血的灌注滋养，有抵御外邪入侵之功。

【语译】

人体禀受木、火、土、金、水五种物质及其运动而生存，人的生长离不开自然界的气候。自然界的气候虽然能够生养万物，但是也能伤害万物，这好像水能使船漂浮，也能使船翻沉一样。假如人体五脏元真之气充盛流畅，人就健康无病。反之，外邪侵犯人体常使人发病，严重者可死亡。

引起人体各种疾病的原因和途径，不外乎三个方面，一是经络感受外邪，传入脏腑，这是内脏亏虚才受邪侵犯的原因。二是病邪仅在人体四肢、九窍、血脉之间流传，使气血壅塞不通，属外邪中于皮肤引起。三是由房室不节、金刃、虫兽引起的伤害。用这种方法归纳，所有的病因都包括完了。

如果人能注意保养身体，不让外邪侵犯经络，人即不病。若外邪刚侵犯到经络，尚未传入脏腑就进行医治；四肢刚感到沉重不适，就导引、吐纳、针灸、膏摩，不使人体九窍闭塞；再能做到不触犯国法（即无刑伤），不让禽兽伤害，房室有节不使阴精竭乏，服食能够调剂寒热五味，不使形体衰弱，外邪就无法侵犯人的腠理。腠者，是人体三焦通会元真之气的地方，为血气所灌注；理者，是人体皮肤、脏腑的纹理。

【辨析】

本条论述人与自然界的关系、病因归类和摄生防病的方法。

1. 段义　本条原文可分三段:

(1) 第一段论天人相应的整体观念。

(2) 第二段论病因归类法。

(3) 第三段论摄生防病的方法(含无病预防、有病早治)。

2. 结合原文谈谈人与自然界的关系　"夫人禀五常,因风气而生长,风气虽能生万物,亦能害万物,如水能浮舟,亦能覆舟"和"客气邪风,中人多死"一方面是论人与自然界的关系,说明自然界为人类提供了赖以生存的条件,人离不开大自然;另一方面是讲自然界的异常变化又可使人生病,甚或死亡。人与自然界的这种关系,就好像船和水("水能浮舟,亦能覆舟")的关系一样。虽然"客气邪风,中人多死",但是疾病也是可以预防的,如"若五脏元真通畅,人即安和""若人能养慎,不令邪风干忤经络""更能无犯王法、禽兽灾伤;房室勿令竭乏,服食节其冷热苦酸辛甘,不遗形体有衰,病则无由入其腠理",这样就可防止客气邪风的伤害而不病。上述提示了人与自然界是个统一的整体,即天人相应的整体观念。

3. 本条病因归类的三个方面和宋代陈无择的疾病三因各是什么? 二者有何关系　本条病因归类的三个方面是:一者,经络受邪,入脏腑,为内所因也;二者,四肢九窍,血脉相传,壅塞不通,为外皮肤所中也;三者,房室、金刃、虫兽所伤。宋代陈无择的疾病三因是:六淫外感为外因;七情内伤为内因;饮食、劳倦、金刃、虫兽所伤为不内外因。陈无择的疾病三因分类法是在张仲景病因归类的基础上发展起来的。二者比较,陈无择的分法较为明确,易于理解。

【按语】

原文最后"腠者……;理者……"两句颇费理解,历代注家各有不同的解释。《医宗金鉴》谓:"腠者,一身气隙,血气往来之处,三焦通会真元之道路也,理者,皮肤藏府,内外井然,不乱之条理也。"尤在泾谓:"腠者,三焦与骨节相贯之处,此神气所往来,故曰元真通会。理者,合皮肤脏府,内外皆有理,细而不紊,故曰文理。"魏念庭认为元贞(古时"贞""真"通用)之气在体内通会于三焦,在躯体通会于腠理,细微分皮毛为腠理,周身无处不有的元贞之气所在之处即腠理。此外,曹颖甫谓之淋巴,黄树曾谓之网膜,等等。

据《素问·阴阳应象大论》"清阳发腠理""腠理闭……汗不出而热"和《灵枢·决气》有"腠理发泄，汗出溱溱是谓津"之说。清阳之气发散于腠理，腠理闭则汗不出，腠理开则汗出，可知腠理应是指人的肌表组织。人的肌表组织受气血的灌注滋养，元真之气通过三焦而达于此，它有抵御外邪入侵之功，是人体御邪护正的屏障。

【原文】

問曰：病人有氣色見^①於面部，願聞其說。師曰：鼻頭色青，腹中痛，苦冷者死；一云腹中冷,苦痛者死。鼻頭色微黑者，有水氣^②；色黃者，胸上有寒；色白者，亡血也，設微赤，非時者，死；其目正圓者，痙^③，不治。又色青爲痛，色黑爲勞，色赤爲風，色黃者便難，色鮮明者有留飲^④。（3）

【词解】

①见（xiàn 现）：通"现"，显露的意思。②水气：指人体因水液停留而产生的病证。③痙：是全身筋脉强直、手足拘挛，甚则角弓反张的病证。④留饮：指饮邪留而不去。

【语译】

问：病人有气色表现在面部，想听听怎样以此来判断疾病。老师说：鼻头色青的，可出现腹痛，若再发冷则主病情危重；鼻头出现微黑色，说明有水饮内停；面色黄是胸中有寒；面色白为失血。假设面色微红而不是在夏季出现，是病情危重的征兆；若眼睛直视转动不灵的多为痙病，难治。又面色青主疼痛，黑主虚劳，赤主热极生风，黄者多有便难，鲜明的是内有留饮。

【辨析】

本条主要论述面部气色的望诊。

《难经·六十一难》说"望而知之谓之神"，说明了望诊的重要性。望色是望诊的内容之一，《四诊抉微》说："夫气由脏发，色随气华。"人体五脏六腑的精华气血显露于外而表现于色，脏腑气血充盛，肌肤得养，则肤色润泽；若脏腑气血衰弱，肌肤失养，则肤色枯涩晦暗不泽，故望色可知脏腑气血的盛衰。又"十二经脉，三百六十五络，其血气皆上注于面而走空窍"（《灵枢·邪气脏腑病形》），脏腑气血的盛衰最易显露于面部。所以，通过观察病人面部的气色，再结合面部不同部位与五脏、五色的关系，并运用五行相克的理论，即可判断出其内在的病变和病情的轻重，如鼻头为脾所主，青为肝之色，在五行相克关系中，脾属土，肝属木，肝木克脾土，鼻头色青为肝木克脾土之象。肝脾不和，气机不通而腹痛，若兼冷甚，是阳衰阴盛，故原文曰"鼻头色青，腹中痛，苦冷者死"。

【按语】

（1）本条论述的望诊仅是举例说明，临床望诊时应注意局部和全身相结合，更要注意望、闻、问、切四诊合参。

（2）望色更要望神。神是人体生命活动的外在表现，是脏腑精气津血盛衰的外露征象。医生通过望神，以了解病人精气的盛衰、辨析病情的轻重、推测预后疾病的吉凶，如《素问·移精变气论》说："得神者昌，失神者亡。"本条"其目正圆者，痉，不治"中"目正圆"是两目睁大直视不能瞬动，神气呆滞为失神，故曰"不治"，提示了望色勿忘望神。

（3）历代注家对原文"色黄者，胸上有寒；色白者，亡血也"中黄、白之色显露部位有不同意见，有的指鼻部，有的指面部，尤在泾作面部气色解释似接近临床实际，本书从之。

（4）列"望诊简表"以助对原文的理解。

望诊简表

部位	色	形态	主病	兼症	预后	病机
鼻头	青	\	腹中痛	苦冷	死	色青为肝木克脾土，兼苦冷是阳气衰败
	黑	\	有水气	\	\	肾水反侮脾土
面部	黄	\	胸上有寒、便难	\	\	脾阳虚不运，湿邪内郁
	白	\	亡血	\	\	面失血荣
	微赤	\			非时者，死	虚阳上越，阴阳离决（之兆）
	赤	\	风			热极生风
	青	\	痛			气血凝滞
	黑	\	（虚）劳	\	\	肾精亏虚
	鲜明	\	留饮（面目浮肿）	\	\	水邪内停，上泛于面
目	\	正圆	痉		不治	风邪强盛，五脏精气衰

【原文】

師曰：病人語聲寂然①，喜驚呼者，骨節間病；語聲喑喑然②不徹者，心膈間病；語聲啾啾然③，細而長者，頭中病—作痛。（4）

【词解】

①语声寂然：形容病人安静无声。②语声喑（yīn 音）喑然：形容病人语声低微而不清。③语声啾（jiū 揪）啾然：形容病人的语声细小而长。

【语译】

老师说：病人安静无声，忽然惊叫的，这是骨节间有病；病人语声低微不清的，是心膈间有病；病人语声细小而呻吟不断，这是头脑中有病。

【辨析】

本条举例论述闻诊。

闻诊包括听声音、嗅气味。本条通过举例，说明闻声辨病在临床的应用。原文中的"骨节间病"是关节疼痛的病证；"心膈间病"是指痰湿阻遏胸膈（肺）的病证；"头中病"是指头痛病。闻语声辨病的道理诚如《金匮发微》所说："无病之人，语声如平时，虽高下疾徐不同，决无特异之处。寒湿在骨节间，发为酸痛。故怠于语言而声寂寂，转侧则剧痛，故喜惊呼。心膈间为肺，湿痰阻于肺窍，故语声喑喑然不彻。头痛者，出言大则脑痛欲裂，故语声啾啾细而长，不敢高声语也。"现将本条闻诊内容归纳成下表。

闻声辨病

语声	主病	病机
寂然，喜惊呼	骨节间病	寒湿闭阻关节，动则痛剧
喑喑然不徹	心膈间病	痰湿阻肺，气息不畅
啾啾然，细而长	头脑中病	语声大则头脑被震而痛剧

【按语】

（1）本条仅以闻声音而诊断疾病，只是举例而已，学者应以此受到启发，于临床应当全面进行闻诊。

（2）闻诊应与望、问、切诊合参。

【原文】

师曰：息摇肩①者，心中坚②；息引胸中上气③者，欬；息张口短气者，肺痿唾沫④。（5）

【词解】

①息摇肩：是呼吸时两肩耸动，为呼吸困难的表现。息，指呼吸，一呼一吸为一息；摇肩，指两肩耸动。②心中坚：指心胸壅塞痞满。③上气：此指气逆。④肺痿唾沫：是指肺痿病吐涎沫（即吐稀痰）。

【语译】

老师说：呼吸时两肩耸动，是心胸因痰浊壅塞所致；呼吸引动肺气上逆则咳嗽；呼吸张口气短的，是肺痿吐涎沫的病。

【辨析】

本条论述观察呼吸形态以辨病的方法。

呼吸时，表现的形态及兼症不同，所病亦异，如"息摇肩者，心中坚"，是呼吸困难、两肩耸动，兼心胸壅塞痞满的为痰热壅肺、肺失宣降的实证，病人除表现呼吸困难外，尚有胸闷咳喘、鼻翼扇动等症；"息引胸中上气者，咳"，是说呼吸时引动胸中之气上逆而咳的为痰饮阻肺、肺失宣降所致；"息张口短气者，肺痿唾沫"，即呼吸时张口气喘，兼吐涎沫的，为肺痿之证。因肺痿之证，肺气萎弱不用，吸纳清新之气不足，虽张口呼吸，但仍感气短不足以息，又肺气虚不能摄津，故病人频吐涎沫。

《医宗金鉴》说："息者，一呼一吸也。摇肩，谓抬肩也。心中坚，谓胸中壅满也。呼吸之息，动形抬肩，胸中壅气上逆者，喘病也。呼吸引胸中之气上逆，喉中作痒梗气者，咳病也。呼吸张口，不能续息，似喘而不抬肩者，短气病也……肺气上逆者，必咳也。咳时唾痰，嗽也，若咳唾涎沫不已者，非咳病也，乃肺痿也。"此论可供参考。

【原文】

师曰：吸而微数①，其病在中焦，实也，当下之即愈；虚者不治。在上焦者，其吸促②；在下焦者，其吸远③，此皆难治。呼吸动摇振振④者，不治。（6）

【词解】

①吸而微数：指呼吸短促不利。吸，指呼吸；数，促也。②吸促：指呼吸短促。③吸远：指吸气深长。④振振：即身体抖动。

【语译】

老师说：病人吸气短促不利，这是病在中焦，属实证，用攻下法治疗就痊愈；若属虚，则是不治之证。病在上焦，吸气短促；在下焦，吸气深长，这都难以治疗。呼吸困难伴身抖动的，是不治之证。

【辨析】

本条承上条望呼吸辨病，并判断其预后。

"吸而微数，其病在中焦，实也，当下之即愈；虚者不治"：病人吸气较短促，是中焦有邪气壅滞，气机受阻，气不得降而然，属中焦实证，治当泻下实邪。实邪去，气机通利，呼吸正常而病愈，故曰"当下之即愈"。若吸气短促属虚证，"为无根失守之气，顷将自散"(《金匮要略心典》)，故云"不治"。假如中焦虽实而正虚，下之则伤正，不下邪无出路，同样也是难治之证。

"在上焦者，其吸促；在下焦者，其吸远，此皆难治"：在上焦者，主要指病在肺，病在肺而吸气短促，是肺气大虚，吸气不能归根而致吸促；在下焦者，主要指病在肾，肾主纳气，病在肾而吸远是元气衰竭，肾不纳气，而致吸气深长。"上下二病，并关藏气，非若中焦之实，可从下而去者，故曰难治"(《金匮要略心典》)。

"呼吸动摇振振者，不治"：病人呼吸时身体抖动不安，是呼吸困难，虚弱已甚，形、气不能相保所致。"形与气相任则寿，不相任则夭"(《灵枢·寿夭刚柔》)，病情危重，故曰"不治"。

本条望呼吸以辨病、判断预后，临床应用时必须四诊合参，从整体观念出发，详审证候，细究病机，以求正确的诊断和预后。

【原文】

師曰：寸口脈動①者，因其王時②而動，假令肝王色青，四時各隨其色③。肝色青而反色白，非其時色脈，皆當病。（7）

【词解】

①寸口脉动：指寸口脉的搏动。寸口，此指两手的寸、关、尺脉；脉动，

指脉的搏动。②王时：即旺的时令。王，通"旺"；时，即时令。③四时各随其色：四时各有其常色，即春青、夏赤、秋白、冬黑。人的肤色随四时变化而相应变化，谓四时各随其色。

【语译】

老师说：寸口脉搏动，随它的旺时而动，如春弦、夏洪、秋毛（毛即浮）、冬石（石即沉），这是四时的正常脉象。假如肝旺于春，见青色，为正常之色。人的肤色随四时的变化而相应变化的为常色。肝旺于春，但其色应青而反白（其脉应弦而反毛），这不是肝旺时的正常色脉，是病色病脉。非其时的色脉，都是病色病脉。

【辨析】

本条论述色、脉与时令的关系及病色病脉。

"寸口脉动者，因其王时而动"：人的生理变化受自然界（包括四时气候）变化的影响，如人的脉搏随四时而动，故有春弦、夏洪、秋毛（浮）、冬石（沉）四时不同的正常脉象。

"假令肝王色青，四时各随其色"：如果肝旺于春，青是其常色。四时的常色是春青、夏赤、秋白、冬黑。由于四时气候的变化，人的肤色亦随之发生相应的变化。人的脉因时而动，色随四时而变，说明人的色脉与四时气候的变化有着非常密切的关系，这是"天人相应"整体观的又一体现。

"肝色青而反色白，非其时色脉，皆当病"：青为肝木之色，旺于春，白为肺金之色，旺于秋。春，肝色应青而反白，是肺金克肝木之病色。以此推之，各脏非其时的色脉，都是有病的征象。

【按语】

（1）本条旨在说明四时气候的变化，可以影响人的肤色和生理功能，如色脉随四时而变化，学者当领会其精神而不可拘泥。但凡不合四时的色脉，必须注意。

（2）"能合脉色，可以万全"（《素问·五脏生成》）。本条色脉并举，提示医者临床时应做到色脉相参、望、切结合，方可万全。

【原文】

问曰：有未至而至①，有至而不至，有至而不去，有至而太过，何谓也？师曰：冬至②之后，甲子③夜半少阳④起，少阳之时阳始生，天得温和。以未得甲子，天因温和，此爲未至而至也；以得甲子而天未温和，此爲至而不至也；以得甲子而天大寒不解，此爲至而不去也；以得甲子而天温和如盛夏五六月時，此爲至而太過也。（8）

【词解】

①未至而至：即时令未到而这个时令的气候已到。至，到也。第一个"至"指时令到，第二个"至"指那个时令的气候到。下言皆同此意。②冬至：节气名。是农历二十四节气之一，阳历每年 12 月 21 日、或 22 日、或 23 日为冬至日。③甲子：是古代用天干、地支配合起来计算年、月、日的方法。天干 10 个（甲、乙、丙、丁、戊、己、庚、辛、壬、癸），地支 12 个（子、丑、寅、卯、辰、巳、午、未、申、酉、戌、亥），干支相配，天干在上，地支在下，始于甲子，终于癸亥，共 60 个，甲子是第一个。此处甲子代表 60 日。④少阳：古人将一年分为三阴三阳 6 个阶段，各 60 日，自少阳始，至厥阴止。冬至后 60 日（雨水节）夜半是少阳起始之时，天气开始温和。

【语译】

问：时令与气候有未至而至，有至而不至，有至而不去，有至而太过，是什么意思？老师说：冬至后 60 日夜半之时少阳起始，此时（即少阳起始之时）阳气初生，天气渐暖。若冬至后未到 60 日，天气就变温和，是时令未到而气候已到，谓未至而至。若冬至后已到 60 日，天气还未温和，是时令已到而这个时令的气候未到，谓至而不至。冬至后已到 60 日，天气依然大寒不去，谓至而不去。冬至后 60 日，天气就像盛夏五六月那样热，谓至而太过。

【辨析】

本条举例说明自然界的气候有正常也有异常。

正常的气候与时令是相应的，如春温、夏热、秋凉、冬寒。这种气候有利于自然界万物的生长化收藏，人体也与之相适应而不会发病。异常的气候则不利于自然界万物的生长化收藏，亦可成为致病因素使人发病。

本条原文是以问答的形式，举冬至后的第 1 个甲子日（即雨水节）为例来论述。甲子，这里代表 60 日。冬至后的第 1 个甲子日，是冬至后 60 日，正是雨水节，尤在泾说："雨水者，冰雪解散而为雨水，天气温和之始也。"此时为少阳之时，"阳气始盛而生物"，天气逐渐变温和，气候与时令相应，是正常的气候，故曰"冬至之后，甲子夜半少阳起，少阳之时阳始生，天得温和"。不正常的气候，如未得甲子（即冬至后未到 60 日，也就是未到雨水节），气候就变得温和，这是时令未到而那个时令的气候已到，谓"未至而至"；以得甲子，天气尚未温和，这是时令已到而这个时令的气候未到，谓"至而未至"。诸如"至而不去""至而太过"都是异常的气候现象。了解气候与时令的关系，注意异常的气候变化，对防病治病有一定的意义，此可结合本篇第 2 条原文学习。

【原文】

师曰：病人脉浮者在前①，其病在表；浮者在后②，其病在里，腰痛背强不能行，必短气而极③也。（9）

【词解】

①前：指关前，即寸脉。②后：指关后，即尺脉。③极：疲惫。丹波元简引杨雄方言："极，疲也。"

【语译】

老师说：病人脉浮出现在关前寸部，他的病在表；浮脉出现在关后尺部，他的病在里，腰痛背强不耐行走，必然气短而疲惫。

【辨析】

本条论述浮脉出现的部位不同，主病亦不同。

《濒湖脉学》曰"浮脉为阳表病居"，指出浮脉为阳脉，主表证。本条言病人脉浮者在前，其病在表；浮者在后，其病在里。说明浮脉亦主里证。

浮脉见于关前寸部，即寸脉浮。寸脉主心肺，肺合皮毛，邪袭肌表，正气抗邪，脉气鼓搏于外而见浮脉。关前为阳，"脉浮者在前，阳脉，阳位，病在表无疑"（《金匮要略论注》）。若属实证，必浮而有力；浮脉见于关后尺部，即尺脉浮，尺脉候肾，尺脉浮是肾阴亏虚不能潜阳，虚阳外越之象，此为里虚证，故曰"浮者在后，其病在里"，但其脉必浮而无力，这说明浮脉出现于关后尺部，不主表，而主里也。

"病人脉浮者在前，其病在表；浮者在后，其病在里"：说明同一脉象因出现的部位不同而主病亦不同，临床时应注意辨脉。但是，也不能单纯凭脉断病，应四诊合参，脉证结合，故又曰"腰痛背强不能行，必短气而极也"。表明此尺脉主肾虚之里证无疑。

【原文】

問曰：經云①"厥陽②獨行"，何謂也？師曰：此爲有陽無陰，故稱厥陽。（10）

【词解】

①经云：即医经说。经，指古代医经，何书失考。②厥阳：有阳无阴，阳气偏盛至极，孤阳上逆，有升无降，称为厥阳。

【语译】

问：医经说"厥阳独行"是什么意思？老师说：这是有阳无阴、孤阳上逆，所以称厥阳。

【辨析】

本条论述厥阳的病机。

人体在正常情况下，阴与阳是相互依存、相互协调而处于"阴平阳秘"的健康状态。若阴气衰竭，阳失依附，有升无降，即成"有阳无阴""厥阳独行"的病机。"有阳无阴"的"有""无"二字是相对而言，并非绝对之词，临床上见到的肝阳上亢之面赤眩晕，甚则跌仆，即属这一类性质的病证。《金匮悬解》曰："阳性上行，有阴以吸之，则升极而降；阴性下行，有阳以煦之，则降极而升。有阳无阴，则阳有升无降，独行于上，故称厥阳。"

【原文】

問曰：寸脉沉大而滑，沉則爲實，滑則爲氣，實氣相搏，血氣入藏即死，入府即愈，此爲卒厥①，何謂也？師曰：唇口青、身冷，爲入藏即死；知身和，汗自出，爲入府，即愈。（11）

【词解】

①卒厥：突然昏倒、不省人事的病证。卒，同"猝"。

【语译】

问：寸脉沉大而滑，沉大主血实，滑主气实，实与气搏结，血气入脏，人就死亡，入腑，病就痊愈，这是卒厥。怎样辨别卒厥入脏即死，入腑即愈？老师说：（卒厥病人）唇口色青，周身发冷，为入脏即死；如果身体温和，有汗自出，为入腑即愈。

【辨析】

本条论述卒厥的病机、脉证和预后。

卒厥的病机，原文是通过"寸脉沉大而滑"的脉象论述的。左手寸脉候心主血，右手寸脉候肺主气。寸脉沉大而滑，里有实邪之脉，乃血气实也。尤在泾谓："实谓血实，气谓气实，实气相搏者，血与气并而俱实也。"故卒厥的病机可概括为：血气瘀滞。

将卒厥的脉证、病机及预后归纳为下表。

卒厥的脉证、病机及预后

脉象	主症	兼症	病机	预后
寸脉沉大而滑	突然昏倒不省人事	唇口青、身冷（为入脏）	血气瘀滞，阳气衰竭	即死
		身和、汗自出（为入腑）	气血流畅，阳气来复	即愈

【按语】

（1）"血气入脏即死"（或血气搏结）之"血气"，非正常之血气，乃指病邪。

（2）"入脏即死，入腑即愈"，其中的"脏"与"腑"，非指五脏、六腑之某一脏某一腑。其"脏"，是指病邪深入之意；"腑"，是指病势向外趋于好转之词。古人以脏为阴，腑为阳，入脏为病进，入腑为病退，故云：入脏即死，入腑即愈。

【原文】

问曰：脉脱^①入藏即死，入府即愈，何谓也？师曰：非为一病，百病皆然。譬如浸淫疮^②，从口起流向四肢者，可治；从四肢流来入口者，不可治。病在外者可治，入里者即死。（12）

【词解】

①脉脱：指脉乍伏不见。是邪气阻遏正气，血脉一时不通所致。②浸淫疮：是皮肤病的一种，疮面流黄水，可由一处染及他处。

【语译】

问：脉乍伏不见，邪入脏即死，入腑即愈，是什么道理？老师说：不是一种病，所有的病都是这样。如浸淫疮，从口起向四肢蔓延的易治，由四肢起向口蔓延的不易治；病势向外的易治，入里者就难治。

【辨析】

本条承上文，举脉脱、浸淫疮为例，论述推断疾病吉凶的一般规律。

脉脱，尤在泾说："脉脱者……正气被遏，经隧不通，脉绝似脱，非真脱也，盖即暴厥之属。"又说："厥病入脏者，深而难出，气竭不复则死，入腑者，浅而易通，气行脉出即愈，浸淫疮……从口流向四肢者，病自内而之外，故可治；从四肢流来入口者，病自外而之里，故不可治。"

本条承上文论述推断疾病吉凶的一般规律是：脏病难疗，腑病易治；病由内向外者易治，由外向内者难疗。

【原文】

問曰：陽病①十八，何謂也？師曰：頭痛、項、腰、脊、臂、脚掣痛。陰病②十八，何謂也？師曰：欬、上氣、喘、噦③、咽④、腸鳴、脹滿、心痛、拘急。五藏病各有十八⑤，合爲九十病，人又有六微⑥，微有十八病，合爲一百八病。五勞、七傷、六極、婦人三十六病⑦，不在其中。

清邪⑧居上，濁邪⑨居下，大邪⑩中表，小邪⑪中裏，䅽飪⑫之邪，從口入者，宿食也。五邪⑬中人，各有法度，風中於前⑭，寒中於暮，濕傷於下，霧傷於上，風令脉浮，寒令脉急，霧傷皮腠，濕流關節，食傷脾胃，極寒傷經，極熱傷絡。（13）

【词解】

①阳病：是指属于外表经络的病证。②阴病：是指属于内部脏腑的病证。③哕（yuě 月）：因胃气上逆而发出的呃声，亦即"呃逆"。④咽（yè 噎）：指咽中梗塞。⑤五脏病各有十八：指五脏分别受风、寒、暑、湿、燥、火六淫之邪侵袭所致的病证，且各有气分、血分、气血兼病三者之分，故每一脏都有十八病。⑥六微：指六腑。⑦妇人三十六病：《诸病源候论·妇人带下三十六疾候》中指十二症、九痛、七害、五伤、三痼。⑧清邪：指雾露之邪。⑨浊邪：指湿邪。⑩大邪：指风邪。⑪小邪：指寒邪。⑫䅽饪：此指饮食。䅽同"穀"（gǔ谷）。⑬五邪：指风、寒、湿、雾、饮食之邪。⑭前：指午前。

【语译】

问：阳病十八，指哪些病？老师说：头痛、项、腰、脊、臂、脚掣痛。（问：）阴病十八，指哪些病？老师说：咳、上气、喘、哕、咽、肠鸣、胀满、心痛、拘急。五脏,每脏都有十八病。合起来共九十病。人还有六腑,每腑都有十八病,合起来共一百零八病。五劳、七伤、六极、妇人三十六病,不包括在内。

雾露之邪侵犯人体上部,水湿之邪侵犯人体下部,风邪侵犯肌表,寒邪直中体内脏腑,饮食之邪,从口而入,为停食不化之病。风、寒、湿、雾、饮食之邪伤人都有一定规律,风中于午前,寒中于傍晚,湿邪伤人下部,雾邪伤人上部,风邪使人脉浮,寒邪使人脉紧,雾伤皮肤腠理,湿邪流注关节,饮食伤及脾胃,寒极伤经脉,热极伤络脉。

【辨析】

本条论述疾病分类和五邪的致病特点。

原文可分二段,"问曰……不在其中"为第一段,论述古代医家对疾病的分类方法。本条对疾病以阴阳、脏腑进行分类。

"阳病十八":阳病,指外表经络病。头痛、项、腰、脊、臂、脚掣痛,皆为阳病。此六病均有营病、卫病、营卫合病三种,故曰"阳病十八"。

"阴病十八":阴病,指体内脏腑病。咳、上气、喘、哕、咽、肠鸣、胀满、心痛、拘急,皆为阴病。此九病各有虚、实二证,故曰"阴病十八"。

"五脏病各有十八,合为九十病":五脏,每脏都有十八病(即每脏感受风、寒、暑、湿、燥、火六淫为病,每淫为病都有气分、血分、气血兼病,故曰)。

"人又有六微,微有十八病,合为一百八病":六微,此指六腑。每腑均有十八病,故曰。

"五劳、七伤、六极、妇人三十六病":都不包括在上述疾病分类之内。五劳,谓心劳、肝劳、脾劳、肺劳、肾劳,五脏劳损的疾病;七伤,《诸病源候论》以大饱伤脾,大怒伤肝,强力举重、久坐湿地伤肾,形寒饮冷伤肺,忧愁思虑伤心,风、雨、寒、暑伤形,大恐惧不节伤志为七伤;六极,即气极、血极、筋极、骨极、肌极、精极,极,是极度劳损之意。

对文中"十八病""九十病""一百八病",《医宗金鉴》谓:"此章曰十八、曰九十等文,乃古医书之文,今不可考,难以强释。"故以上释义供了解。

"清邪居上……极热伤络"为第二段,论五邪的致病特点。掌握了这些致病特点,有利于对疾病的防治。关于五邪的致病特点参见下表。

五邪中人各有法度

五邪	中人时间	中（伤）人部位	中人后的脉象
风（大邪）	前（午前）	表	浮
寒（小邪）	暮（傍晚）	里	急（紧）
湿（浊邪）	\	下（部），关节	\
雾（清邪）	\	上（部），皮腠	\
食（穀饪）	\	脾胃	\

"极寒伤经，极热伤络"：经脉在里为阴，络脉在外为阳。寒气归阴，所以"极寒伤经"；热气归阳，故"极热伤络"。"极寒伤经，极热伤络"，都是根据阴阳以类相从而划分的。实际上，寒不仅伤经，亦能伤络；热不仅伤络，亦能伤经。另外，这段原文中的大、小、表、里、上、下、前、暮等都是相对而言，不是绝对之词，当知之。

【原文】

問曰：病有急當救裏救表者，何謂也？師曰：病，醫下之，續得下利清穀不止，身體疼痛者，急當救裏；後身體疼痛，清便自調者，急當救表也。（14）

【语译】

问：有的病急当治里，有的病急当治表，怎样来掌握？老师说：如表证，医生误用下法，（非但表证未愈）又患下利清谷不止，此时虽有身体疼痛的表证，因里证急，急当治里证；大便恢复正常后，仍身体疼痛（是表证仍在），此时应急当治表证。

【辨析】

本条举例说明表里同病的急治原则。

表里同病的一般治则是先解表，后治里。本条所举病例是表里同病的特殊情况，即里证急，故虽有表证亦不先解表而"急当救里"。表里同病，急者先治就是本条举例阐明的急治原则。表证，本不该用下法而医生误用之，致伤脾胃，非但表证未愈，又患下利清谷不止，此时里阳虚衰为急，急当温里以救之，待里阳恢复，清便自调后再解表证。

假设不急先治里而用汗法解表，必更虚其阳，阳衰至极，有正气脱绝而致"正脱则不可复挽"之祸。故下利清谷不止者，虽有表证亦不可治表，当先温里也。原文师曰中，两个"急"字的含义有所不同。"急当救里"的"急"字：①寓证情，即下利清谷不止，里阳虚衰，里证重，病情紧急；②寓治疗，即此表里同病，表证和里证相比，应先治里证，以防阳衰至极而正气脱绝。故曰"急当救里"。"急当救表"中的"急"字，只寓治疗，即勿拖延时间，应抓紧治疗表证，这是因为"恐内阳初复未充，外邪陷入，又变结胸，痞满耳"。

【原文】

夫病痼疾①，加以卒病②，當先治其卒病，後乃治其痼疾也。（15）

【词解】

①痼疾：指难治的慢性久病。②卒病：指突然发生的新病。

【语译】

病人患顽疾久治未愈，突然又增加了新病，应当先治他的新病，然后再治他的顽疾。

【辨析】

本条论述痼疾加卒病的一般治则。

痼疾加卒病的一般治则是先治卒病，后治痼疾。因卒病初入，一般易治；痼疾根深难疗，若不治卒病而治痼疾，非但痼疾未愈，卒病反而深入，使病情更为复杂，正如周扬俊说："痼疾，谓病已沉痼，非旦夕可取效者；卒病，谓卒然而来，新感而可取效于旦夕者。乘其所入未深，急去其邪，不使稽留而为患也。且痼疾之人正气素虚，邪尤易传，设多瞻顾，致令两邪相合，为患不浅。"但治卒病时应注意照顾痼疾，如当卒病与痼病俱急时，更要标本兼顾，如《伤寒论》第18条"喘家作，桂枝汤加厚朴杏子佳"，就是治疗新病兼顾旧病的例子。

本条与上条前后呼应，学习时应互相参照方为全面。

治表里同病、新旧同病时，孰先孰后，或表里、新旧同调，既要根据其一般治则，更要依据具体证情，治病求本，灵活掌握。

【原文】

師曰：五藏病各有所得①者愈，五藏病各有所惡②，各隨其所不喜

者爲病。病者素不應食，而反暴思之，必發熱也。（16）

【词解】

①所得：指适合病人的饮食、居处。②所恶：指病人所厌恶的饮食、居处。

【语译】

老师说：凡适合五脏病病人的饮食、居处，病就痊愈，五脏病病人各有所厌恶的饮食、居处，各受其所不喜欢因素的影响而发病。病人平素不爱吃的东西，突然很想吃它，一定发热。

【辨析】

本条提示应根据五脏病的喜恶，进行治疗和护理。

五脏的生理特性不同，故五脏病的性质也不同，因而五脏病各有其适宜的治法。如肝，其体阴而用阳，肝病阴虚则欲酸收，宜用五味子、酸枣仁之类的酸味药补之；肝病气郁则欲辛散，宜用香附、青皮、薄荷之类的辛味药以疏肝解郁。再如脾恶湿，脾为湿困则恶滋腻而喜辛开之药，故治脾湿忌用生地、熟地之类滋补，宜用半夏、干姜之类温中健脾祛痰湿；胃恶燥，胃阴虚则恶苦燥而喜凉润之药，故治胃阴虚忌用黄柏、苦参之类的苦燥药，宜用石斛、麦冬、玉竹、沙参之类的养阴药。在对疾病的护理方面也应与其所喜，远其所恶。就目前临床来言，一般护理（指疾病的饮食宜忌），应如下表所示。

疾病的饮食宜忌

宜忌	阳盛阴虚的病证	阴盛阳虚的病证
宜	宜服凉润的食物，如梨、甘蔗	宜服温热的食物
忌	忌温燥的姜、辣椒、酒	忌服生冷瓜果之类

上述说明，临床应根据五脏的生理、病理特点，合理用药，恰当护理，与其所喜，远其所恶，这样才有利于疾病的康复。否则，虽有合理的治疗，而无适合病情的护理，亦难收到疗效，甚至会使病情反复或加重，以致死亡。故曰："五脏病各有所得者愈，五脏病各有所恶，各随其所不喜者为病。"这提示疾病不仅需要正确的治疗，而且需要正确的护理，护理和治疗是同样重要的。

下面引尤在泾对本条原文的解释以供参考。

《金匮要略心典》：所得、所恶、所不喜，该居处服食而言。如《素问·脏气法时论》云:"肝色青,宜食甘;心色赤,宜食酸;肺色白,宜食苦;肾色黑,宜食辛;脾色黄,宜食咸……"《素问·宣明五气》云"心恶热,肺恶寒,肝恶风,脾恶湿,肾恶燥",《灵枢·五味》云"肝病禁辛,心病禁咸,脾病禁酸,肺病禁苦,肾病禁甘之属皆是也"。五脏病有所得而愈者,谓得其所宜之气之味之处,足以安脏气而却病气也,各随其所不喜为病者,谓得其所禁所恶之气之味之处,足以忤脏气而助病邪也。病者素不应食,而反暴思之者,谓平素所不喜之物,而反暴思之,由病邪之气,变其脏气使然,若食之则助病气而增发热也。

【原文】

夫诸病在藏①欲攻②之,当随其所得③而攻之,如渴者,与猪苓汤。余皆仿此。(17)

【词解】

①在脏:这里是泛指在里。②攻:作"治"字解。亦含攻法。③所得:即所合,此指病邪与其所在部位等相结合。与上条的"所得"含义不同。得,古训为"合"。

【语译】

凡在里的疾病,要想治它,应根据病邪所在部位和它所结合的有害物质(如痰、瘀血、宿食等)进行治疗,比如口渴属阴亏内热与水邪互结的,用猪苓汤主治。其余各病,都仿此方法治疗。

【辨析】

本条举例说明诸病在脏,随其所得的治法。

《金匮要略心典》说:"无形之邪,入结于脏,必有所据,水、血、痰、食,皆邪薮(sǒu 叟,指聚集的地方)也。如渴者,水与热得,而热结在水,故与猪苓汤利其水,而热亦除;若有食者,食与热得,而热结在食,则宜承气汤下其食,而热亦去;若无所得,则无形之邪岂攻法所能去哉。"尤在泾的这段论述,说明无形之邪侵入人体后,与体内的水、血、痰、食等有形之邪相合,胶结不解。因此,治疗时就当注意攻逐有形的实邪,实邪去,无形之邪失去依附,则病易解除。这是因为无形之邪失去了有形实邪的依附。这种治法实际上是治病求本的具体体现,对指导临床有重要意义。

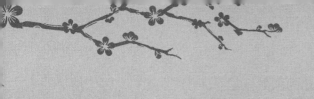

痉湿暍病脉证治第二

一、简释篇名

本篇为《金匮》第 2 篇,论述痉病、湿病、暍病的脉证与治疗。因这三种病均由外感六淫所致,初起多有太阳表证,故合为一篇论述。

二、概述内容

本篇原文共 27 条,方剂 11 首。

(一)痉病

本篇所论的痉病,主要是由外感风寒引起,与温病热盛或津伤引起的痉厥有所不同。

1. 定义　痉病是以津亏风寒外束、筋脉失养为病机,以项背强急、口噤不开,甚则角弓反张为主症的病证。

2. 主症　项背强急,口噤不开,甚则角弓反张。

3. 病因病机　其病因是津液不足,外感风寒;病机是邪阻经络,筋脉失养。或因表邪失于疏散,邪气内闭阳明化热灼津,伤及筋脉所致。

4. 治疗原则　①解表生津,舒缓筋脉。②攻下实热(急下存阴)。

5. 与现代医学病名联系　本病有与破伤风、狂犬病等联系的,仅供了解。

(二)湿病

湿有外湿、内湿之分,本篇重在论述外湿。湿从外来,多挟风、挟寒,故本篇有湿痹、风湿、寒湿之病名。后世对以六淫中的风、寒、湿邪为主所致的四肢肌肉、关节疼痛的病证统称之为风湿。

本篇湿病以论湿痹、风湿、寒湿为主，但其中以论风湿初起的证治为多。

1. 定义　湿病主要是以筋脉气血痹阻为病机，以发热身重、骨节疼烦为主症的病证。

2. 主症　发热身重、骨节疼烦。

3. 病因病机　其病因是素体虚弱，冒雨涉水，或久居湿地外感六淫之湿，饮食不节而致内湿。病机是湿邪在表、营卫被伤，湿流关节、筋脉气血痹阻，内有湿邪、气机失畅、气化失调。

4. 治疗原则　内湿"但当利其小便"，即利小便（李东垣说"治湿不利小便，非其治也"）。风湿宜微汗，亦即原文"微微似欲汗出"之意。

5. 与现代医学病名联系　湿痹、风湿的病证与风湿性关节炎相类似。

（三）暍病

暍（yē 夜），"伤暑也"（《说文解字》）。程门雪谓"中暑之别称"，又说"暑者，天之热气也，既为热气，即是热病。暑即热，热即暍"。王肯堂说："中暍、中暑、中热，名虽不同，实一病也。"故"中暍"又称中热、中暑。

本篇暍病谓"太阳中暍""太阳中热"，这说明该暍病属外感范畴，为外感伤暑之病。此与后世所谓烈日下远行，猝然昏倒之"中暍"（或称中暑）有所不同。后世说的"中暍"是指夏日远行，忽然头痛壮热、汗出大渴、昏晕闷倒之证。正如《诸病源候论》所说："夏月炎热，人冒涉途路，热毒入内，与五脏相并，客邪炽盛，或郁瘀不宣，致阴气卒绝，阳气暴壅，经络不通，故奄然闷绝，谓之也。"（当用苏合香丸和来苏丹开窍，待醒后再用清暑剂。）

长夏湿土当令，湿热交蒸，故暑必挟湿。本篇论"暍"共3条原文，主要是论暑热和暑湿。

1. 定义　暍病是夏季感受暑邪，以津气两伤为主要病机，以发热、微恶寒、汗出口渴、神疲气短等临床表现为特征的病证。

2. 主症　发热自汗、烦渴、溺赤、少气脉虚。

3. 病因病机　其病因是体虚夏季感受暑热之邪，或夏月贪凉饮冷、汗后用冷水洗浴；病机是暑伤津气、气阴两虚，或兼挟寒湿、气机失宣。

4. 治疗原则　清暑益气生津为基本治法。暍病初起宜解表祛暑；暑湿宜解暑利湿；阴暑（因贪凉饮冷，静而得之的为"阴暑"）宜温宣气机。

5. 与现代医学病名联系　暍病即是中暑。

三、辨析原文

【原文】

太陽病①，發熱無汗，反惡寒者，名曰剛痙②。（1）

【词解】

①太阳病：六经病之一，属外感表证初起阶段。 ②刚痉：是痉病的一种，以项背强急、口噤不开、发热恶寒、无汗为特征的病证。

【语译】

外感初起，病人发热无汗、恶寒的，病名叫刚痉。

【辨析】

本条指出何谓"刚痉"。

本条无痉之症何以言"痉"？这是《金匮》的省文笔法。既言痉，必有痉之症（即项背强急、口噤不开等症状），这里不写是省文，故临床见到太阳病发热无汗、恶寒、项背强急、口噤不开等症，即可诊断为刚痉。

太阳主表，原文冠以"太阳病"，其义与《伤寒论》同，说明本病具有外感表证的一般症状。发热无汗、恶寒是风寒表实证。风寒外束、邪遏肌表、筋脉拘急，故出现发热无汗、恶寒、项背强急、口噤不开的症状。

【原文】

太陽病，發熱汗出，而不惡寒，名曰柔痙①。（2）

【词解】

①柔痉：痉病的一种，是以发热汗出、不恶寒、项背强急、口噤不开等为特征的病证。

【语译】

外感初起，病人发热汗出，不恶寒的叫柔痉。

【辨析】

本条指出何谓"柔痉"。

无痉之症而言痉，必有项背强急、口噤不开等症，这里不写亦是省文。临床见到太阳病发热汗出、不恶寒、项背强急、口噤不开的即是柔痉。

原文冠以"太阳病"，其义同前条。发热汗出、不恶寒是太阳表虚证。腠理疏松、风寒外袭、卫阳不固、发热汗出、不恶寒、筋脉拘急则发为柔痉。

【按语】

（1）上条和本条指出无汗为刚痉，有汗为柔痉，这和《伤寒论》区分太阳伤寒和太阳中风的方式是一样的。这两条不但包含了痉病的分类，而且指明了刚痉和柔痉的区别，可将二者结合起来学习。

（2）外感风寒为什么能引起痉病？这是因为：①有邪客太阳经脉的外因；②有津液受伤的内因，风寒外侵、邪阻经络、筋脉失养则发为痉病。此与单纯外感风寒者不同。

【原文】

太陽病，發熱，脉沉而細者，名曰痙，爲難治。（3）

【语译】

外感初起，发热，脉沉而细的，是痉病，较难治疗。

【辨析】

本条从脉象论述痉病的预后。

太阳病，表病初起也。脉沉而细是少阴之脉，为里病正虚之象。太阳病发热是表病发热也，其脉应浮数。如为痉病，亦当见弦紧有力或沉迟之脉。今脉沉而细，是邪盛正虚，正不胜邪，脉症相逆，故曰"难治"。

《医宗金鉴》曰："发热，太阳病也，脉沉细，少阴脉也，而名曰痉者，必有或刚或柔之证见也。以太阳痉证，而见少阴之脉，表里兼病也。夫太阳之邪郁于外，故病发热；少阴之邪凝于内，故脉沉细。然痉病而见弦紧之脉，是为本脉，即或沉迟，尚为可治；今沉而细，邪入少阴，阳气已衰，岂易治乎，故曰难治。"

【原文】

太陽病，發汗太多，因致痙。（4）

夫風病①，下之則痙，復發汗，必拘急②。（5）

瘡家③雖身疼痛，不可發汗，汗出則痙。（6）

①风病：此指太阳中风证。②拘急：是四肢拘挛难以屈伸的病症。③疮家：此指久患疮疡不愈的人。

【语译】

外感病初起，发汗太多，因而造成痉病。

太阳中风病，用下法攻它，一定会发痉。再用汗法发汗，必然四肢拘挛，难以屈伸。

久患疮疡不愈之人，虽然身体疼痛，也不能用汗法发汗，因汗出就会发痉。

【辨析】

以上 3 条论述的是误治伤津致痉。

太阳病属表证，治当发汗解表，若发汗不当、汗出太多、耗伤津液、筋脉失养则成痉病。

太阳中风证，本当用桂枝汤微汗而解，若误用下法则伤津液，津伤不能濡养筋脉而致痉病。病已津伤成痉，再发其汗，津液更伤，则必然加重痉病的症状而见四肢拘挛、难以屈伸之症。

疮家流脓失血，久而阴液已伤，此时病人虽身体疼痛也不能发汗，因汗出会重伤津液、筋脉失养，就会导致痉病。

上述 3 条，其原发病和误治经过虽然各不相同，但误治伤津，筋脉失养致痉之理则一，此与本篇第 1、第 2 条太阳病，邪阻经脉、由外因诱发的痉病，在治疗上应区别对待。

【原文】

病者身热足寒、颈项强急、恶寒、时头热、面赤目赤、独头动摇、卒口噤①、背反张②者，痉病也。若发其汗者，寒湿相得、其表益虚，即恶寒甚；发其汗已，其脉如蛇③一云其脉浛。（7）

【校勘】

"若发其汗者……其脉如蛇" 25 字，《脉经》无。《金匮玉函要略述义》谓前 17 字为湿病中之文，错在此。

【词解】

①卒口噤：是突然口闭不能言语。②背反张：指筋脉拘急，出现角弓反张

的症状。③其脉如蛇：指痉病误汗后出现沉伏不利的一种脉象。

【语译】

病人全身发热、脚冷、颈项强急、怕冷、头时时发热、面目红赤、唯头动摇、突然口闭不能言语、角弓反张的是痉病。若用汗法给他发汗，寒和湿相合，他的表气（即卫气）更虚，就更怕冷。发汗后，他的脉好像蛇行一样。

【辨析】

本条论述痉病的症状及误汗后的变证。

本条所述之痉病，是邪由太阳入里，已病及阳明。

1. 主症　身热恶寒，足寒，时头热，面赤目赤（乃太阳表邪未解，迅即邪郁化热上冲之症），颈项强急，独头动摇，卒口噤，背反张（为邪热伤筋，化燥动风之象）。

《医宗金鉴》说："病人身热恶寒，太阳证也；颈项强急，面赤目赤，阳明证也。头热，阳郁于上也；足寒，阴凝于下也。太阳之脉循背上头，阳明之筋上挟于口，风寒客于二经，则有头摇口噤，反张拘强之证矣。此皆痉病之形征，故首揭之以为要领。"（本条述痉病证候最详，《医宗金鉴》将本条列为痉病第1条。）

2. 病因　风寒外侵。

3. 病机　表证未解，邪郁化热伤筋，化燥动风。

4. 误汗后的变证　寒湿相得、其表益虚、恶寒甚、脉如蛇。

汗伤卫阳则恶寒，汗着肌肤则成湿，寒湿相合，故谓"寒湿相得，其表益虚"。汗后肌理疏松、卫阳不固，则恶寒甚。此与《伤寒论》第20条"太阳病，发汗，遂漏不止，其人恶风……桂枝加附子汤主之"的病机相类似。"其脉如蛇"是误汗后所出现的脉象，形容其脉沉伏不利，为汗后伤津、亡阳、正气大虚之兆，非痉病之本脉。

本条所述项强、口噤、背反张等拘急痉挛之症，亦见于温病痉厥，但温病痉厥是热盛化风或津伤化燥伤筋所致，治法与本条有别，临证当细心辨识，审证求因，辨证论治。

【原文】

暴腹胀大者，爲欲解，脉如故，反伏弦者，痉。（8）

【语译】

突然腹胀大的，是病想愈。脉，像原来一样，反伏弦的是痉病。

【辨析】

本条大意是论痉病的两种转归。

对本条有谓"暴腹胀大者，为欲解，其理未明，当存疑"。亦有谓"本条之理验之临床，恐未必符合……"。

本条语欠连贯，文意难明，不可强释，应当存疑。现引有关注释供了解。

黄树曾说："暴腹胀大者，是病已入腑，邪尚可出，非若在脏之邪一入难出也，变重为轻，故为欲解。"《金匮要略讲义（第五版）》说："暴腹胀大者，为欲解，其理未明，当存疑，脉如故，是指仍见痉病的本脉，即下文所说的紧如弦，是筋脉强急之势未趋缓和；或更见沉伏而弦，则是邪气深入，而病情正在进展，仍将发痉。"

【原文】

夫痉脉，按之紧如弦，直上下行①一作築築而弦。《脉經》云：痉家其脉伏坚，直上下。（9）

【词解】

①直上下行：脉搏从寸部到尺部均坚而有力。上下，指关脉之上下，即寸脉和尺脉。

【语译】

痉病之脉按之紧而弦，从寸部到尺部均坚而有力。

【辨析】

本条论述痉病的主脉。

痉病有筋脉强急之症，脉有强直弦劲之象，《医宗金鉴》说："痉之为病，其状劲急强直，故其脉亦劲急强直，按之紧，劲急之象也。如弦，直行之象也。"

"按之紧如弦"中"按之"二字示脉象弦劲有力，重按不减，与太阳伤寒之浮紧不同。

本条与本篇第7条合观，痉病的主要脉症俱矣。

【原文】

痉病有灸瘡①，難治。（10）

【词解】

①灸疮：由火灸而形成的疮疡。

【语译】

患痉病的人有灸疮，较难治疗。

【辨析】

本条论述痉病有灸疮的预后。

痉病，津本不足，复以火灸，津又为热伤。有疮者，常流脓浊，耗营血，损正气，火灸则津更伤，正更虚，故曰难治。

本条文通意顺，痉病与灸疮孰先孰后显明。并提示痉病、津亏之病均不可施用灸法。

本条有谓"先有灸疮，后发痉病"，此说仅供了解。

【原文】

太陽病，其證備①，身體强，几几然②，脉反沉遲，此爲痉，栝樓桂枝湯主之。（11）

栝樓桂枝湯方：

栝樓根二兩　桂枝三兩　芍藥三兩　甘草二兩　生薑三兩　大棗十二枚

上六味，以水九升，煮取三升，分温三服，取微汗。汗不出，食頃③，啜④熱粥發之。

【词解】

①证备：指头项强痛、发热、汗出、恶风等太阳中风证具备。②几（shū殊）几然：是指小鸟羽毛未盛，伸颈欲飞不能的样子。这里是形容病人身体强直，不能俯仰转侧自如。"几几"，也有读作"机机"的。③食顷：此指喝完栝楼桂枝汤不久。④啜（chuò绰）：此指"喝"。

【语译】

太阳中风病的症状具备，还有身体强直、俯仰不利、脉不浮反见沉迟，这是痉病，用栝楼桂枝汤治疗。

【辨析】

本条论述柔痉的证治。

怎知是柔痉？本篇第2条："太阳病，发热汗出，而不恶寒，名曰柔痉。"可知"柔痉"有发热汗出的太阳表证和项背强急的筋脉拘急症。本条"太阳病，其证备"，是发热汗出等太阳表证具备；"身体强，几几然"，是身体强直、项背俯仰不利的筋脉拘急症存在。本条述症与柔痉的病状完全吻合，故知之。再以方测症，亦能知之。原文不言"发热汗出"是省文。

1. 主症　太阳病，其证备（即头项强痛、发热汗出、恶风之症备）；身体强、几几然（是筋脉强急所致）；脉反沉迟（脉沉迟乃津伤，营卫运行不利之象。尤在泾说："沉本经之脉，迟非内寒，乃津液少而营卫之行不利也。"太阳表证备，脉应浮不浮而沉迟，故曰"反"）。

2. 病因　外感风邪，阴津有伤。

3. 病机　内伤津液，邪阻经脉，筋脉失养。

4. 治疗方剂　栝楼桂枝汤。

（1）功能：清热生津，调和营卫。

（2）方义：本方由桂枝汤加栝楼根组成。成无己云："栝楼根润燥者也，加之则津液通行。"张锡纯言其"善通行经络"。有人认为，栝楼根虽寒而不碍桂枝汤之发散，桂枝汤有栝楼根为佐，非但散不伤阴，且可于发散之中而润燥通津，以收解表生津并重之效。

（3）应用：痉病发热汗出、恶风身痛、身体强、口噤或背反张者可用本方随症加味治疗。血虚者可加当归、鸡血藤；恶风身痛较重者可加防风。

【按语】

本条与《伤寒论》太阳病的桂枝加葛根汤证颇为类似，但二者有别，桂枝加葛根汤证与栝楼桂枝汤证的证治区别见下表。

桂枝加葛根汤证与栝楼桂枝汤证的区别

方证	桂枝加葛根汤证	栝楼桂枝汤证
治疗	太阳病兼证	柔痉
症状	项背强，几几	身体强，几几

方证	桂枝加葛根汤证	栝楼桂枝汤证
症情	病轻	病重
病机	邪盛于表	津伤于里
加味	加葛根，重在解肌	加栝楼根，重在滋津

【原文】

太陽病，無汗而小便反少，氣上衝胸，口噤不得語，欲作剛痓，葛根湯主之。（12）

葛根湯方：

葛根四兩　麻黃三兩（去節）　桂枝三兩（去皮）　芍藥二兩　甘草二兩（炙）　生薑三兩　大棗十二枚

上七味，㕮咀①，以水七升，先煮麻黃、葛根，減二升，去沫，内②諸藥，煮取三升，去滓，溫服一升，覆取微似汗，不須啜粥，餘如桂枝湯法將息③及禁忌。

【词解】

①㕮咀（fǔ jǔ 府举）：咀嚼之意，即将药物咬碎，便于煎煮的一种原始药物炮制法。②内（nà 那）：即放入。内通"纳"。③将息：养息、调养之意。

【语译】

太阳病，无汗小便反而少，气逆上冲于胸部，牙关紧闭不能言语，是将要发刚痓，用葛根汤治疗。

【辨析】

本条论述欲作刚痓的证治。

何言"欲作刚痓"？因本条述症虽已具备了发刚痓的基本条件，但尚未达到项背强急、角弓反张的程度，还未成刚痓，故曰"欲作"。

1. 主症　太阳病，无汗（乃寒束肌表、卫气闭塞所致），小便反少（一示津伤，二示寒束肌表、肺失宣降不能通调水道则小便少。无汗小便应多而少，故曰"反"），气上冲胸（无汗则邪不外达，小便少则邪不下行，势必逆而上冲），口噤不得语（乃邪阻经络，筋脉挛急而然）。

2. 病因　外感风寒。

3. 病机　风寒表实，津伤气逆。

4. 治疗方剂　葛根汤。

（1）功能：发汗解表，滋津舒筋。

（2）方义：本方由桂枝汤加麻黄、葛根组成。桂枝汤加麻黄，辛温发汗以解表邪；葛根解肌、生津润养筋脉。诸药相合，发汗解表，滋生津液，舒缓筋脉。

柯琴谓："葛根味甘气凉，能起阴气而生津，滋筋脉而舒其拘急，故以为君；麻黄、生姜，能开玄府腠理之闭塞，祛风而汗出，故以为臣；寒热俱轻，故少佐桂芍，同甘枣以和里，此与麻桂二方之间，衡其轻重而为调和表里之剂。"

（3）应用：①风寒表证，颈项强痛（或刚痉项背强急，甚则身体强、口噤不开），无汗恶风，小便少，脉浮有力者。②据资料报道，日本有所谓"葛根汤医者"，本方被广泛用于感冒、流感、神经痛、卡他性结肠炎、副鼻窦炎、中耳炎、结膜炎、皮炎等。可供临床应用时参考。

【按语】

（1）本条与本篇第11条皆论太阳痉病的证治，均为津液不足、筋脉失养所致，俱有太阳表证和筋脉拘急之症，都以解表发汗（微汗）、舒缓筋脉为治法，但二者也有区别，简单比较如下：

栝楼桂枝汤证与葛根汤证的区别

方证	栝楼桂枝汤证	葛根汤证
病因	风邪偏胜	寒邪偏胜
病机	表虚之柔痉	表实欲作刚痉
治则	重在调和营卫，滋生津液	重在发汗解肌，生发津液

（2）太阳痉病和太阳伤寒虽同有表证，但痉病有其鲜明的特点：①脉弦迟；②项背强急；③津液不足；④治疗除解表外，必须照顾津液。

【原文】

痙爲病，一本痙字上有剛字。胸滿口噤，臥不着席①，脚攣急②，必齘齒③，可與大承氣湯。（13）

大承氣湯方：

大黄四兩（酒洗）　厚朴半斤（炙，去皮）　枳實五枚（炙）　芒硝三合

上四味，以水一斗，先煮二物，取五升；去滓，内大黄，煮取二升；

去滓，内芒硝，更上火微一二沸，分温再服，得下止服。

【词解】

①卧不着席：形容角弓反张，卧时腰背不能挨着床席。②脚挛急：指下肢拘挛。③齘（xiè 械）齿：即磨牙。此指牙关紧闭，上下牙切磋有声。

【语译】

痉病胸满、牙关紧闭、背反张卧时不能着席，脚拘挛，一定有磨牙症状，可以用大承气汤治疗。

【辨析】

本条论述里实热痉病的证治。

前诸条痉病多冠"太阳病"三字，本条则无，说明此痉病属里，从方证看，当属阳明实热证。乃因表证失于开泄、邪气内郁阳明所致。

1. 主症　胸满（里热壅盛所致），口噤，卧不着席，脚挛急，齘齿（皆阳明热盛灼津，筋脉失养之症，卧不着席是背反张之甚也；口噤、齘齿，阳明热盛有化风之势，病较在太阳者深重）。

2. 病因　表证失散，邪传阳明。

3. 病机　阳明热盛灼津，筋脉失养。

4. 治疗方剂　大承气汤。

（1）功能：通腑泄热，急下存阴。

（2）方义：本方泻热药与行气药并用，相得益彰。大黄、芒硝，泻实热之邪；枳实、厚朴，破壅滞之气。泻下以助行气，行气更助泻下，四药相伍，相互为用，故有峻下热结之功。以其力大性猛，而名曰"大承气"。陈修园说："此一节为痉病之既成出一救治之正方，大旨在泻阳明之燥气而救其津液，清少阴之热气而复其元阴，大有起死回生之神妙。"他对本方"清少阴，复元阴"之论颇有见地。

（3）应用：《金匮要略方义》说"本方之运用，前贤已作精确的概括，即以痞、满、燥、实四者统之。痞，是心下痞塞，按之坚硬。满，是脘腹胀满，望之膨大。燥，是肠中有燥屎，数日不大便。实，是邪热炽盛，形证俱实，诸如潮热谵语，手足濈然汗出，不恶寒，反恶热，目赤口燥……或自利清水色纯青（即热结旁流）……舌苔焦黄或黑，燥裂起刺等。凡此四证俱备，即为热邪极盛，燥屎结实之证，法当急下"。即可投本方治之。

若服此汤后不大便，腹反胀大，或脉转微弱者，预后不良，临床应用时应注意观察。

【按语】

本篇原文第5条"夫风病，下之则痉"，此"痉"与本条"痉为病"之"痉"有何异同？

既俱言"痉"，则均具筋脉强急之症，皆由津亏所致，此相同之处也。不同的是：原文第5条之"痉"，属误下致"痉"，即太阳中风证，本当微汗解表和营卫，而误用攻下以竭津伤筋成"痉"；本条之"痉"，乃因表邪失散，内郁阳明之里，里热炽盛，灼津伤筋而见胸满、口噤、卧不着席、脚挛急、龂齿等，为痉病之深重证。此痉证只有急下，方可存阴，阴复筋润，痉病可愈，故用大承气汤攻下之。

攻下是本痉之正治法，与前痉属误治者殊异。

由此可知，二痉均与下法相关，前者因下致痉，误治也；本条下法可治痉，正治也。正治、误治，关键在辨证论治。

【原文】

太陽病，關節疼痛而煩，脉沉而細一作緩者，此名濕痹①。《玉函》云中濕。濕痹之候，小便不利，大便反快，但當利其小便。（14）

【校勘】

"此名湿痹"：《金匮玉函经》《脉经》等作为"中湿"。

【词解】

①湿痹：指湿邪流注关节，闭阻筋脉气血，出现关节疼痛的病证。

【语译】

太阳病，关节疼痛烦扰不宁，脉沉而细的，这叫湿痹。湿痹的证候，小便不利，大便反而溏泻，治疗只利小便即可。

【辨析】

本条论述湿痹的证候和治则。

湿痹是湿邪流注关节，闭阻筋脉气血，出现关节疼痛的病证。本条"太阳病，关节疼痛而烦"，是湿从外来，外湿也。"脉沉而细"，沉主里，细主湿，又"小便不利，大便反快"，内湿也。故本证是湿痹兼有表证，且关节痹痛重于表证。外湿兼内湿，内外合邪，因原文不云微汗除外湿，而曰"但当利其小便"知内湿为急也。

1.主症　太阳病,关节疼痛而烦(因湿侵关节,筋脉气血闭阻,兼有表证),脉沉而细(脉沉主里,脉细主湿,脉沉而细,说明里有湿邪),小便不利(是湿遏气机,膀胱气化受阻),大便反快(湿趋大肠所致)。

2.病因　素有内湿,复感外湿。

3.病机　湿邪闭阻筋脉,阻遏气机,趋于大肠。

4.治疗原则　"但当利其小便"。本条内湿为急,湿阻气机,膀胱气化失司,则小便不利;湿趋大肠,则大便反快。李东垣说:"治湿不利小便,非其治也。"故曰:"但当利其小便。"小便利,湿邪去,阳气通,湿痹之证除。

"利小便",注家多主张用五苓散,而《金匮发微》则认为宜五苓散倍桂枝,可资参考。

【原文】

濕家^①之爲病,一身盡疼,_{一云疼煩。}發熱,身色如熏黄^②也。(15)

【词解】

①湿家:指久患湿病的人。②熏黄:如烟熏之黄色,即黄而晦暗。

【语译】

久患湿病之人,全身疼痛,发热,身体皮肤色黄晦暗如同烟熏的一样。

【辨析】

本条论述湿病发黄的证候。

身色如熏黄,是湿郁化热所致,尤在泾说:"湿外盛者,其阳必内郁,湿外盛则身疼,阳内郁则发热,湿与热合,交蒸互郁,则身色如熏黄。"

1.主症　一身尽疼(湿侵肌腠,经络阻滞,《注解伤寒论》谓"此一身尽疼,非伤寒客热也,知湿邪在经而使之"),发热(湿邪久郁所致),身色如熏黄(湿热郁蒸不解故也)。

2.病因　素有湿病,复感湿邪。

3.病机　湿阻经络;湿郁化热,湿热郁蒸。

【按语】

本证之"黄",有谓阴黄证,是太阳转系太阴,湿邪郁而化热,湿从热化,当用茵陈五苓散表里双解之,可供参考。

【原文】

濕家，其人但頭汗出、背强，欲得被覆①向火②。若下之早則噦，或胸滿、小便不利，一云利。舌上如胎③者，以丹田④有熱，胸上有寒，渴欲得飲而不能飲，則口燥煩也。（16）

【詞解】

①被覆：用被子覆蓋。②向火：烤火。③如胎：指舌苔濕潤白滑。胎同"苔"。④丹田：穴位名。在臍下3寸，這裡泛指下焦，與胸上對舉。

【語譯】

久患濕病的人，他只頭部出汗、背强，想蓋被烤火。若過早用下法，會導致呃逆，或者胸滿、小便不利，舌上有白滑苔的，是下焦有熱，胸上有寒，口渴想喝水但又不能喝，故口燥心煩。

【辨析】

本條論述濕病誤下的變證。

本條 ⎰ "濕家……欲得被覆向火"：論濕遏肌表，陽逆於上。
　　 ⎱ "若下之早則噦……則口燥煩也"：論濕病攻下早的變證。

濕遏肌表，陽氣被郁，逆而上衝則"但頭汗出"；太陽經脈受阻則"背强"；陽不外達則"欲得被覆向火"。此時，溫經通陽，發汗祛濕為正法。若將"但頭汗出"誤認為是陽明實熱，即用攻下，是為誤下，誤下則損傷陽氣而變生諸症。以下表示之：

濕病誤下變證辨析簡表

濕病誤下變證 ⎰
　　噦——中陽受損，胃氣上逆。
　　胸滿、胸上有寒 ——陰寒上乘 ⎱胸中陽虛。
　　舌上如胎——陽不化濕
　　小便不利——陽虛氣化失常。
　　丹田有熱 ——濕郁下焦生熱。
　　渴欲得飲而不能飲、口燥煩——陽虛不能布津。

外濕宜發汗，內濕宜利小便，此治濕之大法也。濕病若非化燥成實而純屬里實熱證者，斷不可攻下。"若下之早"（"早"提示該濕病未化燥成實），則變生噦，或胸滿、小便不利等症。既已變生此症，又當如何救治之？總以隨症辨证论治为原则，钱天来主张用桂枝附子汤或甘草附子汤，可供参考。

【按语】

对"丹田有热，胸上有寒"众说不一，如尤在泾认为"丹田有热"是阳气下陷；《医宗金鉴》谓"盖以误下热陷，丹田有热也"，意与尤似；钱天来谓"此因寒湿之邪，陷入于里，而在胸膈，命门之阳不得上升，而在下焦。上下不通，故曰：丹田有热，胸中有寒"；丹波元简认为是上热下冷之误，但注家皆不然其说。以上仅供了解。

【原文】

湿家下之，额上汗出，微喘，小便利一云不利者，死；若下利不止者，亦死。（17）

【语译】

对久患湿病的人使用攻下法，其前额出汗，微微气喘，小便利的是死证；若泄泻不止的，也是死证。

【辨析】

本条论述湿病误下的预后。

湿为阴邪，最易伤阳气。"湿家"，乃久患湿病之人，其阳气已伤，若误下，必损其已伤之阳，形成阴盛阳虚之势。"额上汗出、微喘"是阳气上越；"小便利""下利不止"均为阴液下脱之象。阳上越、阴下脱，乃阴阳离决之证，预后不良，故曰"死"。

【按语】

（1）本篇原文第16条与本条均有头汗，但二者不同，故简单比较之。

条序	本篇原文第16条	本篇原文第17条
特点	但头汗出，与背强兼见	汗仅见于额，与微喘兼见
病机	湿郁肌表、阳气上逆所致	虚阳上越所致
证因	邪郁之证，不关误下	虚证，因于误下

（2）有将"小便利"释为小便失禁者。可参考。

【原文】

风湿相搏，一身尽疼痛，法当汗出而解，值天阴雨不止，医云此可發汗。汗之病不愈者，何也？蓋發其汗，汗大出者，但風氣去，濕氣在，是故不愈也。若治風濕者，發其汗，但微微似欲出汗者，風濕俱去也。（18）

【语译】

风湿相合为病，全身都疼痛，其痛当用汗法发汗解除，正值天阴雨连绵，医生说这可发汗。发汗后病仍不好，为什么？因为发汗是大汗出，大汗只去了风邪，湿邪仍在，所以病不愈。故治风湿病发汗，只能微微似欲汗出，这样风湿就都去了。

【辨析】

本条论述风湿病正确的汗法。

风湿相合，侵袭肌表，流走关节，卫气痹阻，气血运行失畅，故一身尽痛，治当汗解。如值天阴雨不止，外湿甚，其疼重，此时更需正确的汗法治疗。原文有问有释，通过这种问释说明：治风湿病应禁大汗；微微似欲汗出才是治风湿病的正确汗法。那么，治风湿病禁大汗，宜微汗的道理何在？

因风为阳邪，易于表散；湿为阴邪，其性黏滞，难以骤除。风湿病，风湿相合侵于肌表，流走关节，若治用大汗，则"汗大出者，但风气去，湿气在，是故不愈也"，所以禁大汗。微汗，则缓缓蒸发，可使阳气流行于肌肉关节之间，湿邪没有停留的处所，风湿之邪即可同时解除，故宜微汗。

微汗治风湿用何方？本条未明，临床应当依据病情随症选方。如麻黄加术汤、麻杏薏甘汤、防己黄芪汤等均有微汗作用。可随症选之。

【原文】

濕家病，身疼發熱，面黃而喘，頭痛，鼻塞而煩，其脈大，自能飲食，腹中和無病，病在頭中寒濕，故鼻塞，內藥鼻中則愈。《脈經》云：病人喘，而無"濕家病"以下至"而喘"十一字。（19）

【语译】

久患湿病的人，周身疼痛，发热，面色黄，气喘，头痛鼻塞，心烦，他的脉大，饮食正常，腹中调和无病，其病在于头部因伤于寒湿，所以鼻塞不通，把药放入鼻中病就痊愈。

【辨析】

本条论述头中寒湿的证治。

从原文可知，病人久患湿病，复感雾露寒湿，其病主要在上、在表。

1. 主症　身疼发热（湿犯肌表，阳为湿郁所致），面黄（湿郁肌表之象），喘（乃表郁肺气失宣而上逆也），头痛鼻塞而烦（乃寒湿伤于上焦，清阳被郁，肺气失宣之症），脉大（沈明宗谓"邪居于表，故脉大"），自能饮食，腹中调和无病（知湿邪未传入里，里无病也）。

2. 病因　素有湿病，复感寒湿。

3. 病机　寒湿阻遏肌表，肺气失宣；邪犯上焦，清阳被郁。

4. 治疗方法　"内药鼻中"。

【按语】

纳药鼻中以宣泄上焦寒湿，使肺气通利、邪散而病愈。

（1）《金匮要略编注二十四卷》曰："此湿淫于上，与湿从下受不同也。湿邪感于太阳，与肺气相合，气郁于表，故身疼发热，面黄而喘，头痛鼻塞而烦也。邪居于表，故脉大，自能饮食者，腹中和而无病，当责病在头中寒湿……盖鼻为肺窍，肺气受湿则鼻塞，故当纳药鼻中，搐其黄水，俾肺气通调，大气一转，肌腠开而湿痹解矣。"此说仅供了解。

（2）纳何药于鼻中？原文未明。注家多主张用瓜蒂散（瓜蒂一味研末）搐鼻（或以棉裹塞鼻中）。但是，原文"内药鼻中则愈"于"故鼻塞"之后，此"愈"是指鼻塞之症愈，还是指此湿家之病皆愈？陈修园说"举一外法通其空窍者以为隅，则内服调其经络脏府者，包在言外"，此说可参。本证除纳药鼻中之外，再投以散寒祛湿、宣利肺气之内服药，较合病情。

【原文】

濕家身煩疼，可與麻黃加术湯發其汗爲宜，慎不可以火攻[①]之。（20）

麻黃加术湯方：

麻黃三兩（去節）　桂枝二兩（去皮）　甘草一兩（炙）　杏仁七十個（去皮尖）　白术四兩

上五味，以水九升，先煮麻黃，減二升，去上沫，內諸藥，煮取二升半，去滓，溫服八合，覆取微似汗。

【词解】

①火攻：指烧针、艾灸、熨、熏一类外治法。

【语译】

素有湿病的人，周身疼痛、烦扰不宁，用麻黄加术汤发汗较为适宜，切不可用烧针等法攻伐。

【辨析】

本条论述寒湿在表的证治和禁忌。

麻黄加术汤的组成是麻黄汤加白术。麻黄汤本为风寒表实无汗而设，这里用于湿病，则为寒湿在表，表实无汗而用。"湿家身烦疼"又与麻黄加术汤发其汗，故知本证为：素有湿病，复感寒湿，寒湿在表，表实无汗，而且在表之寒湿为急。魏念庭说："湿家身烦疼，外感寒湿也。其内有湿，不必论其何因，唯以先治其表之寒湿为急也。"

1. 主症　身烦疼（寒湿痹阻肌腠，营卫涩滞不畅而致），发热恶寒，无汗等（以方测症知之，此为风寒表实之证）。

2. 病因　素有湿病，外感寒湿之邪。

3. 病机　寒湿痹阻肌腠，营卫之气滞而不畅。

4. 治疗方剂　麻黄加术汤。

（1）功能：微汗解表，除湿。

（2）方义：麻黄汤，发汗解表，治外感风寒湿邪；白术除湿。

喻嘉言谓："麻黄得术，则虽发汗而不致多汗；术得麻黄，并可行表里之湿，下趋水道，又两相维持也。"二者配伍，相得益彰，既能发汗除湿，又不致过汗，共奏微汗解表除湿之效。赵以德说："……今是证虽不云发热，而烦已生，烦由热也。所以服药不敢大发其汗，且湿亦非暴汗可散，故用麻黄汤治寒，加术去湿，使其微汗尔。"

（3）应用：①痹证初起，身烦疼，发热恶寒，无汗，脉浮有力者，可与本方。②有以本方治肺炎、荨麻疹的验案报道，可资参考。

5. 禁忌　"慎不可以火攻之"。火攻可增其热（因"烦由热也"，故火攻可增其热），能引起发痉、发黄、衄血等的变证，故不可以火攻之。

【原文】

病者一身尽疼，发热，日晡所①剧者，名风湿。此病伤于汗出当风，或久伤取冷所致也，可与麻黄杏仁薏苡甘草汤。（21）

麻黄杏仁薏苡甘草汤方：

麻黄（去节）半两（汤泡）　甘草一两（炙）　薏苡仁半两　杏仁十个（去皮尖，炒）

上剉麻豆大，每服四钱匕，水盏半，煮八分，去滓，温服。有微汗，避风。

【词解】

①日晡（bū补）所：指下午3~5时（也有的认为是指傍晚左右）。日晡，即申时（下午3~5时）。

【语译】

病人全身都疼，发热，申时左右加剧，这是风湿病。此病得于出汗时受风，伤于长期贪凉引起，可用麻黄杏仁薏苡甘草汤治疗。

【辨析】

本条论述风湿在表的证治和成因。

风湿病之成因是外感风湿，但寒邪不除外，因风寒湿邪多相兼袭人。如尤在泾说："然虽言风而寒亦在其中。"观下文云"汗出当风，或久伤取冷"，其意可知矣。虽然如此，而本条总以外感风湿之邪为主。邪袭肌表，营卫不利，故一身尽疼。发热，日晡所剧是申时热重，乃湿郁化热之象。治用麻黄杏仁薏苡甘草汤，本方是麻黄汤加薏苡仁去桂枝，且麻黄为半两，变辛温发散为辛凉解表也。由上述知本证系风湿在表，微有化热之势。

1.主症　一身尽痛（为风湿在表，营卫不利），发热，日晡所剧（风湿相合而化热。为风湿病的特征）。

2.病因　"汗出当风""久伤取冷"。

3.病机　肌腠闭塞，湿郁化热（为风湿表实，微有化热之势）。

4.治疗方剂　麻黄杏仁薏苡甘草汤。

（1）功能：解表祛湿，轻清宣化。

（2）方义：麻黄，发汗解表、宣肺化湿，使在表之风湿从汗而解，药用半两，并配甘草以缓之，意在微汗。薏苡仁，《神农本草经》谓其"味甘，微寒，主风湿痹"，这里用以利湿清热；杏仁，宣利肺气，气化则湿化，以助麻黄宣肺化湿。本方有散有利，表里分消，药轻力缓，解表祛湿，轻清宣化，用于风湿在表，微有化热之轻证，甚为合拍。

（3）应用：风湿证周身疼痛，无汗，微恶风寒，发热、日晡加剧，舌苔白腻，脉浮缓者可用本方。若颈项强痛者，可加葛根；足膝肿者可加防己等。

【按语】

本篇原文第20条与本条均为外湿表实证，俱有身疼、发热之症，但此二条有显著区别，简单比较之。

麻黄加术汤证与麻黄杏仁薏苡甘草汤证的区别

方证	麻黄加术汤证	麻黄杏仁薏苡甘草汤证
病证	湿家表实证	风湿表实证
病机	寒湿在表	风湿在表，湿郁化热
症状	身疼，重着不能转侧	掣疼不能屈伸
	发热，早暮不分轻重	发热，朝轻暮重
用药	麻黄三两	麻黄半两
	桂枝二两	无桂枝，有薏苡仁半两
功能	偏于温散	偏于凉散

【原文】

風濕，脉浮身重、汗出惡風者，防己黄耆湯主之。（22）

防己黄耆湯方：

防己一兩　甘草半兩（炒）　白术七錢半　黄耆一兩一分（去蘆）

上剉麻豆大，每抄五錢匕，生薑四片，大棗一枚，水盏半，煎八分，去滓，温服，良久再服。喘者，加麻黄半兩；胃中不和者，加芍藥三分；氣上衝者，加桂枝三分；下有陳寒①者，加細辛三分。服後當如蟲行皮中②，從腰下如冰，後坐被上，又以一被繞腰以下，温，令微汗，差③。

【词解】

①下有陈寒：下焦有寒已久。②虫行皮中：指服药后，病人感觉皮肤内如

有虫爬一样。③差：病愈。差通"瘥"。

风湿病脉浮、身重、汗出、怕风者，用防己黄芪汤治疗。

【辨析】

本条论述风湿表虚的证治。

条文中"风湿，脉浮身重、汗出恶风"，以"防己黄芪汤主之"，知本条为风湿在表、表虚不固、虚多邪少之证。

1.主症　脉浮身重（外感风湿之症）、汗出恶风（表虚卫气不固所致）。

2.病因　肌表疏松，外感风邪。

3.病机　表虚不固，湿郁肌肤。

4.治疗方剂　防己黄芪汤。

（1）功能：益气除湿，调和营卫。

（2）方义：黄芪补气固表，防己祛风行水，二者相配，对表虚外受风湿者，可收固表不留邪、祛风不伤正之效。白术健脾胜湿；生姜、大枣、甘草，调和营卫，助表行湿。六药共伍，益气除湿，调和营卫，故风湿表虚之证可愈。

"服后当如虫行皮中"，是说服本方后应当出现"如虫行皮中"的感觉，这是阳气振奋、风湿欲散之征，是服药有效的反应。

（3）应用：①风湿、风水（详见"水气病脉证并治第十四"第18条原文）之表虚证而见汗出恶风、身重或肿、小便短少、舌淡苔白、脉浮者可用本方加减治疗。原文方后有：喘者（风湿外袭，肺失宣降）加麻黄半两；胃中不和（湿滞气机不畅）加白芍三分（配白术调肝脾，舒气机）；下有陈寒者（指下焦素有寒冷的）加细辛三分（温肾祛寒）。②"从腰下如冰"（腰以下冷甚）者，是阳虚振奋无力，此时应加强护理，服药后让病人坐被上，"又以一被绕腰以下，温，令微汗"，乃使其温暖汗出以促病愈，此法意在助之以温、远之以寒，应用本方时不可不知。③有谓本方可治心脏机能衰弱及贫血者浮肿身重，汗易出者和慢性化脓病体虚脓水稀薄，而兼浮肿者。可供应用时参考。

【按语】

本条原文方后"温，令微汗，差"，说明：①提示本方属微汗剂。②表虚证发汗，必基于托阳益气，调和营卫，以振奋卫气，驱邪外出，如本条表虚风湿用防己黄芪汤即是此意。

【原文】

伤寒八九日，风湿相搏，身体疼烦，不能自转侧，不呕不渴，脉浮虚而涩者，桂枝附子汤主之；若大便坚，小便自利者，去桂加白术汤主之。（23）

桂枝附子汤方：

桂枝四两（去皮）　生薑三两（切）　附子三枚（炮，去皮，破八片）　甘草二两（炙）　大枣十二枚（擘[①]）

上五味，以水六升，煮取二升，去滓，分温三服。

白术附子汤方：

白术二两　附子一枚半（炮，去皮）　甘草一两（炙）　生薑一两半（切）　大枣六枚

上五味，以水三升，煮取一升，去滓，分温三服。一服觉身痹[②]，半日许再服，三服都尽，其人如冒状[③]，勿怪，即是术、附并走皮中逐水气，未得除故耳。

【词解】

①擘（bò 柏）：用手指把东西掰开。②身痹：此处指身体麻木。③冒状：此指瞑眩，即服药后出现恶心、头眩等反应。

【语译】

病人外感伤寒已八九天，风湿相搏，身体疼痛发烦，不能自己转侧，不呕吐，不口渴，脉浮虚而涩的，用桂枝附子汤治疗；如果大便坚，小便自利的，用上方去桂枝加白术汤主治。

【辨析】

本条论风湿在表，属表阳虚的证治。

从"伤寒八九日，风湿相搏，身体疼烦，不能自转侧"，知虽伤寒八九日，但风湿仍在表。"不呕不渴"说明邪尚未入里，亦未化热。"脉浮虚而涩者"，浮，主病在表，浮虚无力，是表阳已虚；涩，是湿滞，营运不利之象。由此可知，本条之病不在里而在表，系风湿在表，表阳虚之证。

1.主症　身体疼烦，不能自转侧（因风寒湿邪痹阻肌表、经脉不畅），脉

浮而涩（表阳虚、湿滞营运不利之象），不呕不渴（示里无病）。"若大便坚，小便自利者，去桂加白术汤主之"，此阙疑。

2.病因　表阳素虚，外感风湿。

3.病机　风湿痹阻肌表，经脉不畅。

4.治疗方剂　桂枝附子汤。

（1）功能：温经助阳，祛风化湿。

（2）方义：方中附子为君，温经助阳祛风湿；桂枝为臣，温经解表、散风寒通经络。桂、附同用，是为表阳虚、风湿犯表者设；生姜、大枣为佐，二者配附子助阳散风湿，伍桂枝解表和营卫；甘草为使，制附子之刚燥并调和诸药。五药相合实表阳以匡正气，散风化湿以通经络，故风湿在表，表阳虚之证可愈。

（3）应用：痹证初起，周身疼痛，转侧不便，恶寒较重，二便正常，舌苔薄白，脉浮虚而涩，或浮缓无力者，可以本方随症加减应用。

【按语】

（1）对"若大便坚，小便自利者，去桂加白术汤主之"，注家有争议，如有谓"大便坚，说明湿不在里，小便自利，说明湿有去路……但因表阳已虚，风邪已去，须以上方去桂枝加白术为当"，而认为桂枝附子汤重在祛风逐湿，适用于表阳虚而风邪偏胜者；有谓白术附子汤重在逐湿祛寒，适用于表阳虚而湿邪偏胜者；金寿山谓"白术偏于温燥，实大便，利小便。本证大便坚，小便自利，而用白术殊难索解"，因而他认为"大便坚，应理解为大便成形"；程门雪先生则认为大便坚当作"大便溏"，曰："小便不利，为膀胱气化不宣。桂枝通阳化气，故治小便不利，今小便自利，去桂当也。唯加白术以治大便坚，则期期以为不可。夫大便坚者，津燥便硬也，旧所谓加白术以滋大便之干，是白术为润药矣。白术性格为燥为润，初学医者，类能道之，不必强为之辩。即使白术能滋燥生津，而方中之附子，又将以何辞以释耶？既属伤寒风湿之病，又有不渴之症，浮虚之脉，明系阳虚寒湿之体，故首方用桂枝、附子，转方去桂而不去附者，体未复也，何以忽见津燥便硬？小便利者，津未干也，何以大便忽坚？既见津燥便坚，何以更用白术、附子？自相矛盾，莫此为甚。实则大便坚当作大便溏。"对此众说纷纭，莫衷一是，故阙疑待考之。原文既已阙疑，所以关于白术附子汤的方义亦不再辨析。

（2）本条亦见于《伤寒论》第174条。白术附子汤《伤寒论》称"桂枝去桂加白术汤"，其药量不同。学习时可互参。

【原文】

风湿相搏，骨节疼烦，掣痛①不得屈伸，近之②则痛剧，汗出短气，小便不利，恶风不欲去衣③，或身微肿者，甘草附子汤主之。（24）

甘草附子汤方：

甘草二两（炙）　附子二枚（炮，去皮）　白术二两　桂枝四两（去皮）

上四味，以水六升，煮取三升，去滓，温服一升，日三服。初服得微汗则解，能食，汗出复烦者，服五合，恐一升多者，服六七合为妙。

【词解】

①掣（chè 彻）痛：即疼痛时有牵引的感觉。②近之：即触（按）它。近，作动词，意为触、按。③去衣：即脱（或减少）衣服的意思。

【语译】

风湿相合，骨节抽掣疼痛，不能屈伸，心烦，触（按）它则疼痛加剧，出汗气短，小便不利，怕风不愿脱减衣服，或肢体微有浮肿的，用甘草附子汤主治。

【辨析】

本条论述风湿病表里阳气俱虚的证治。

从原文可知，风湿并重，寒在其中；而"汗出""恶风不欲去衣"为表阳虚；"短气""小便不利""身微肿"是里阳虚，故本条系风湿并重、表里阳虚之证。

1. 主症　骨节疼烦掣痛，不得屈伸，近之则痛剧（是风寒湿邪入侵肌肉关节，筋脉气血阻滞），汗出，短气，小便不利，恶风不欲去衣，或身微肿（为表里阳气俱虚之症）。

2. 病因　素体阳虚，外感风湿。

3. 病机　表里阳虚，风湿痹阻筋脉气血。

4. 治疗方剂　甘草附子汤。

（1）功能：温经助阳，祛风化湿。

（2）方义：附子，温经助阳祛风湿；桂枝，温经解表通经络；白术健脾去湿。桂枝得附子温阳通经祛风湿之力大，白术得附子则温运脾阳逐寒湿之力强。

甘草调和诸药而缓附子之刚燥。四药相合，温经助阳，祛风化湿，则诸症可愈。

（3）应用：风寒湿痹，骨节疼痛不得屈伸，近之则痛剧，汗出恶风，或身微肿。舌苔白腻，脉浮无力属表里阳虚、风湿痹阻者可用本方治疗。

【按语】

（1）桂枝附子汤、白术附子汤、甘草附子汤均治风湿相搏之证属阳虚者。不同的是桂枝附子汤、白术附子汤皆主表阳虚证，而前者治风气偏胜，后者治湿气偏胜；甘草附子汤主表里之阳俱虚而风湿两胜者。

（2）本条亦见《伤寒论》第175条，可互参。

【原文】

太陽中暍，發熱惡寒，身重而疼痛，其脉弦細芤遲。小便已，洒洒然毛聳①，手足逆冷；小有勞，身即熱，口開②，前板齒燥③。若發其汗，則其惡寒甚；加溫針④，則發熱甚；數下之，則淋甚。（25）

【词解】

①洒洒然毛聳：形容洒淅寒战、毫毛竖起之状。②口开：此指暑热内扰、张口作喘之状。③前板齿燥：指门牙干燥。板齿，即门牙。④温针：针疗方法的一种，即留针时，在针柄或针体上用艾绒燃烧，使热通过针体传入体内。

【语译】

外感暑热中暑，发热恶寒，身重而疼痛，脉弦细、芤迟。小便后寒战而毫毛聳然，手脚发冷，稍事活动，身就发热，张口气喘，门齿干燥。若给他发汗，就更怕冷；再用温针治疗，发热更重；多次攻下，排尿就滴淋艰涩难出。

【辨析】

本条论述太阳中暍的脉症及误治变证。

太阳中暍，即太阳中暑。暑犯肌表，病始太阳，故曰太阳中暍。暑为阳邪，其性升散，易伤津耗气，故暑病多呈气阴两伤之证。喻嘉言说："夏月人身之阳以汗而外泄，人身之阴以热而内耗，阴阳两俱不足。"

1. 主症　发热恶寒，身重而疼痛（乃暑犯肌表，挟湿，病始太阳之症。恶寒是毛窍疏松，微恶寒也），脉弦细芤迟（即脉或见弦细，或见芤迟。为阴阳两虚之象），小便已，洒洒然毛聳，手足逆冷（排尿后阳随液泄所致），小有劳，身即热（为虚阳外浮之症），口开，前板齿燥（暑病热甚，热盛津伤所致）。

2.病因　体虚，夏月外感暑热。

3.病机　暑热郁蒸，津气两伤。

4.误治变证　暑病津气两伤，治应清热解暑、益气养阴（可选用王氏清暑益气汤之类的方剂），但不能妄施汗、下、温针之法，用即为误，以生变证。误汗伤阳则恶寒甚；误用温针，更损阴津而发热甚；多次误下，则津伤液竭，致排尿滴淋艰涩难出。

本条的误治变证，提示暑病不可妄施汗、下、温针之法。

【原文】

太阳中热者，暍是也。汗出恶寒，身热而渴，白虎加人参汤主之。（26）

白虎加人参汤方：

知母六两　石膏一斤（碎）　甘草二两　粳米六合　人参三两

上五味，以水一斗，煮米熟汤成，去滓，温服一升，日三服。

【语译】

外感暑邪中热的，就是暍病。汗出恶寒，身发热又口渴，用白虎加人参汤治疗。

【辨析】

本条论述暍病的证治。

从"汗出恶寒，身热而渴"，又以"白虎加人参汤主之"，知本条之太阳中暍系胃热津气两伤之证。

1.主症　汗出（为暑热迫津外泄引起），恶寒（因汗出过多，腠理空疏所致），身热而渴（暑必发热，故身热；暑邪入里，阳明胃经热盛，热盛津伤故渴）。

中暍，除上述原文所述的症状外，心烦、溺赤、口舌干燥、倦怠少气、脉虚等症亦为临床常见。

2.病因　夏月外感暑邪。

3.病机　暑入阳明，津气两伤。

4.治疗方剂　白虎加人参汤。

（1）功能：清热祛暑，益气生津。

（2）方义：本方由白虎汤加人参组成。白虎汤中之石膏为君而重用，辛寒解肌、清热祛暑、生津止渴；知母为臣，苦寒清热生津，既助石膏清热，又益热伤之阴；粳米为佐，养胃和中；甘草为使，调和诸药，以缓君药之沉降，使其药力留恋，且益胃气而防石、知伤中。加人参，益气生津。诸药相合，可达清热祛暑，益气生津之效。

（3）应用：①中暑、暑温，身大热，面赤恶热，汗大出，口大渴，脉洪大按之虚软者，可用本方随症加减治疗。②关于本方的应用，还可参考《伤寒论》第26、168、169、170条。

【按语】

中暍恶寒与伤寒恶寒的病机不同：中暍恶寒，因暑热熏蒸，汗出过多，腠理空疏所致；伤寒恶寒，因寒束肌表，腠理闭塞所致。

【原文】

太陽中暍，身熱疼重而脈微弱，此以夏月傷冷水，水行皮中所致也，一物瓜蒂湯主之。（27）

一物瓜蒂湯方：

瓜蒂二十個

上剉，以水一升，煮取五合，去滓，頓服。

【语译】

太阳中暑，身体疼痛而重，脉微弱，这是因为夏季伤于冷水，水湿侵入皮肤造成的，用一物瓜蒂汤治疗。

【辨析】

本条论述太阳中暍湿盛的证治。

从"太阳中暍，身热疼重"和"此以夏月伤冷水，水行皮中所致也"，知本条系夏月伤冷水，水行皮中所致的暑病，即暑病挟湿，湿邪偏盛之证。

1.主症　身热疼重（暑蒸肌肤而身热，湿困卫阳则身疼而沉重），脉微弱（此即脉软无力，暑伤津气，湿盛阳遏俱可致此脉象）。

2.病因　外感暑邪（"太阳中暍"），天热贪凉饮冷（"夏月伤冷水"）。

3.病机　邪遏卫阳，暑湿不得宣泄。

4.治疗方剂　一物瓜蒂汤。

（1）功能：清热、宣泄水湿。

（2）方义：瓜蒂苦寒，有涌吐之功，本方只此一味煎服，在上可涌吐，宣发上焦，开泄腠理，以解暑祛湿；在内能行水化湿，《神农本草经》谓其"主大水，身面四肢浮肿，下水，杀虫毒"。

（3）应用：①暑病初起，恶寒发热，头痛无汗，身痛、四肢沉重，烦闷欲吐，脉微弱者可用本方治疗。②黄疸病、伤湿头痛可做瓜蒂末吹鼻治疗。③癫痫痰壅、宿食停聚上脘亦可用本方治疗。④有报道，用瓜蒂浸出液，进行高压灭菌后口服，可治传染性肝炎。

【按语】

（1）有注家认为本证用瓜蒂汤，药不对证，如丹波氏说："案此方与证不对，恐是错出。"

（2）《医宗金鉴》主张用香薷饮（香薷、厚朴、白扁豆）或大顺散（杏仁、桂心、甘草、干姜）治疗，可资参考。

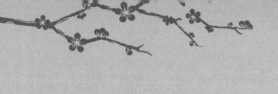

百合狐惑阴阳毒病脉证治第三

一、简释篇名

本篇为《金匮》第 3 篇，论述百合、狐惑、阴阳毒病的脉证与治疗。由于这三种病的发生均与伤寒热病有关，症状又有相似之处，所以合为一篇论述。

二、概述内容

本篇原文共 15 条，方剂 12 首。

(一)百合病

1.定义、命名　百合病是以心肺阴虚内热为病机，以精神恍惚不定、口苦和小便赤等临床表现为特征的病证。其命名有两种说法：①魏念庭认为"盖古有百合病之名，即因百合一味而瘳（chōu 抽）此疾，因得名也"。②黄树曾认为"百脉一宗，悉致其病，故命曰百合病"。魏念庭从单味药治病命名，黄树曾以病机命名。两种说法于理皆通，二者并存可相得益彰。

2.主症　①精神恍惚不定和饮食等方面的症状，如意欲食复不能食，常默默，欲卧不能卧，欲行不能行；②相对固定的阴虚内热症状：如口苦、小便赤、脉微数。（详见本篇首条原文第一段）

3.病因病机　病因：①热病之后，余热未尽；②情志不遂，郁结化火。上述两种病因，皆可形成心肺阴虚内热的病机。

4.治疗原则　养阴、润肺、清热是其基本治则。

5.与现代医学病名联系　百合病的临床表现和神经衰弱、神经官能症的病状相类似。

(二)狐惑病

1.定义、命名　狐惑病是以湿热邪毒侵蚀腐溃为病机，以咽喉、外阴等处反复出现浅表糜烂为特征的病证。以其常反复发作，有狐疑惑乱之状，故名狐惑。(此即张杲《医说》所谓"取象比类，使人易晓"之意。)

2.主症　咽喉、前后二阴溃疡，目赤。

3.病因病机　其病因是湿热邪毒；病机是湿热蕴结、郁蒸气血、侵蚀腐溃。

4.治疗原则　清热燥湿，解毒。

5.与现代医学病名联系　本病与口、眼、生殖器综合征(又称白塞综合征)的病状相类似。

(三)阴阳毒病

1.定义、命名　阴阳毒病系感受疫毒引起发斑的病证。斑色晦暗者为阴毒，斑色鲜明者为阳毒。二者同为一病，因有阴、阳两种不同外候，故称阴阳毒病。

2.主症　发斑、咽喉痛。

3.病因病机　其病因是感受疫毒；病机为疫毒上犯灼咽，若并犯营血，血分热盛，迫营外达发为阳毒；若疫毒内陷血脉，脉络瘀滞，血行不畅则发为阴毒。

4.治疗原则　解毒清热，活血化瘀。

5.与现代医学病名联系　本病与热瘀型的紫癜、热毒炽盛型红斑性狼疮的病状相类似。

三、辨析原文

【原文】

論曰：百合病者，百脉一宗①，悉致其病也。意欲食復不能食，常默默，欲臥不能臥，欲行不能行，飲食或有美時，或有不用聞食臭時，如寒無寒，如熱無熱，口苦，小便赤，諸藥不能治，得藥則劇吐利，如有神靈者，身形如和，其脉微數。

每溺②時頭痛者，六十日乃愈；若溺時頭不痛，淅然③者，四十日愈；若溺快然④，但頭眩者，二十日愈。

其證或未病而預見，或病四五日而出，或病二十日、或一月微見者，各隨證治之。（1）

【校勘】

"欲饮食"：《医统》无"欲"字。

【词解】

①百脉一宗：谓人体百脉同出一源。百脉，泛指全身的血脉；宗，本也。②溺（niào 尿）：同"尿"。小便。③淅（xī 息）然：怕风，寒栗之状。④快然：意为排尿通利，无任何不适。

【语译】

人体血脉，分之有百，合之则为一宗，百合病是全身百脉都发生病理改变的一种病证。病人想进食，但又不能吃，经常默默不语；想睡又睡不着，想走又不能走；有时想吃东西，有时却厌恶闻到食物的气味；好像有寒，但又无明显的寒证，似乎像热，而又无明显的热象；口苦、小便色赤。用各种药都未能治愈，服药往往出现剧烈的吐泻。这些现象，如同神灵作怪一样，从身体外形看不出明显的病态，唯其脉象微数。

若每次小便时头痛的，一般 60 日病愈；若小便时头不痛，有寒栗感的，40 日病愈；若小便爽快，只出现头眩的，20 日病愈。

有的未患伤寒热病就出现了百合病的证候，有的百合病证候，在患伤寒热病四五天后就出现了，也有的在患伤寒热病 20 日或 1 个月后才逐渐显露，应根据不同情况辨证施治。

【辨析】

本条论述百合病的病因病机、症状、预后和治疗原则。

关于百合病的病因，《医宗金鉴》说："……伤寒大病之后，余热未解，百脉未和，或平素多思不断，情志不遂，或偶触惊疑，卒临景遇。"均能导致本病。"百脉一宗，悉致其病"，是论百合病的病机。百脉一宗的"宗"，这里指心肺，即心肺为百脉的根本，心主血脉，肺主气而朝百脉，心肺正常，气血调和，百脉得养；心肺阴虚成病，则百脉俱受其累。又心藏神，肺藏魄，心肺阴虚内热、虚热内扰，则神魄失守，所以百合病病人出现了精神恍惚不定等方面和阴虚内热方面的复杂证候。原文"意欲食复不能食，常默默……身形如和，其脉微数"，是论述百合病的脉症。

本条原文第二段，以小便时有无头痛、畏寒等推断百合病的预后，可从两方面理解：①肺与膀胱相关，膀胱经脉上行至头，外达于表，膀胱和头、体表有经脉相通，故小便时有头痛，或畏寒，或头眩的症状；②本病多见于久病体虚之人，而这种病人的体质有差异，故其愈期不同。原文"六十日""四十日""二十日"之说不可拘泥，可在临诊时作为判断疾病轻重或痊愈时间的参考。

养阴、润肺、清热是治疗百合病的基本原则。但是，百合病的病因不同，病人的体质亦有差异，所以，应"各随证治之"。对于情志内伤所致的百合病，除药物治疗外，还应该注意对病人进行思想开导。思想开导，可以说是"各随证治之"的引申。

【原文】

百合病發汗後者，百合知母湯主之。（2）

百合知母湯方：

百合七枚（擘）　知母三兩（切）

上先以水洗百合，漬①一宿，當白沫出，去其水，更以泉水二升，煎取一升，去滓；別以泉水二升煎知母，取一升，去滓，後合和煎，取一升五合，分溫再服。

【词解】

①漬（zì字）：将药物浸入水中。是药物的炮制方法之一。

【语译】

百合病误用汗法发汗后，用百合知母汤治疗。

【辨析】

本条论述百合病误用汗法发汗后的治法。

1. 主症　百合病心肺阴虚内热，本不该发汗而发汗，汗后津更亏，所以，本病还会出现心烦、口渴等。

2. 病因　百合病误用汗法。

3. 病机　津伤阴亏，内生虚火。

4. 治疗方剂　百合知母汤。

（1）功能：养阴清热，除烦安神。

（2）方义：百合"敛气养心，安魂定魄"（《本草求真》）；知母滋阴清热，除烦止渴；以泉水煎药，利尿清热，共奏养阴清热，除烦安神之功。

（3）应用：本方用于百合病神志恍惚，心中烦热，口苦而渴，小便短赤，脉微数者。若不寐者加酸枣仁、玄参；若喜悲伤欲哭者，加小麦、甘草、大枣。

【按语】

本条及以下2条，历代注家有两种不同的解释：①吴谦认为这3条是论述百合病误治后的治法，他说："百合病不应汗而汗之，不解者，则致燥，以百合知母汤主之者，清而润之也。"根据本篇原文第5条"百合病不经吐、下、发汗，病形如初者"辨析，当以吴谦的解释为是。②高学山等认为本条是论述误治后导致百合病的治法，曰："百合病发汗后者，犹言发汗之后，因而成百合病也。"此释仅供了解。

【原文】

百合病下之后者，滑石代赭汤主之。（3）

滑石代赭汤方：

百合七枚（擘）　滑石三两（碎，绵裹）　代赭石如弹丸大一枚（碎，绵裹）

上先以水洗百合，渍一宿，当白沫出，去其水，更以泉水二升，煎取一升，去滓；别以泉水二升煎滑石、代赭，取一升，去滓，后合和重煎，取一升五合，分温服。

【语译】

百合病误用攻下法后，用滑石代赭汤治疗。

【辨析】

本条论述百合病误下后的治法。

1. 主症　百合病本属阴虚，不该攻下，若误用攻下法攻下，一则因泻而阴液更伤，可出现小便短赤而涩；二则误下损伤胃气，出现胃失和降，其气上逆，可出现呕哕等症。

2. 病因　百合病误用下法攻下。

3. 病机　阴虚内热，胃气上逆。

4. 治疗方剂　滑石代赭汤。

（1）功能：养阴清热，利尿降逆。

（2）方义：百合清润心肺，滑石性味甘寒，治"中热积热，呕吐烦渴"(《本草备要》)，"甘以和胃气，寒以散积热"(《本草经疏》)，其与百合配伍，虽渗利而不伤津，亦可和胃清热，止呕逆烦渴；代赭石降逆和胃。诸药相合，用泉水煎服，使心肺得以清养，胃气和降，百合病误下之后即可得以救治。

（3）应用：百合病误下后，出现神志恍惚、心烦口渴、时时呕哕、小便短涩而赤、脉微数者，可用本方（或加竹茹、芦根等）治疗。

【原文】

百合病吐之後者，百合雞子湯主之。（4）

百合雞子湯方：

百合七枚（擘）　雞子黃一枚

上先以水洗百合，漬一宿，當白沫出，去其水，更以泉水二升，煎取一升，去滓，內雞子黃①，攪勻，煎五分，溫服。

【词解】

①内鸡子黄：即在煎好的百合汁中，加入新鲜鸡蛋的卵黄。

【语译】

百合病误用吐法之后，用百合鸡子黄汤治疗。

【辨析】

本条论述百合病误吐后的治法。

1. 主症　百合病本为阴虚，误吐则损胃气、耗津液、伤心神，可见心悸、虚烦不寐、胃气不和等症。

2. 病因　百合病误用吐法使之涌吐。

3. 病机　心、肺、胃阴虚，虚火上扰，胃气不和。

4. 治疗方剂　百合鸡子黄汤。

（1）功能：补阴清热，和胃安神。

（2）方义：百合养阴宁心安神；鸡子黄益阴养血，吴塘谓鸡子黄为"血肉有情，生生不已，乃奠安中焦之圣品，有甘草之功能……有莲子之妙用，与百合同用，有补虚清热，和中安神之功"。

（3）应用：百合病症见心悸怔忡、惊恐烦乱、口苦尿赤、脉虚数等症，无论是否吐之后，均可用之。若吐后不能食者，加石斛、山楂；若惊悸不安者，加龙骨、牡蛎等。

【原文】

百合病不經吐、下、發汗，病形如初者，百合地黃湯主之。（5）

百合地黃湯方：

百合七枚（擘）　生地黃汁一升

上以水洗百合，漬一宿，當白沫出，去其水，更以泉水二升，煎取一升，去滓，内地黃汁，煎取一升五合，分溫再服。中病①，勿更服。大便當如漆②。

【词解】

①中（zhòng 众）病：谓治疗方法切合病情，服药后病情明显好转。
②大便当如漆：指大便应当色黑，如黑漆一样。

【语译】

百合病没有误用涌吐、攻下、发汗法，其病状如同初病时一样，用百合地黄汤治疗。

【辨析】

本条论述百合病的正治法。

正治法是逆其证候性质而治的一种常用治法。本条所述的百合病未经误治。

1. 主症　意欲食复不能食，常默默等（见本篇首条第一段原文所述的症状）。

2. 病因病机　心肺阴虚内热。

3. 治疗方剂　百合地黄汤。

（1）功能：润肺清心，清热安神。

（2）方义：百合润肺清心，清热安神；生地黄汁滋阴凉血清热。本方用泉水煎服，可利小便、下热气，共奏润养心肺、清热安神之功。

（3）应用：目前临床常用百合地黄汤化裁治疗神经衰弱、神经官能症、癔病等均有较好的疗效。

原文在百合地黄汤的用法中提到"中病，勿更服"，是中病即止还是中病守方续服呢？应根据服药后的病情决定：①生地黄汁性大寒，脾胃虚弱者，久服易致泻，应中病即止，"勿使过之，伤其正也"。②脾胃不弱，服后无致泻之症，中病可守方续服。总之，要灵活掌握，不可拘泥。

【原文】

百合病一月不解，變成渴者，百合洗方主之。(6)

百合洗方：

上以百合一升，以水一斗，漬之一宿，以洗身。洗已，食煮餅①，勿以鹽豉②也。

【词解】

①煮饼：即用白面做成的(淡)面条之类。②盐豉：即咸的豆豉。

【语译】

百合病1个月未愈，而出现口渴的，用百合洗方治疗。

【辨析】

本条原文是论百合病变渴的治法。

百合病阴虚内热"一月不解"，而虚热伤津，故渴。诚如徐忠可所说"若百合病一月不解而变成渴，其为阴虚火炽无疑"。本方证的病因是百合病迁延失治。病机是阴虚内热久寄津伤。治用百合洗方，以百合浸汤外洗(利用肺与皮毛相合的关系)，"洗其外，所以通其内"，有生津止渴之效。"洗已，食煮饼"，是调养胃气以助生津而止渴。"勿以盐豉"，因盐豉味咸，咸能增渴，故勿予之。

本条所述治法现已不用，故仅释至此。

【原文】

百合病渴不差者，栝樓牡蠣散主之。(7)

栝樓牡蠣散方：

栝樓根　牡蠣(熬)等分

上爲細末，飲服方寸匕，日三服。

【语译】

百合病出现口渴，用百合洗方后没有好转的，改用栝楼牡蛎散治疗。

【辨析】

本条原文是论述百合病渴不差的治法。

本条原文承续上条原文论述百合病口渴，用百合洗方治之而不见好转者（是药不胜病），改用栝楼牡蛎散治疗，本方证的病因病机同上条，治疗方剂用栝楼牡蛎散。本方的功能、方义、应用如下：

（1）功能：养阴清热，生津止渴。

（2）方义：栝楼根生津止渴、清热；牡蛎益阴潜阳、降虚热。如此则阴得养，虚热得清，津液得生，口渴自解。

（3）应用：百合病阴虚内热，虚阳上浮，见口干口渴、脉微数等症者，可用本方治之。若兼心烦者，可与百合知母汤同用。

【原文】

百合病變發熱者一作發寒熱。百合滑石散主之。（8）

百合滑石散方：

百合一兩（炙） 滑石三兩

上爲散，飲服方寸匕，日三服。當微利①者，止服，熱則除。

【词解】

①微利：指小便通利，尿量适度。

【语译】

百合病出现发热的，用百合滑石散治疗。

【辨析】

本条论述百合病出现发热的治法。

1. 主症 百合病症状中的口苦、小便赤、脉微数，是相对固定的阴虚内热证，而外无热象，故百合病的症状原为"如热无热"，今变发热，是热现于外，出现咽干口燥、五心烦热、骨蒸潮热（并伴见小便短涩）等症。

2. 病因 百合病迁延失治，经久不愈。

3. 病机 阴虚热郁，外达肌肤。

4. 治疗方剂 百合滑石散。

（1）功能：养阴润肺，利尿清热。

（2）方义：百合润肺清热，滑石利尿，使热从小便解，二药相伍，渗利而不伤阴，养阴以退虚热。

（3）应用：百合病发热，见手足心热、午后身热、心烦、口微渴、小便短涩、脉微数，属阴虚内热外达肌肤者可用之。若虚热重者，可加玄参、地骨皮等。

【原文】

百合病見於陰者，以陽法救之；見於陽者，以陰法救之。見陽攻陰，復發其汗，此爲逆①；見陰攻陽，乃復下之，此亦爲逆。（9）

【词解】

①逆：反也，此指治法与病情不符。

【语译】

百合病表现为阴寒证的，用温阳祛寒的方法治之；表现为阳热证的，用滋阴清热的方法治之。如见到阳热之症，反去损伤他的阴液，又发其汗，治法与病情不符，此属误治；若见到阴寒之象，就攻伐他的阳气，投以攻下之剂，此与病情也不符，亦属误治。

【辨析】

本条论述百合病的治疗大法及其宜忌。

百合病是阴虚内热的证候。"见于阳者"，是指见到百合病口苦、小便赤、脉微数等的虚热证候。"以阴法救之"，是指治疗百合病宜用滋阴清热之法，这是治疗百合病的基本法则，应当遵循。本篇治疗百合病诸方，皆依此而设。"见于阴者"，是指百合病阴损及阳，出现怯寒神疲等的虚寒症状。"以阳法救之"，是指治疗这种虚寒证候，宜用温柔养阳之法，使阳旺与阴协调则病愈。"见于阳者，以阴法救之；见于阴者，以阳法救之"，是《灵枢·五色》"用阳和阴，用阴和阳"的具体运用。

如把百合病的虚热证候误作里实热证，用苦寒药攻下必伤其阴，再误作表热证而发其汗，又伤其阳，这种治法与病情不符，故曰"此为逆"。若把百合病的虚寒证候误作表实证，用辛温药发散表寒必伤其阳，再误作里寒实证而攻下，又伤其阴，这种治法也与病情不符，故曰"此亦为逆"。

【按语】

原文中"见于阴者""见于阳者"，历代注家诠释不一，赵以德、唐容川从病位表里而论；魏念庭、尤在泾从阳虚阴盛、阴虚阳亢阐述，二者比较，后者较符合原文精神。

【原文】

狐惑之爲病，狀如傷寒，默默欲眠，目不得閉，臥起不安，蝕^①於喉爲惑，蝕於陰^②爲狐，不欲飲食，惡聞食臭，其面目乍赤、乍黑、乍白^③。蝕於上部^④則聲喝^⑤一作嗄。甘草瀉心湯主之。（10）

甘草瀉心湯方：

甘草四兩　黃芩　人參　乾薑各三兩　黃連一兩　大棗十二枚　半夏半升

上七味，水一斗，煮取六升，去滓，再煎，溫服一升，日三服。

【词解】

①蝕（shí 食）：腐蚀。②阴：此指前、后二阴。③乍（zhà 榨）赤、乍黑、乍白：即一会儿红，一会儿黑，一会儿白，色泽变幻不定。乍，忽然之意。④上部：这里指咽喉。⑤声喝（yè 夜）：即声音嘶哑。

【语译】

狐惑病的症状像伤寒，沉默欲眠而不能闭目安睡，一会儿躺下，一会儿起来。咽喉部被腐蚀的称惑，前后阴被腐蚀的称狐。病人不想吃东西，厌恶闻到食物的气味，面部和眼睛的颜色变幻不定，一会儿红，一会儿黑，一会儿白。咽喉部被腐蚀，声音就嘶哑。狐惑病用甘草泻心汤治疗。

【辨析】

本条论述狐惑病的证治。

1. 主症　咽喉、前后阴等处糜烂（均为湿热郁蒸，侵蚀腐溃所致），伴见状如伤寒，默默欲眠，目不得闭，卧起不安，不欲饮食，恶闻食臭，其面目乍赤、乍黑、乍白（皆湿热郁蒸内扰之症）。

2. 病因　湿热邪毒。

3. 病机　湿热内蕴，郁蒸气血，侵蚀腐溃。

4. 治疗方剂　甘草泻心汤。

（1）功能：清热化湿，安中解毒。

（2）方义：黄芩、黄连苦寒泻火、清热燥湿，与甘草相伍，清热解毒以消肿止痛；人参、大枣（配甘草）益气和中、扶脾胃；半夏燥湿、降逆散结；于苦寒药中佐辛热之干姜，寒热同调，辛开苦降，一除痞结，二化湿邪，三防黄芩、黄连寒凝之弊。诸药合用，寒热相伍，苦辛相济，升降相得，则湿去、热清、毒解，清升浊降，脾胃调和，诸症自愈。

（3）应用：①本方随症加减，煎汤内服，再以苦参汤等外用，可治口、眼、生殖器综合征；②胃肠不和、寒热失调、心下痞满、心烦呕逆、肠鸣不利、舌苔白腻、脉弦缓者，可用本方加减治疗。若下利重者倍黄连；呕吐重者去甘草，生姜易干姜。

【按语】

（1）历代注家对狐惑病的认识，归纳起来有以下几种：①虫蚀、湿热毒气。如巢元方说："虫食于咽喉为惑，食于阴肛为狐。"唐容川则改"惑"为"蜮"（yù预）。赵以德认为"虫生于湿热、败气、瘀血之中"等。②非虫，乃淫热败物，湿朽霉烂。高学山认为"蚀者，非真有虫之意，谓淫热败物，有湿朽霉烂之象，如虫之食物者然也"。③陆渊雷认为属急性热病。④是另一种病。如《医宗金鉴》认为狐惑病是"牙疳、下疳等疮之古名也"。目前临床医家多认为本病近似口、眼、生殖器综合征。

（2）《伤寒论》用甘草泻心汤治寒热互结中焦之痞证（详见《伤寒论》第158 条）。

【原文】

蚀於下部①则咽乾，苦参汤洗之。（11）

苦参汤方：

苦参一升

以水一斗，煎取七升，去滓，熏洗，日三服。

【校勘】

"日三服"：《医宗金鉴》《金匮要略心典》无"服"字，当从。

【词解】

①下部：这里指前阴。《金匮悬解》曰"其前在阴器，则以苦参汤洗之；后在肛门，则以雄黄散熏之"。

【语译】

湿热侵蚀人的前阴，就出现咽干，用苦参汤熏洗前阴。

【辨析】

本条论述狐惑病前阴糜烂的治法。

足厥阴肝经的经脉绕阴器，抵少腹，上循咽喉，前阴和咽喉以经脉相通。狐惑病湿热下注，侵蚀前阴，致前阴糜烂；其热毒循经上冲则咽干。

1. 主症　前阴糜烂，咽干。

2. 病因　湿热邪毒。

3. 病机　湿热下注，蕴生浊毒，侵蚀腐溃，热毒循经上冲。

4. 治疗方剂　苦参汤。

（1）功能：清热燥湿，解毒杀虫。

（2）方义：苦参性味苦寒，有清热燥湿、解毒杀虫之功。现代药理研究，苦参煎剂（8%）、水浸膏（1∶3）外用，在体外对某些常见的皮肤真菌有不同程度的抑制作用；醇浸膏外用有抗滴虫的作用。

（3）应用：狐惑病前阴糜烂及阴痒、阴肿等由湿热下注引起者，均可用本方水煎熏洗。

【原文】

蚀於肛者，雄黄熏之。（12）

雄黄

上一味爲末，筒瓦二枚合之，燒，向肛熏之。《脉經》云：病人或從呼吸上蚀其咽，或從下焦蚀其肛陰，蚀上爲惑，蚀下爲狐。狐惑病者，猪苓散[①]主之。

【词解】

①猪苓散：《经史证类备急本草》"猪苓"条下，记载《本草图经》引张仲景条文，曰："黄疸病及狐惑病并猪苓散主之。猪苓、茯苓、白术等分，杵末，每服方寸匕，与水调下。"

【语译】

湿热侵蚀肛门的，用雄黄外熏患处。

【辨析】

本条论述狐惑病肛门糜烂的治法。

1. 主症　肛门糜烂痒痛。

2. 病因　湿热邪毒。

3.病机　湿热下注，蕴生浊毒，侵蚀腐溃。

4.治疗药物　雄黄。

（1）功能：燥湿、解毒、杀虫。

（2）方义：雄黄有燥湿、解毒、杀虫之功。《神农本草经》谓雄黄"主寒热，鼠瘘，恶疮，疽痔，死肌，杀百虫毒"。

（3）应用：①狐惑病湿热邪毒侵蚀后阴、肛门糜烂、痛痒不止者，可用此药依法烧烟熏之。②治带状疱疹。用雄黄50克，加入100毫升75%的酒精浸泡，每天2次搽敷患处，有一定疗效，且无副作用及后遗症。

雄黄有毒，易侵蚀皮肤，一般不宜单独撒敷于皮肤溃破处。

【按语】

（1）苦参汤与雄黄功效比较：苦参汤，燥湿杀虫，清热力强；雄黄，燥湿杀虫，解毒力胜。

（2）狐惑病蚀于前阴，用苦参汤熏洗；蚀于肛门，用雄黄熏。若能配合甘草泻心汤内服，内、外合治，则能明显提高疗效。

【原文】

病者脉数，無熱，微煩，默默但欲卧，汗出，初得之三四日，目赤如鸠眼①；七八日，目四眥②一本此有黄字。黑。若能食者，膿已成也，赤小豆當歸散主之。（13）

赤小豆當歸散方：

赤小豆三升（浸令芽出，曝乾）　當歸三兩

上二味，杵③爲散，漿水④服方寸匕，日三服。

【词解】

①鸠（jiū 究）眼：即斑鸠的眼，其色赤。鸠，鸟名，俗称斑鸠。②目四眥：指两眼内、外眦。眥，同"眦"。③杵（chǔ 楮）：捣物的棒槌。④浆水：《本草纲目》"浆水"释名条下引嘉谟言："浆，酢（同醋）也。炊粟米熟，投冷水中，浸五六日，味酸，生白花，色类浆，故名。"又言气味："甘、酸、微温，无毒。能调中引气，宣和强力，通关开胃止渴，霍乱泄利，消宿食……"

【语译】

病人脉数，不发热，心中微烦，沉默不语只想躺卧，汗出。发病初三四日，病人眼红的像斑鸠的眼睛一样，至七八日，两眼内、外眦皆黑。这时，病人若能吃东西，说明已成脓，用赤小豆当归散治疗。

【辨析】

本条论述狐惑病酿脓的证治。

1. 主症　脉数、微烦、默默但欲卧（均为里热蕴郁之症），无热、汗出（提示外无表证，里热内扰，营阴外泄），目赤如鸠眼（乃血热上注于目，将成脓之象），目四眦黑，能食（提示热瘀脓成）。

2. 病因　湿热邪毒。

3. 病机　湿热内蕴，郁蒸气血，热毒随经上注，蕴积成脓。

4. 治疗方剂　赤小豆当归散。

（1）功能：清热利湿，化瘀排脓。

（2）方义：赤小豆清热利湿、解毒排脓；当归行血散瘀；饮用浆水以助利湿清热、化瘀排脓之功。

（3）应用：①狐惑病身无热，心微烦，默默欲卧，目赤肿痛，眵泪脓血，视物昏花，脉虚数者可用本方治疗。若湿热较重，可加龙胆草、车前子、焦栀子；若血热较重，可加生地黄、牡丹皮。②肛门及其周围肿痛成脓，亦可用本方加金银花、连翘、蒲公英、紫花地丁等治疗。③"惊悸吐衄下血胸满瘀血病脉证治第十六"篇用治湿热蕴于大肠，迫血下行之近血（即先血后便）证。

【按语】

（1）对本条注家的见解不一，可归纳为以下四种：①李文认为本条属狐惑病续发痈脓。②魏念庭认为属阴阳毒病。③尤在泾认为是狐惑病的类似证。④曹颖甫认为是疮痈病错简于此。这四种见解当以李文之说为妥。因本篇第10条是论狐惑病的证治，原文中有"状如伤寒，默默欲眠，目不得闭，卧起不安"。本条有"脉数、无热、汗出、默默但欲卧"，二者的症状、病机相似，病因相同，故本条为论狐惑病无疑。而目赤、眦黑应是补本篇第10条论狐惑病症状之不足。

（2）据近代临床观察，本病初起即见眼部症状的较少，多经两三年反复发作后才出现，故对文中"三四日""七八日"之语应活看。当其眼部症状出现红赤、畏光肿痛、视力逐渐减退，至两目由红赤色转为暗黑时，若不治疗，最后可以致盲，应当引起重视。

【原文】

陽毒之為病，面赤斑斑如錦文①，咽喉痛，唾膿血。五日可治，七日不可治，升麻鱉甲湯主之。（14）

升麻鱉甲湯方：

升麻二兩　當歸一兩　蜀椒（炒去汗②）一兩　甘草二兩　鱉甲手指大一片（炙）　雄黄半兩（研）

上六味，以水四升，煮取一升，頓服之，老小再服③取汗。

【詞解】

①錦文：絲織品上的彩色花紋。此指病人面部赤色的斑塊如同錦紋一樣。文通"紋"。②去汗：即去水、去油之謂。③老小再服：謂成人的一次藥量，老人和小孩應分兩次服。

【語譯】

陽毒病病人，面部有赤色斑塊，這些斑塊如同絲織品上的彩色花紋一樣；咽喉痛，咳唾膿血。此病在發病五日內病輕易治，若超過七日則病重難治。陽毒病用升麻鱉甲湯治療。

【辨析】

本條論述陽毒病的證治及預後。

1. 主症　面赤斑斑如錦紋（此乃血分熱盛，迫營外達），咽喉痛（為熱毒上灼咽喉所致），唾膿血（是熱盛肉腐也）。

2. 病因　感受疫毒。

3. 病機　血分熱盛，迫營外達，熱毒灼咽腐肉。

4. 治療方劑　升麻鱉甲湯。

（1）功能：清热解毒，活血散瘀。

（2）方义：升麻可"辟瘟疫瘴气……时气毒疠"（《神农本草经》），"疗咽痛口疮"（《名医别录》），配甘草清热解毒，并止咽喉痛；鳖甲、当归滋阴活血化瘀；雄黄辟秽化腐，伍于清热药中则清热辟秽解毒；蜀椒辛热，本方似不宜用，当存疑。诸药相合，清热解毒，活血散瘀。

（3）应用：①时疫瘟毒，面赤斑斑，咽喉疼痛，甚或吐衄，属血热重者多用本方去雄黄、蜀椒，加犀角、生地黄、牡丹皮等；若血瘀较重者，加赤芍等；

若吐、衄血较重者，加白茅根、黄芩、生地黄等。②目前临床上多用升麻鳖甲汤加减治疗热瘀型的紫癜和毒热炽盛型的红斑性狼疮。

【原文】

阴毒之为病，面目青，身痛如被杖①，咽喉痛。五日可治，七日不可治，升麻鳖甲汤去雄黄、蜀椒主之。（15）

【词解】

①身痛如被杖：谓身体疼痛，如同被棍打过一样。杖，泛指棍。

【语译】

阴毒病病人，面目色青，身体疼痛如同被棍打过一样，咽喉疼痛。这种病在发病五日内病轻易治，若超过七日则病重难治，阴毒病用升麻鳖甲汤去雄黄、蜀椒治疗。

【辨析】

本条论述阴毒病的证治及预后。

1.主症　面目青、身痛如被杖（为疫毒内陷血脉，血瘀不畅所致），咽喉痛（是热毒上灼咽喉引起）。

2.病因　感受疫毒。

3.病机　疫毒上灼咽喉，内陷血脉，血瘀不畅。

4.治疗方剂　升麻鳖甲汤去雄黄、蜀椒。（参见本篇第14条。）

【按语】

（1）有医家认为，治疗阴毒用升麻鳖甲汤，治疗阳毒用升麻鳖甲汤去雄黄、蜀椒，仅供了解。

（2）关于阴毒、阳毒病的预后，原文中指出"五日可治""七日不可治"，五日、七日并非绝对，但它提示了早期治疗的重要意义。疫毒为病，病势急，变化快，早期正未虚，病较易治，应尽可能地争取早期治疗。

（3）阴毒、阳毒同为一病，其阴、阳二字，既不指寒热，也不指表里，是指症状表现的鲜明与隐晦，如"面赤斑斑如锦文"，其色鲜明为阳毒；"面目青"，其色隐晦为阴毒。

（4）历代医家对阴毒、阳毒有下述四种不同认识：①赵献可、吴谦认为阴毒、阳毒是感天地疫疠非常之气所致的疫证、痧证。②魏念庭认为是邪毒所在的深浅不同而分阴毒、阳毒。③赵以德、陈修园认为是邪毒在阳经和阴经的不同而分阳毒、阴毒。④陆渊雷与西医病名相比较，认为阴毒、阳毒近似于斑疹伤寒。以上仅供了解。

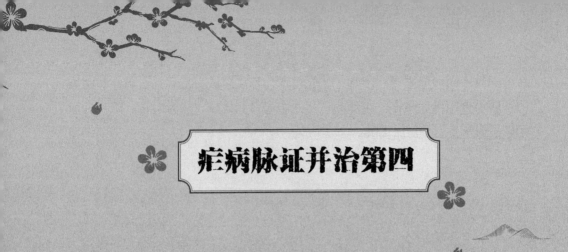

疟病脉证并治第四

一、简释篇名

本篇为《金匮》第4篇，专论疟病的脉证与治疗。

二、概述内容

本篇原文共5条，方剂6首（含附方3首）。

1. **定义** 疟病是以邪搏少阳为病机，以往来寒热、休作有时为特征的病证。

2. **主症** 往来寒热（或寒战壮热）、休作有时。

3. **病因病机** 其病因主要是感受外邪；病机是邪搏少阳。

《素问·疟论篇》说："夫痎疟皆生于风。"痎（jiē 皆）疟，此为疟病的总称；风，指外界的致病因素。《素问·生气通天论篇》云："夏伤于暑，秋为痎疟。"《医宗必读·疟疾》指出："疟疾多因风、寒、暑、湿，天之邪气所伤。"《诸病源候论》指出：瘴疟多发生于岭南山瘴之地，由瘴毒湿气引起。以上说明疟病多由外邪所致。对于疟病之邪，《内经》称之为"疟气"，《医门法律》称之为"疟邪"。

另外有"无痰不成疟"之说，此指饮食不节伤及脾胃，可生痰致疟。但是，疟病总以感受外邪为主要病因。

关于疟病的病机，喻嘉言说："疟邪每伏藏于半表半里，入而与阴争则寒，出而与阳争则热，半表半里者，少阳也。"《素问·疟论篇》说："阴阳上下交争，虚实更作，阴阳相移也。"

4. **治疗原则** 以截疟为基本原则。截疟，是指在疟病发作前（服药或针灸）

治疗，以控制其发作。对久病正虚者，宜扶正祛邪。

本篇提出的治法有汗、吐、下、温、清等法，以及针灸、饮食调养。对疟母则宜扶正祛邪、软坚化痰、活血祛瘀。

5. 与现代医学病名联系　本篇疟病的含义远较现代疟病的含义广泛，根据本篇疟病的临床表现特征，包括了现代的某些疟疾，如间日疟等。

本篇原文虽少，但对疟病的病机和证治均有所论述，这些都为后世论疟奠定了理论基础。

三、辨析原文

【原文】

師曰：瘧脉自弦，弦數者多熱，弦遲者多寒，弦小緊者下之差，弦遲者可溫之，弦緊者可發汗、針灸也。浮大者可吐之，弦數者風發①也，以飲食消息②止之。（1）

【词解】

①风发：感受风邪而发热。风，泛指邪气。（参见《金匮要略讲义》第五版）
②饮食消息：指适当的饮食调理。

【语译】

老师说：疟病的脉象本自为弦，弦数的多属于热，弦迟的多属于寒，弦小紧的用下法可愈，弦迟的可用温法，弦紧的可用发汗、针灸治疗。脉浮大的可用吐法使他涌吐，脉弦数的是感受风邪而发热，可用饮食调理的方法治疗。

【辨析】

本条论述疟病的主脉和治法。

"疟脉自弦"是说弦脉是疟病的主脉，疟病由邪搏少阳所致，以往来寒热，休作有时为特征，其病位在少阳，少阳的主脉为弦，故疟病以弦脉为主。由于病人的体质有差异，感邪的性质和轻重亦不同，而病有表里寒热之别，所以疟病的脉象在弦的基础上可出现不同的相兼脉，如弦迟、弦数、弦紧等，而这些不同相兼脉，反映了疟病不同的病性（或病位）。原文根据这些相兼脉是怎样以脉论治的呢？见下表。

疟病以脉论治法

主脉	兼脉	病性	治法
弦	迟	多寒	温法
	数	多热	清法，并以饮食消息止之
	小紧	偏于里，兼食滞	下法
	紧	偏于表，发汗	针灸
	浮大	病在上	吐法

此表中的内容仅作参考，应当活学活用。临床还应根据疟病的其他征象综合判断以确定治法。原文中可温、可发汗针灸、可吐，即含有因症制宜的灵活性在内。

相兼脉，徐灵胎称之为合脉。相兼脉的主病多等于各脉主病的总和。"疟脉自弦"说明弦脉是疟病的主脉，在此主疟病，其相兼脉的主病与治法是：弦小紧在此主邪偏里，兼有食滞，用消导攻下法可愈。弦迟的疟脉主寒，寒者热之，当用温法治疗。脉弦而浮大的为邪在上，可酌用吐法。疟病脉弦而数，病属热，按"弦迟者可温之"推论，当用清法，并酌情用梨汁、甘蔗汁等甘寒饮食调理，以促进病体康复，这是食疗的体现。食疗非独疟脉弦数者可用，许多疾病都可酌情佐用。

本条以脉论治法，可参考《医宗金鉴》的论述理解之。《医宗金鉴》云："弦小紧者之'小'字，当是'沉'字，则有可下之理。弦紧者当是'弦浮紧'，则有可发汗之理。弦浮大者，当是'弦滑大'，则有可吐之理。且不遗本文疟脉自弦之意。"

丹波元简根据本条所论的治法配以相应的治方，他说："所言弦数者多热，即白虎加桂枝汤、柴胡去半夏加栝楼汤证也；弦小紧者下之差，鳖甲煎丸是也；弦迟者可温之，柴胡桂枝干姜汤是也；弦紧者可发汗，牡蛎汤是也；浮大者可吐之，蜀漆散是也。"可资参考。

【按语】

"疟脉自弦"是说弦脉是疟病的主脉。就临床而言，疟病发作的寒战期，其脉多弦，高热期脉多洪数。另外，由于病人的体质有差异，感邪有轻重。因此，疟病在弦脉的基础上可伴见相兼脉，如弦数、弦迟、弦小紧等。

【原文】

病瘧，以月一日發，當以十五日愈^①；設不差，當月盡解；如其不差，當如何？師曰：此結爲癥瘕^②，名曰瘧母^③，急治之，宜鱉甲煎丸。（2）

鱉甲煎丸方：

鱉甲十二分（炙） 烏扇三分（燒） 黃芩三分 柴胡六分 鼠婦三分（熬） 乾薑三分 大黃三分 芍藥五分 桂枝三分 葶藶一分（熬） 石葦三分（去毛） 厚朴三分 牡丹五分（去心） 瞿麥二分 紫葳三分 半夏一分 人參一分 䗪蟲五分（熬） 阿膠三分（炙） 蜂窠四分（熬） 赤消十二分 蜣螂六分（熬） 桃仁二分

上二十三味爲末，取鍛竈下灰一斗，清酒一斛五斗，浸灰，候酒盡一半，着鱉甲於中，煮令泛爛如膠漆，絞取汁，内諸藥，煎爲丸，如梧子大，空心服七丸，日三服《千金方》用鱉甲十二片，又有海藻三分，大戟一分，䗪蟲五分，無鼠婦、赤消二味，以鱉甲煎和諸藥爲丸。

【词解】

①十五日愈：即 15 日痊愈。我国古时以 5 日为一候，"三候十五日"为一个节气。天气 15 日为一更，人气应之，亦 15 日为一更，更则气旺，旺则邪去，故曰当以"十五日愈"。②癥瘕（zhēng jiǎ 征假）：是腹中有积聚痞块的统称。形坚不移的名癥；时聚时散的名瘕。③疟母：指疟病久而不愈，邪气与痰血结于胁下而形成的癥块。

【语译】

疟病若在一个月的农历初一发病，应当在本月农历十五痊愈；如果不愈，这个月末应该痊愈；若再不愈，应当怎样解释？老师说：这是邪气与痰血结成了癥瘕，名叫疟母，要抓紧时间治疗它，宜用鳖甲煎丸。

【辨析】

本条论述疟病日久不愈形成疟母的治法。

古人以 5 日为一候，三候为一气（节气），即每 15 日气候变更一次，天气更移，人身之气亦随之更移，更气旺则正气胜邪而病愈。以 1 个月的时间来推断，疟病在一个月的初一发病，本月农历十五当愈；如不愈，到月末又一次节气更移时则该愈。若经两次节气更移还不愈，是邪气与体内痰血结成了疟母。原文"当以十五日愈""当月尽解",就是根据每15日节气变更一次而推断的。疟病虽有这种痊愈的因素,但也不可拘泥于此而失去早期治疗的机会。"急治之"即含早期治疗之意,非唯疟母须"急治之",百病皆然。

1. 主症　胁下有癥块。

2. 病因　疟病日久不愈。

3. 病机　邪气与痰血搏结,气滞痰凝血瘀。

4. 治疗方剂　鳖甲煎丸。

(1)功能:软坚化痰,理气活血,扶正祛瘀。

(2)方义:本方为扶正祛邪剂。方中鳖甲煎(即锻灶下灰,以清酒浸,入鳖甲煎令烂如胶漆,绞取汁),取鳖甲入肝,软坚化癥;灶下灰消积;清酒通血脉,以活血化瘀、软坚消癥;柴胡、芍药和少阳、调肝气;厚朴、葶苈、乌扇(即射干)、半夏行气开郁;赤硝(即硝石)、大黄、䗪虫、蜣螂、鼠妇(即地虱)、紫葳(即凌霄)、蜂巢、牡丹、桃仁破血逐瘀;干姜、桂枝、黄芩调寒热;人参、阿胶补养气血;以瞿麦、石韦利水祛湿者,是因少阳枢机不利,三焦水道失调,癥积阻遏,水道欠通耳。诸药相伍,寒热并用,攻补兼施,以达软坚化痰,理气活血,扶正祛瘀之效,故疟母用之可消矣。

(3)应用:①治疟母。②用于多种原因引起的肝脾肿大、子宫肌瘤及其他腹腔肿瘤。③经闭属痰气瘀血痹阻者亦可应用。

【原文】

师曰:阴气孤绝,阳气独发,则热而少气烦冤①,手足热而欲呕,名曰瘅疟②。若但热不寒者,邪气内藏于心,外舍分肉③之间,令人消铄④肌肉。(3)

【词解】

①烦冤:心中烦闷不舒之意。②瘅(dān 单)疟:病名。是但热不寒的疟病。瘅,热也。③分肉:这里一是指肌肉。前人称肌肉外层(皮下脂肪)为白肉,内层为赤肉,赤白相分,或谓肌肉间界线分明。二是指近骨之肉,与骨相分者。在此亦可统作"肌肉"。④消铄(shuò 硕):即消损的意思。铄通"烁"。

【语译】

老师说:阴气(津液精血)亏损至极,阳热独亢,就发热气短、心烦郁闷不舒、手脚发热而且想呕吐，此为瘅疟。如果只发热不怕冷，这是邪热内藏于心，外停于肌肉之间，使人肌肉消损。

【辨析】

本条论述瘅疟的病机和症状。

从原文述症知本条所论之瘅疟系表里热邪炽盛，耗伤气阴之证。

1. 主症　热而少气烦冤，手足热而欲呕（表里热盛，热邪耗伤气阴，胃气失和所致），但热不寒（为阴气孤绝，阳气独发，内外皆热之症）。

2. 病因　阴亏阳亢之体，复感邪热。

3. 病机　"阴气孤绝，阳气独发"（即阴亏至极，阳热独亢）。

4. 治疗方剂　本条未出方剂。现摘引后世注家之说，以资参考。张路玉说："亦可以白虎汤治瘅疟也。"陈修园说："师不出方，余比例而用白虎加人参汤。"陈灵石说："似可借用竹叶石膏汤之类，而梨汁、甘蔗汁亦可以佐之。"

临床上当随症选方，灵活掌握为妥，并可"以饮食消息止之"。

"邪气内藏于心，外舍分肉之间"，是泛指邪热侵扰内脏和体表，说明瘅疟是内外热盛的病证，诚如《金匮发微》所云："……气内藏于心，外舍于分肉之间，不过形容表里俱热，非谓心脏有热，各脏各腑无热也。"

【原文】

温瘧者，其脉如平①，身無寒但熱，骨節疼煩，時嘔，白虎加桂枝湯主之。（4）

白虎加桂枝湯方：

知母六兩　甘草二兩（炙）　石膏一斤　粳米二合　桂枝（去皮）三兩

上剉，每五錢，水一盞半，煎至八分，去滓，溫服，汗出愈。

【词解】

①其脉如平：指温疟之脉弦数。本篇首条原文谓"弦数者多热，弦迟者多寒"乃疟病平常之脉也，温疟无寒但热，当见弦数之常脉，故曰"其脉如平"。

【语译】

温疟病人的脉弦数，身不觉冷只发热，筋骨疼痛发烦，时而呕吐，用白虎加桂枝汤主治。

【辨析】

本条论述温疟的证治。

温疟"身无寒但热",理应无寒,但以"白虎加桂枝汤主之",加桂枝解表邪,通经络,知本证有表寒也。故本条系里热外寒之证,且里热重而外寒轻微。

1. 主症　其脉如平（指脉弦数,因里热甚）,身无寒但热,骨筋疼烦（为里热炽盛,外有寒邪）,时呕（邪热犯胃,胃气上逆故时而呕吐）。

2. 病因　先感暑热,后受外寒。

3. 病机　里热炽盛,表有寒邪,里热重,表寒微。

4. 治疗方剂　白虎加桂枝汤。

（1）功能：清热生津,解表邪。

（2）方义：本方由白虎汤加桂枝组成。白虎汤清热生津止呕；加桂枝解表邪。里热清,表邪解,温疟之病愈。

（3）应用：疟病发热不恶寒（或微恶寒）,口渴,骨筋疼烦,时而呕恶,舌质红,脉弦数,属里热炽盛,表寒极其轻微者可用本方随症加减治疗。

【按语】

（1）《金匮要略篇解·疟病解》说："《金匮》之论温疟,曰'其脉如平,身无寒,但热,骨节疼烦,时呕'。虽不形寒,而骨节烦疼,亦系表有寒之象。且其治方用白虎加桂枝,白虎清里热,桂枝祛表寒,明系外寒内热之治,则知《金匮》温疟虽系但热无寒,其中却有里热表寒之意在。与《内经》之'夏伤于暑,秋伤于寒'之温疟颇能相通,论治而桂枝白虎（指白虎加桂枝汤）一方,亦可相因同用矣。"可资参考。

（2）瘅疟与温疟都有"但热不寒",二者同属热盛,以下表区别之。

瘅疟与温疟的区别

病名	瘅疟	温疟
病机	阴气孤绝,阳气独发（阴亏至极,阳热独亢）	里热炽盛,肌表微有寒邪
症状	但热不寒,手足热,少气烦冤,欲呕	身无寒但热,骨筋疼烦,时呕
病情	重	较轻
治疗	原文未出方（或用白虎加人参汤,或用竹叶石膏汤）	白虎加桂枝汤

【原文】

瘧多寒者，名曰牝瘧^①，蜀漆散主之。（5）

蜀漆散方：

蜀漆（燒去腥）　雲母（燒二日夜）　龍骨等分

上三味，杵為散，未發前，以漿水服半錢。溫瘧加蜀漆半分，臨發時，服一錢匕。一方雲母作雲實。

【词解】

①牝（pìn 聘）疟：病名。是寒多的疟病，《医方考》云："牝，阴也，无阳之名，故多寒名牝疟。"

【语译】

疟病寒多的称为牝疟，用蜀漆散治疗。

【辨析】

本条论述牝疟的证治。

从本条"疟多寒者，名曰牝疟"和"蜀漆散主之"，知本条系素体阳虚，复因饮食不节，痰湿内生，阳虚痰遏而致，非外感之所由也。

1. 主症　疟多寒者（指疟病发作时表现寒多热少，而憎寒战栗，不发热或发热时间短，而且其热亦轻，此为阳虚痰遏所致）。

2. 病因　素体阳虚，饮食不节。

3. 病机　阳虚痰遏。

4. 治疗方剂　蜀漆散。

（1）功能：祛痰截疟，扶阳。

（2）方义：蜀漆（即常山苗）祛痰截疟为主，《本草纲目》谓本品"有祛痰截疟之功……生用则上行必吐，酒蒸炒熟用则气稍缓"；云母性温以助阳；龙骨镇逆而收浮阳。三药合用有祛痰截疟、扶阳之功。

（3）应用：①疟病寒多热少，发作有时，舌苔白腻，脉弦等属阳虚痰遏者可用本方治之。②应用本方须注意二点：一是服药时间应在疟病发作前1~2小时，这样不影响疗效。原文方后曰"临发时服"，具有实际指导意义。二是蜀漆祛痰截疟的疗效已被临床证实，但其有致吐的副作用，为减轻或防止其副作用，可将蜀漆酒蒸或用姜汁炒后配半夏、生姜煎服。③有注家认为本条方后"温疟加蜀漆半分"之"温"字，当是"湿"字。如张路玉在《疟疾专辑》中说"……蜀漆性专逐湿追痰，稍增半分于本方之中，则可以治太阴湿疟，湿为阴邪，……亦必多寒少热，故此方尤为符合，旧本金匮方后误作温疟大谬。详云母、龙骨纯阳之性，绝非温疟所宜"。此说颇有见地，可供临床参考。

附 《外薹秘要》方

牡蛎汤治牝瘧

牡蛎四两（熬） 麻黄四两（去節） 甘草二两 蜀漆三两

上四味，以水八升，先煮蜀漆、麻黄，去上沫，得六升，内諸藥，煮取二升，温服一升。若吐，則勿更服。

柴胡去半夏加栝樓湯治瘧病發渴者，亦治勞瘧。

柴胡八兩 人参 黄芩 甘草各三兩 栝樓根四兩 生薑二兩 大棗十二枚

上七味，以水一斗二升，煮取六升，去滓，再煎取三升，温服一升，日二服。

柴胡桂薑湯治瘧寒多微有熱，或但寒不熱。服一劑如神。

柴胡半斤 桂枝三兩（去皮） 乾薑二兩 黄芩三兩 栝樓根四兩 牡蛎三兩（熬） 甘草二兩（炙）

上七味，以水一斗二升，煮取六升，去滓，再煎取三升，温服一升，日三服。初服微煩，復服汗出，便愈。

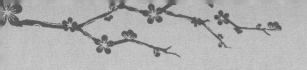

中风历节病脉证并治第五

一、简释篇名

本篇为《金匮》第 5 篇，论述中风、历节两种病的脉证与治疗。因古人认为中风、历节均与风有关，二者又都属广义风病的范畴，故合为一篇论述。

二、概述内容

本篇原文共 9 条，方剂 12 首（含附方 5 首）。

若将蓝本本篇的"附录"改为"附方"，则与其内容相符，故本书改之。

对侯氏黑散、风引汤、防己地黄汤、头风摩散和矾石汤这 5 首方剂，本篇的 9 条原文均未提及，而注家对其出处多有争议。但因这 5 首方剂在蓝本的正文部分，当代临床又有应用这些方剂的成功案例，故对此 5 首方剂不标原文序号，只做简单分析。

（一）中风

本篇的中风又称卒中，此与《伤寒论》的太阳中风证不同。简单比较之。

本篇所论〔中风〕以口眼歪斜、半身不遂为特征——杂病中风病
《伤寒论》太阳〔中风〕以发热、汗出、恶风、脉浮缓为特征——外感中风证

1. 定义、命名　本病是以正虚邪遏为病机，以猝然昏倒不省人事，伴见口眼歪斜、半身不遂（或不经昏倒而仅以口僻不遂）为主症的病证。因本病起病急骤，症见多端、变化迅速，与风善行数变的特性相似，故名中风。

2. 主症　多先猝然昏倒，然后出现口眼歪斜、半身不遂，甚则昏不识人。

3. 病因病机　其病因是正气亏虚，感受外邪；病机是正虚邪遏。

关于中风的病因，金代以前的医家认为是正虚邪侵，本篇第 2 条原文"寸口脉浮而紧，紧则为寒，浮则为虚""络脉空虚，贼邪不泻"就是从内虚外风立论的。而到了金代，刘完素创立了中风的内因论，他认为中风非因外风，是由将息失宜，五志过极，肾水虚衰，心火暴甚之内因所致。嗣后，李东垣也认为"中风者，非外来风邪，乃本气自病也"；朱丹溪认为是由气虚，痰湿自盛而致；张景岳更倡"非风"之论，他认为中风病"多见卒倒，卒倒多由昏愦，本皆内伤积损颓败而然，原非外感风寒所致"。清代叶天士进一步认识到中风阴虚阳亢的病机，他所说的"肾液亏耗，肝风鸱（chī 吃）张"就是此意，目前临床常见的由高血压引起的中风病即属这一范围。

王履从病因学的角度归类，提出"真中""类中"。诸如上述由阴虚阳亢化风引起的中风病，称"类中风"。这类中风病，其气血逆乱，挟痰挟火，流窜经络，蒙蔽清窍，属风中脏腑一类。这类病多见于年迈之人，一旦发病，大多难于治疗，尤其卒中昏迷者，预后不佳；其后遗诸症多不能短期恢复和完全恢复，且有复中的可能，复中病情重者，其预后更差。真中风多为风中经络，是由络脉空虚，风邪入中经络引起，其病情较类中风轻。

综上所述，中风病固然是以内因为主，但外来风寒有时亦能成为诱发因素。当代有人认为天气骤冷、情志刺激等均可诱发中风病。那么，若无阴虚阳亢的前提，外感风寒会不会诱发中风病呢？应该说不会诱发类中风，而发真中风的可能性是有的。

4. 治疗原则　根据本篇所述，其治疗原则应是"养正祛邪"。结合当代临床，风中经络者宜"祛风通络，活血化瘀"；风中脏腑者以虚为本，风挟痰火为标，其证情复杂，应分别情况确定治疗原则，简示如下：

风中脏腑 ┤ 闭证：豁痰开窍，清肝熄风 ┤ 阴闭者，开窍宜温（用苏合香丸）。
　　　　　　　　　　　　　　　　　　阳闭者，开窍宜凉（用安宫牛黄丸）。
　　　　　　 脱证：扶正固脱，佐以豁痰熄风，镇降安神。

风中脏腑者，亦可酌情使用活血化瘀药。

5. 与现代医学病名联系　现代医学的脑出血、脑血栓、脑血管痉挛、蛛网膜下腔出血等病，均属本篇所论的中风病范畴。

（二）历节

1. 定义、命名　历节是因肝肾气血不足，复感风寒湿邪所致的多个肢节疼痛、肿大的病证。因其疼痛剧烈，遍历多个肢节，故名历节。

2. 主症　疼痛剧烈，遍历肢节。本病初起关节疼痛不可屈伸，病久不愈则身体魁羸。

3. 病因病机　病因是肝肾亏虚，感受外邪；病机是邪郁筋骨关节，气血痹阻。

4. 治疗原则　初病形气不衰者，以祛邪为主。宜疏风祛寒，化湿行瘀；久病正虚，以扶正为主。宜益气养血，滋补肝肾，强壮筋骨。扶正祛邪亦为临床常用之法。

5. 与现代医学病名联系　现代医学的风湿性、类风湿性关节炎与本病相似。

三、辨析原文

【原文】

夫风①之为病，当半身不遂②；或但臂不遂者，此为痹③。脉微而数，中风使然。（1）

【词解】

①风：指中风病。②半身不遂：指病人半边肢体不能随意运动。③痹：闭也，指风寒湿邪侵犯人体，使经络气血闭阻不通，出现关节肌肉疼痛、肢体活动不利的病证（亦即痹证）。

【语译】

中风病应当有半边肢体不能随意运动的特征，如果只有一侧手臂不能随意运动的，这是痹证，脉微而数是中风病的脉象。

【辨析】

本条主要论述中风与痹证的区别。

中风与痹证的区别，就本条原文而言，病人有半身不遂的是中风；无半身不遂，只一侧手臂不遂的是痹证。用下边的简表把中风与痹证进一步比较之。

中风与痹证的区别

病名	中风	痹证
病因	属内伤，正气亏虚为主因，感受外邪为诱因	属外感，风寒湿邪合侵为直接病因
病机	正虚邪遏，或阳亢化风	经络气血痹阻
症状	多先猝然昏倒，神志不清，醒后遗有半身不遂	无猝然昏倒，神志清，无半身不遂，只一侧手臂不遂

　　本条指出的中风脉象是"微而数"。微主正虚，数主邪实。"脉微而数"在本篇说明中风的病机是正虚邪遏。有谓目前临床中风病多见弦滑的脉象，为什么？这应从肝阳化风、风挟痰火的病机来解释，这是中风的一种证型，或者说中风的这种证型目前为临床所常见。丹波元简认为原文"脉微而数"可疑。仅供了解。

　　【原文】

　　寸口脉浮而紧，紧则爲寒，浮则爲虚，寒虚相搏，邪在皮膚；浮者血虚，络脉空虚，贼邪不瀉①，或左或右，邪氣反緩，正氣即急，正氣引邪，喎僻不遂②。

　　邪在於络，肌膚不仁③；邪在於經，即重不勝④；邪入於府，即不識人；邪入於藏，舌即難言，口吐涎。（2）

　　【词解】

　　①贼邪不泻：指外邪侵入人体而不外出。贼邪，即虚邪贼风之意，统指外邪；泻，外出之意。②喎僻不遂：即口眼歪斜，不能随意运动。③肌肤不仁：指肌肉皮肤麻木不知痛痒。④重不胜：指肢体重着，不易举动。

　　【语译】

　　寸口脉浮而紧，紧主外寒，浮主血虚，寒与虚相搏，外邪停留在皮肤。络脉空虚，外邪侵入人体而不外出，或停留于人体左侧，或停留于人体右侧。受邪一侧的经脉弛缓，未受邪一侧的经脉便显得拘急，健侧牵引病侧，就出现口眼歪斜不能随意运动。

　　病邪侵犯在络脉，肌肉皮肤麻木不仁；病邪侵犯在经脉，则肢体重着不易举动；病邪侵入于腑，就目不识人；病邪深入于脏，则舌强难于说话，口吐涎沫。

【辨析】

本条论述中风的病机、口眼歪斜的形成及邪在络、经、腑、脏的不同见症。

原文"寸口脉浮而紧……喝僻不遂"为第一段，这段原文的主旨是：通过"寸口脉浮而紧"的脉象论述中风的病机和口眼歪斜的形成。"寸口脉浮而紧"，"浮"在这里主血虚、卫气不固，是正虚的表现；"紧"主外寒，是风寒外侵的表现。血虚卫气不固，风寒侵袭，邪留皮肤，故云"寒虚相搏，邪在皮肤"。由于血虚不能充养脉络而"络脉空虚"，络脉空虚无力祛邪，则风寒外邪侵入人体而不外出，"浮者血虚，络脉空虚，贼邪不泻"，说明正虚邪遏是中风病的基本病机。

口眼歪斜是怎样形成的呢？原文"邪气反缓，正气即急，正气引邪，喝僻不遂"，论述的就是口眼歪斜的形成原因，由于正虚无力祛邪，邪入人体而不外出，受邪的一侧肢体筋脉松弛，而健侧的筋脉显得拘急，健侧牵引患侧，于是就形成了口眼歪斜的病症。故口眼"向左歪者，邪反在右；向右歪者，邪反在左"。

原文"邪在于络……口吐涎"为第二段，论述邪入络、经、腑、脏的不同见症，这些不同症状是临床诊断中风邪在络、经、腑、脏的重要依据，为后世把中风病分为中经络、中脏腑两大类奠定了基础。所以，对这段重要原文应该理解、熟记。

邪中经络，闭阻经脉气血，而见肌肤不仁、肢体重着不易举动等症，病情较轻；若风挟痰火或痰浊，蔽阻清窍，或阴竭阳浮，正气虚脱，心神颓败而见猝然昏倒、不省人事、舌即难言等，这是邪入脏腑的重证。本段所述之邪入络、经、腑、脏，旨在说明中风病邪中经络者轻，邪中脏腑者重，而不是说中风病一定要按照络、经、腑、脏的次序传变，但并不否认疾病由浅入深的发展规律。

这段原文还提示，年在四旬以上而经常肢麻、头痛及一时性语蹇的，多是邪中经络的表现，应及早治疗，防止病邪深入脏腑而成难治之证。

【原文】

侯氏黑散：治大風①，四肢煩重，心中惡寒不足者。《外臺》治風癲。

菊花四十分　白术十分　細辛三分　茯苓三分　牡蠣三分　桔梗八分　防風十分　人參三分　礬石②三分　黄芩三分　當歸三分　乾薑三分　芎藭三分　桂枝三分

上十四味，杵爲散，酒服方寸匕，日一服。初服二十日，温酒調服，禁一切鱼肉大蒜，常宜冷食，六十日止，即药积在腹中不下也，热食即下矣，冷食自能助药力。

【词解】

①大风：指中风猝倒。②矾石：张锡纯认为矾石是皂矾，能通燥粪，清内脏蕴湿。皂矾色黑，侯氏黑散即以此为名。

【辨析】

论述本方治疗中风的适应证。

本方适用于中风证而见恶寒发热、头痛目眩、肢体酸重、麻木不仁、手足不遂等症。方中当归、川芎养血活血；白术、茯苓、人参、干姜补脾益气；防风、菊花、细辛、桂枝祛风散邪；矾石、桔梗化痰降逆；黄芩、牡蛎清热敛阴。诸药相合，有养血补脾，化痰祛风之功。本方注家疑非仲景方，可作参考。

【原文】

寸口脉遲而緩，遲則爲寒，緩則爲虛。榮緩則爲亡血，衛緩則爲中風。邪氣中經，則身癢而癮疹①。心氣不足，邪氣入中，則胸滿而短氣。（3）

【词解】

①癮疹：指皮肤上出现小如麻粒、大如豆瓣，甚则成块成片的疹块，即后世说的风疹块，相当于现代医学的荨麻疹。

【语译】

寸口脉迟而缓，迟脉主寒，缓主正虚。脉沉缓主亡血（失血）；脉浮缓主中风。风邪入中经脉，则身痒而发癮疹，心气不足，邪气乘虚入中，则胸满气短。

【辨析】

本条主要论述中风和癮疹的病机。

关于中风和癮疹的病机，本条是通过"寸口脉迟而缓"的脉象论述的。脉迟主寒，缓主虚，而缓脉有浮有沉，浮缓者卫气不足，沉缓者气血亏虚。脉迟而缓为气血不足，里有虚寒，故曰"寸口脉迟而缓，迟则为寒，缓则为虚"。亡血，失血之人，其脉道失充，脉见沉缓无力，此即"营缓则为亡血"之意。脉浮缓无力，卫气不固，风邪入侵而病中风，故曰"卫缓则为中风"。

风中肌表经络，滞而不去，阻遏气血，风与气血相搏于皮肤则身痒而发瘾疹，故曰"邪气中经，则身痒而瘾疹"。

综上所述，本条论中风和瘾疹的病机是：气血不足，卫外不固，邪侵肌表，经脉阻滞，肢体麻木或重着，则发为中风；邪气中经，风与气血相搏于肌肤而身痒，则发为瘾疹。所谓"心气不足"，乃胸中阳气虚也。外邪侵袭肌表深入胸中，胸中气虚复被邪遏，气失宣畅，故见胸满而短气。

本条说明风寒外邪侵袭人体，既能引起中风，又可发为瘾疹。但是，外邪入侵，必须在营卫气血虚弱，络脉空虚，卫外不固的条件下方得乘虚而入，否则虽有"疾风暴雨"亦不能伤人而致病。下面引《金匮要略心典》对本条原文的注释，以资理解。

《金匮要略心典》："迟者，行之不及，缓者，至而无力，不及为寒，而无力为虚也。沉而缓者为营不足，浮而缓者为卫中风，卫在表而营在里也。经不足而风入之，血为风动则身痒而瘾疹，心不足而风中之，阳用不布则胸满而短气，经行肌中，而心处胸间也。"

【按语】

历代注家对"卫缓""营缓"的看法不一致。似以尤在泾分别作"沉缓"和"浮缓"解释为妥。因为卫外不固，加之风性开泄，而使营阴不能内守，所以脉浮缓；亡血、失血，脉道空虚，鼓动无力，故脉沉缓。此释于理通，又合临床实际，故本书从之。

【原文】

風引①湯：除熱癱癇。

大黃　乾薑　龍骨各四兩　桂枝三兩　甘草　牡蠣各二兩　寒水石　滑石　赤石脂　白石脂　紫石英　石膏各六兩

上十二味，杵，粗篩，以韋囊②盛之，取三指撮，井花水③三升，煮三沸，溫服一升。治大人風引，少小驚癇瘛瘲④，日數十發，醫所不療，除熱方。巢氏云：腳氣宜風引湯。

【词解】

①风引：即风痫掣引之候。②韦囊：古时用皮革制成的药囊。③井花水：指清晨最先汲取的井泉水。④惊痫瘛瘲：此指小儿患惊痫抽搐。瘛瘲，指抽搐。瘛，为筋脉拘急；瘲，为筋脉弛缓。

【辨析】

论述风引汤的治证。

风引汤的主治，有云中风者，有云癫痫者，其原注"治大人风引，少小惊痫瘛疭，日数十发"。再以方测症，知本方治里热壅盛、肝风内动，故用风引汤清热熄风、重镇潜阳。方中牡蛎、龙骨、赤石脂、紫石英重镇潜阳；石膏、寒水石、滑石咸寒以泻风化之火；大黄苦寒泻下以平熄热盛内动之风；佐干姜、桂枝之温，以制诸石之咸寒；甘草和中，并调和诸药。现代，本方为中风病肝火偏旺，风邪内动的常用方剂。

【原文】

防己地黄湯：治病如狂狀，妄行，獨語不休，無寒熱，其脉浮。

防己一分　桂枝三分　防風三分　甘草二分

上四味，以酒一杯，漬之一宿，絞取汁，生地黄二斤，㕮咀，蒸之如斗米飯久，以銅器盛其汁，更絞地黄汁，和分再服。

【辨析】

论述防己地黄汤的证治。

本方主治病者如狂，症见妄行、独语、无寒热、其脉浮。无寒热，说明外无表邪；脉浮，此乃"浮者血虚"之意。方用生地黄二斤，其量独重，故知本方所治如狂、妄行、独语等症为血虚生热、热扰神明所致。方中重用生地黄养血清热为主；轻用防己，不为祛风利湿，而是用其苦寒泻热之功，《本草纲目》有防己治"热气风痫"的记载；防风疏散，引热外达；桂枝、甘草通血脉、益心气，以保心脾。

对本方的出处存疑，如郑艺文说："……从处方计量上，亦可看出，必非汉时产物，原文究出何处，尚待考证。"

【原文】

頭風①摩散方：

大附子一枚（炮）　鹽等分

上二味，爲散。沐了②，以方寸匕，已摩疢上，令藥力行。

【词解】

①头风：指阵发性日久不愈的头眩头痛病。②沐（mù 木）了：即洗头完了。

【辨析】

论述头风病的外治方法。阵发性头部昏痛，日久不愈，用本方涂搽头痛之处治疗。方中附子辛热，散经络之风寒；盐味咸而微辛，去皮肤之风毒。两药合用散风寒而止疼痛。

《备急千金要方·头面风门》载有头风摩散，《金匮要略直解》《金匮悬解》《医宗金鉴》均未载此方。

【原文】

寸口脉沉而弱，沉即主骨，弱即主筋，沉即爲肾，弱即爲肝。汗出入水中，如水傷心①，歷節黄汗②出，故曰歷節。（4）

【词解】

①如水伤心：心主血脉。如水伤心，犹言水湿之邪伤及血脉。②黄汗：此指关节疼痛处溢出的黄水，是历节病的伴发症。

【语译】

"寸口脉沉而弱"，"沉"主病在骨，"弱"主病在筋，脉沉是肾病，脉弱是肝病。出汗时用冷水洗浴，水湿伤及血脉，关节剧烈疼痛并溢出黄水，所以叫历节病。

【辨析】

本条主要论述历节的病因病机。

历节病的形成有内、外两方面的原因，其内因，原文是通过"寸口脉沉而弱"的脉象论述的。肾主骨、肝主筋。"寸口脉沉而弱"实际反映的是肝肾气血亏虚。原文"沉即主骨，弱即主筋，沉即为肾，弱即为肝"即是此意。"汗出入水中"论述的是历节病的外因。"汗出入水中"在这里仅是举例说明而已，应是泛指各种水湿内侵的因素，如居处潮湿、淋雨受寒、长期从事水中作业等。

肝肾气血亏虚，汗出则腠理开，此时入水中，则寒湿乘虚内侵，郁为湿热，伤及血脉，浸淫筋骨，流注关节，气血痹阻，故周身关节疼痛，痛处关节肿大并溢出黄水，而成历节之病。肝肾亏虚为历节病之本，水湿侵袭为历节病之标。

综上所述，本条历节病的病因病机，简单归纳如下，供学习时参考。

病因病机 ｛ 病因 ｛ 内因："寸口脉沉而弱"（示肝肾气血亏虚）

外因："汗出入水中"，或饮酒汗出当风等。

病机：湿侵关节，郁于筋骨，痹阻经脉。

历节黄汗和"水气病脉证并治第十四"的黄汗不同，待于"水气病脉证并治第十四"再比较之。

【原文】

跌陽脉①浮而滑，滑則穀氣實，浮則汗自出。（5）

【词解】

①跌阳脉：是足阳明胃经之脉，在足背冲阳穴处，为跌阳诊法的诊脉部位，诊此脉以候脾胃之气。

【语译】

跌阳脉浮而滑，滑主胃热盛，浮主外感风邪而自汗。

【辨析】

本条论述胃热盛复感风邪。

跌阳脉在足阳明胃经的冲阳穴处，属于胃脉。其脉"滑则谷气实"，说明跌阳脉滑为胃热盛。其脉浮说明外受风邪，风性开泄，故曰"浮则汗自出"。

本条语气未完，疑有脱简。本条虽然夹在历节病的条文之中，但看不出论述的是历节病，故不可强释为历节，应当存疑待考。

【原文】

少陰脉①浮而弱，弱則血不足，浮則爲風，風血相搏，即疼痛如掣。盛人②脉濇小，短氣，自汗出，歷節疼，不可屈伸，此皆飲酒汗出當風所致。（6）

【词解】

①少阴脉：是足少阴肾经之脉，在足内踝后跟骨上太溪穴处，为少阴诊法的诊脉部位，诊此脉以候肾气。②盛人：指身体肥胖的人。

【语译】

少阴脉浮而弱，弱是血虚，浮为有风，风与血相互搏结，就发生抽掣样的疼痛。

身体肥胖的人脉象涩小，短气，自汗，周身关节疼痛、不能屈伸，这些都是由饮酒出汗感受风邪所引起。

【辨析】

本条论述肾亏血虚历节和盛人历节的不同病机、脉症。

原文"少阴脉浮而弱，弱则血不足，浮则为风，风血相搏，即疼痛如掣"是论述肾亏血虚历节的病机和脉症。少阴脉候肾，少阴脉弱说明肾虚血亏。肾虚血亏，风邪乘虚而入，侵袭筋脉关节，故"风血相搏，即疼痛如掣"，遂成历节之病。其病机是肾虚血亏，风邪痹阻筋脉气血；其脉症是少阴脉浮而弱，疼痛如掣。

自"盛人脉涩小"以下，是论述盛人历节的病机和脉症。尤在泾说："盛人脉涩小，短气者，形盛于外，而气歉于内也。"意为肥胖之人多虚。亦即原文"盛人脉涩小，短气，自汗出"之意。外盛内虚之人，复嗜酒积湿，则成气虚湿盛之体，再有汗出当风，风湿相搏结于筋脉关节，以成盛人历节之病。其病因是盛人嗜酒、汗出当风；病机是风湿搏结，筋脉气血痹阻；其脉症是盛人脉涩小，短气，自汗，历节痛不可屈伸。

【原文】

諸肢節疼痛，身體魁羸①，脚腫如脱②，頭眩短氣，温温欲吐③，桂枝芍藥知母湯主之。（7）

桂枝芍藥知母湯方：

桂枝四兩　芍藥三兩　甘草二兩　麻黄二兩　生薑五兩　白术五兩　知母四兩　防風四兩　附子二枚（炮）

上九味，以水七升，煮取二升，温服七合，日三服。

【词解】

①魁羸：形容关节肿大，身体瘦弱。②脚肿如脱：形容两脚肿大、麻木，似乎和身体要脱离一样。③温温欲吐：形容胃脘不舒，时时想要呕吐。

【语译】

肢体多个关节疼痛，身体瘦弱关节肿大，脚肿得像要和肢体脱离一样，头晕气短，胃脘不舒，时时想要呕吐，用桂枝芍药知母汤治疗。

【辨析】

本条论述风湿历节的证治。

从方证可以看出，本条系风湿历节，久而不愈，身体魁羸，渐次化热之证。

1. 主症　诸肢节疼痛（乃风湿侵袭关节，筋脉气血痹阻所致），身体魁羸（是久病正虚之象），脚肿如脱（为湿邪下注于脚，停蓄不散所引起），头眩短气（乃正虚邪阻，清阳不升，气机不畅之症），温温欲吐（由邪扰中焦，胃气失和所致）。

2. 病因　肝肾亏虚，复感风寒湿邪。

3. 病机　筋脉气血痹阻，渐次化热伤阴。

4. 治疗方剂　桂枝芍药知母汤。

（1）功能：温经散寒，祛风除湿，佐以养阴清热。

（2）方义：方中附子温经除湿，散风寒，通经络，止痹痛；白术燥湿健脾，与附子相配善止寒湿痹痛；白术与发汗解表散风寒的麻黄、桂枝相配，可祛一身内外之湿；防风疏散风邪；芍药和营卫；加生姜助发汗，和胃止呕；甘草调和诸药，与芍药相伍又可缓急舒筋；少佐知母于温药之中，清热养阴，使之祛湿而不伤阴，散寒而不助热。本方对风湿日久，渐次化热者，如此配伍，有相辅相成之妙。纵观全方，重在祛邪，若久病阴亏血燥者不宜用之。

（3）应用：①风湿历节，微有化热，见症如原文所述者，可用本方治疗。②风湿性或类风湿性关节炎，可用本方随症加减治疗，有一定效果。

【原文】

味酸則傷筋，筋傷則緩，名曰泄[①]；鹹則傷骨，骨傷則痿，名曰枯[②]；枯泄相搏，名曰斷泄[③]。榮氣不通，衛不獨行，榮衛俱微，三焦無所御[④]，四屬斷絕[⑤]，身體羸瘦，獨足腫大。黃汗出，脛冷。假令發熱，便爲歷節也。（8）

【词解】

①泄：筋伤迟缓不收。②枯：骨伤痿软。③断泄：犹言断绝。是指肝不能收敛，肾不能生髓，人体营养来源断绝、生机日衰。④御：此指统驭、统治，即统摄维护的意思。⑤四属断绝：指四肢得不到气血营养。

【语译】

过食酸味则伤筋，筋伤则变弛缓，称之为"泄"。过食咸味则伤骨，骨伤则痿软无力，称之为"枯"，筋缓与骨痿相合，称为断泄。营气不通，卫气不能独行，营卫都衰微，三焦功能失职，四肢得不到气血营养，身体极度消瘦，唯独两脚肿大，黄汗出，胫部发冷，如果是发热，就成历节病了。

【辨析】

本条论述过食酸咸损伤肝肾所致的历节病，以及黄汗与历节的鉴别。

注家对本条的认识分歧很大，对泄、枯、断泄、四属等都有不同解释，但纵观全文，其主旨应是论述过食酸咸损伤肝肾所致的历节病以及历节与黄汗的区别。原文中筋缓、骨痿、体瘦、独足肿大，当是久病历节之证，因过食酸咸，损伤肝肾所致。由于肝肾俱虚，营卫气血亦因之衰微，"则三焦无气，而四属失养"，肢体失养而见羸瘦；湿浊下注则两脚独肿大。

本条历节病的形成虽不曰外邪，但外感风寒是言外之意，应当领悟。因历节病的形成有内因和外因，如本篇第4条原文论历节的内因是肝肾亏虚，外因是"汗出入水中"，本篇第6条原文论历节形成的内因是肾虚血弱、气虚湿盛，外因是"此皆饮酒汗出当风所致"。故本条所述历节病的形成，除原文中提出饮食的偏嗜伤及肝肾的内因外，还应有感受风寒的外因。

"黄汗出，胫冷；假令发热，便为历节也"，历代注家对此看法不一。但根据《金匮要略·水气病》篇中"黄汗之病，两胫自冷；假令发热，此属历节"之说，似以历节与黄汗的区别较妥。即身出黄汗、两胫发冷的，属黄汗病；反之，即使关节局部出黄汗，但两胫发热，这是历节而不是黄汗。

【原文】

病歷節，不可屈伸，疼痛，烏頭湯主之。（9）

烏頭湯方：治腳氣疼痛，不可屈伸。

麻黃　芍藥　黃耆各三兩　甘草三兩（炙）　川烏五枚（㕮咀，以蜜二升，煎取一升，即出烏頭）

上五味，㕮咀四味，以水三升，煮取一升，去滓，內蜜煎中，更煎之，服七合。不知，盡服之。

【校勘】

"不可屈伸，疼痛"，《脉经》作"疼痛，不可屈伸"当是。"治脚气疼痛，不可屈伸"，《金匮要略直解》《医宗金鉴》无此9个字，就体例看，似与其他条文不符，疑后人所附。故保留文字，不译。

【语译】

历节病，关节疼痛的剧烈，难以屈伸的，用乌头汤主治。

【辨析】

本条论述寒湿历节的证治。

"寒气胜者为痛痹"。本条所述"病历节，不可屈伸，疼痛"，又以"乌头汤主之"，知本条之历节病是偏于寒湿者。

1. 主症 历节不可屈伸，疼痛（为寒湿留于关节，筋脉气血痹阻所致）。

2. 病因 肝肾亏虚，外感寒湿。

3. 病机 经脉气血痹阻。

4. 治疗方剂 乌头汤。

（1）功能：温经祛寒，除湿解痛。

（2）方义：方中川乌温经散寒、祛湿止痛，用白蜜煎，制其毒性并延缓药力；麻黄宣散，祛寒湿，与附子相伍，通经络，散寒湿，止疼痛，尤在泾说："寒湿之邪，非麻黄、乌头不能去"；佐黄芪益气固卫，合麻黄、乌头，温经止痛且防麻黄过于发散；芍药、甘草缓急止痛，以利关节之屈伸。诸药相合，温经祛寒，除湿止痛。

（3）应用：①寒湿痹痛，症见关节疼痛不可屈伸，畏寒喜热，舌苔白，脉沉弦者。②风湿性、类风湿性关节炎初期，见证如上述者皆可用乌头汤随症加减治疗。

【原文】

礬石湯：治脚氣衝心。

礬石二兩

上一味，以漿水一斗五升，煎三五沸，浸腳良。

【辨析】

本方外用治脚气冲心。

脚气冲心，是指脚气病而见心悸、气喘、呕吐诸症者。此症是因湿气上冲心肺引起。矾石即明矾，有除湿收敛之功。脚气上冲用矾石煎水浸脚，可导湿下行，收敛心气，故可治脚气冲心之症。其症急重者，当内服鸡鸣散（《外台》鸡鸣散：槟榔、杏仁、木瓜、吴茱萸、苏叶、桔梗、生姜）之类，急泄湿浊。并可用矾石煎水洗脚，内外合治。

附 方

《古今録驗》續命湯：治中風痱，身體不能自收，口不能言，冒昧不知痛處，或拘急不得轉側。姚云：與大續命同，兼治婦人產後去血者及老人小兒。

麻黃 桂枝 當歸 人参 石膏 乾薑 甘草各三兩 芎藭一兩 杏仁四十枚

上九味，以水一斗，煮取四升，溫服一升，當小汗，薄覆脊，憑几坐，汗出則愈。不汗，更服，無所禁，勿當風。并治但伏不得臥，欬逆上氣，面目浮腫。

《千金》三黃湯：治中風，手足拘急，百節疼痛，煩熱心亂，惡寒，經日不欲飲食。

麻黃五分 獨活四分 細辛二分 黃耆二分 黃芩三分

上五味，以水六升，煮取二升，分溫三服。一服小汗，二服大汗。心熱加大黃二分，腹滿加枳實一枚，氣逆加人参三分，悸加牡蠣三分，渴加栝樓根三分，先有寒加附子一枚。

《近效方》术附子湯：治風虛頭重眩，苦極，不知食味，暖肌補中，益精氣。

白术二兩 附子一枚半（炮，去皮） 甘草一兩（炙）

上三味，剉，每五錢匕，薑五片，棗一枚。水盞半，煎七分，去滓，溫服。

崔氏八味丸 治脚氣上入，少腹不仁。

乾地黃八兩 山茱萸四兩 薯蕷四兩 澤瀉 茯苓 牡丹皮各三兩 桂枝 附子（炮）各一兩

上八味，末之，煉蜜和丸，梧子大。酒下十五丸，日再服。

《千金》越婢加术湯：治肉極熱，則身體津脫，腠理開，汗大泄，屬風氣，下焦脚弱。

麻黃六兩 石膏半斤 生薑三兩 甘草二兩 白术四兩 大棗十五枚

上六味，以水六升，先煮麻黃，去上沫，内諸藥，煮取三升，分溫三服。惡風加附子一枚（炮）。

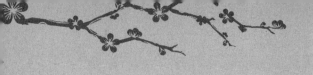

血痹虚劳病脉证并治第六

一、简释篇名

本篇为《金匮》第6篇，论述血痹、虚劳二种病的脉证与治疗（但重点是论虚劳病）。因血痹、虚劳均与气血虚有关，故合为一篇论述。

二、概述内容

本篇原文共18条，方剂11首（含附方3首）。

（一）血痹

1.定义、命名　血痹是以血行痹阻、肌肤失养为病机，以肢体局部肌肤麻木不仁为特征的病证。因本病由血行闭阻所致，故名血痹。

2.主症　肢体局部肌肤麻木（受邪较重者可兼有酸痛）。

3.病因病机　病因是气血不足、外受风邪；病机是血行闭阻、肌肤失养。

关于血痹的病因病机，《素问·五脏生成篇》说："卧出而风吹之，血凝于肤则为痹。"《诸病源候论》曰："血痹者，由体虚邪入于阴经故也。血为阴，邪入于血而痹，故为血痹也。"本篇首条原文云："夫尊荣人，骨弱肌肤盛……加被微风遂得之。"以上说明：外邪乘虚侵入肌肤血分，受邪的肢体局部血行涩滞，肌肤失养而麻木不仁即成血痹之病。

本篇之血痹病，即后世所说的麻木病，其与风寒湿痹之痹证不同，用简表区别之。

血痹与痹证的区别

病名	血痹	痹证
病位	肢体局部肌肤	肢体肌肉、筋骨、关节
症状	肢体局部肌肤麻木	肢体肌肉、关节疼痛
病因	气血不足，外受风邪	风、寒、湿三邪杂至
病机	血行闭阻，肌肤失养	血行闭阻，经脉气血不通

4. 治疗原则　虽然本篇指出血痹轻症用外治法，宜"针引阳气"（见本篇第1条原文）。重症用内治法，宜益气通阳，调和营卫（见本篇第2条原文）。但在临床，对血痹病应采用内外合治，即针刺和内服药合用的方法治疗以提高其疗效。"针引阳气"、益气通阳的目的是激发气血畅旺以行痹阻。

5. 与现代医学病名联系　现代医学的神经系统疾病，特别是周围神经、植物神经的病变以及血管、肌肉疾病，如末梢神经炎、颈椎病、面神经麻痹、脑血管意外后遗症等，以上疾病凡以肢体局部肌肤麻木为主症者，皆属血痹的范畴。

（二）虚劳

1. 定义、命名　虚劳是指由劳伤所致的慢性衰弱性疾患。因"积虚成损，积损成劳"，劳由虚起，故名虚劳。

2. 主症　以虚损证候为主症。由于本篇所论虚劳的范围相当广泛，故难以说出某一症状是它的主症，诸如脉大、脉极虚、亡血、失精、干血、腰痛、不育、半产、漏下、下利清谷、喘悸、盗汗等皆为本篇所论虚劳的脉症。

3. 病因病机　病因可概括为先天和后天两个方面：①先天禀赋薄弱。②后天起居失常、饮食不节、七情郁结、性欲过度、早婚多育、烦劳过度、疾病误治、病后或产后失于调理、或伤于风寒暑湿。其病机是五脏气血阴阳虚损。

关于虚劳病的先天因素，《何氏虚劳心传·虚证类》云："有童子亦患此者，则由于先天禀受之不足。而禀于母气者尤多。"这说明或因父母年龄较大，精血不旺，或因母亲妊娠期失于调摄等，致胎儿营养不良，出生后体质即有偏损。有关虚劳的后天因素，历代论述较多，如《医家四要·病机约论》谓："曲运神机则劳心，尽心谋虑则劳肝，意外过思则劳脾，预事而忧则劳肺，色欲过度则劳肾。"《金匮》于本篇说："五劳虚极羸瘦，腹满不能饮食，食伤、忧伤、饮伤、房室伤、饥伤、劳伤、经络营卫气伤。"上述后天诸因素皆可损伤脏腑的气血阴阳,致成虚劳病。

4.治疗原则　本篇以甘温扶阳为主,偏重补脾肾,而且补脾又重于补肾(亦用攻补兼施)。《内经》《难经》两书早已指出了治疗虚劳病的基本原则和一般原则,如"虚者益之"(《素问·三部九候论篇》),"损者益之"(《素问·至真要大论》),"形不足者,温之以气,精不足者,补之以味"(《素问·阴阳应象大论》),"损其肺者益其气;损其心者调其营卫;损其脾者调其饮食,适其寒温;损其肝者缓其中;损其肾者益其精"(《难经·十四难》),可资参考。

5.与现代医学病名联系　现代医学的慢性、消耗性、功能减退性的疾病,如再生障碍性贫血、慢性白血病、营养缺乏病等皆属虚劳病的范畴。

三、辨析原文

【原文】

问曰:血痹病從何得之?師曰:夫尊榮人[①],骨弱肌膚盛,重因疲勞汗出,臥不時動搖,加被微風,遂得之。但以脈自微濇[②],在寸口、關上小緊,宜針引陽氣[③],令脈和緊去則愈。(1)

【词解】

①尊荣人:指不事劳动、养尊处优的人。②脉自微涩:即脉微而涩。脉微是阳气不足,脉涩是阴血阻滞。脉自微涩说明阳气不足,阴血涩滞,此为血痹的本脉。③针引阳气:是用针刺的方法引动阳气,以祛邪通痹。

【语译】

问:血痹病是怎样得的?老师说:不事劳动,养尊处优的人,筋骨脆弱而肌肤肥胖,又因疲劳汗出,睡觉时不断地翻来覆去,再加受点微风,就得了血痹病。如果病人的脉微而涩,寸口、关上的脉小紧,宜用针刺引动阳气以祛邪外出,脉紧转和,气血通畅,血痹病愈。

【辨析】

本条论述血痹的成因、脉象和治法。

关于血痹的成因,根据原文简单归纳如下:

血痹成因 { 内因：骨弱肌肤盛，疲劳汗出，卧不时动摇。
内因：加被微风。

骨弱肌肤盛之人，抗病力弱，更因疲劳汗出而感受风邪，气虚风入，血行涩滞，痹于肌肤，肢体局部麻木不仁，则成血痹之病。

血痹的脉象：脉自微涩，在寸口、关上小紧。脉微主阳虚，涩主血滞，脉紧为外受风邪。小紧之脉只出现在寸口、关上，说明本条所述之血痹受邪较浅，属于轻证。

血痹的治法：宜针引阳气。因本条之血痹，病情较轻，用针引阳气即可。针刺引动阳气，阳气行则外邪去；邪去血行，脉和而不紧，血痹之病即愈，故原文曰"宜针引阳气，令脉和紧去则愈"。

【原文】

血痹陰陽俱微①，寸口關上微，尺中小緊，外證身體不仁②，如風痹狀③，黄耆桂枝五物湯主之。（2）

黄耆桂枝五物湯方：

黄耆三兩　芍藥三兩　桂枝三兩　生薑六兩　大棗十二枚

上五味，以水六升，煮取二升，温服七合，日三服。一方有人參。

【词解】

①阴阳俱微：指营卫气血皆不足。②身体不仁：指身体肌肤麻木，不知痛痒。③如风痹状：即像风痹的病状一样。风痹，是以肌肉麻木和疼痛为主症的疾病。

【语译】

血痹病病人，营卫气血都不足，其脉寸口、关上微、尺中小紧，肌肤麻木不知痛痒，像风痹病的症状一样，用黄芪桂枝五物汤治疗。

【辨析】

本条论述血痹病的证治。

本条和上条相比，上条所述的血痹病受邪较轻，脉只寸口、关上小紧；本条"血痹阴阳俱微，寸口关上微，尺中小紧"，说明营卫气血皆不足，阴血凝滞，肌肤失养，而出现"外证身体不仁，如风痹状"，故本条之血痹病不但虚甚，而且受邪亦深，病证较上条为重。根据《灵枢·邪气脏腑病形》曰"阴阳形气俱不足，勿取以针，而调以甘药"之意，所以本条不可针，而可药也。

1. 主症　脉寸口关上微，尺中小紧（为阳气不足、阴血凝滞之象，如尤在泾说"寸口关上微，尺中小紧，即阳气不足而阴为痹之象"），外证身体不仁（乃气虚血滞、肌肤失养之症）。

2. 病因　素体虚弱，感受外邪。

3. 病机　"阴阳俱微"，血行凝滞，肌肤失养。

4. 治疗方剂　黄芪桂枝五物汤。

（1）功能：益气通痹，调和营卫。

（2）方义：本方为治血痹的主方。方中黄芪为君，益气固卫；桂枝为臣，温通经络，伍黄芪温经益气，振奋卫阳，通行经络，温养肌肤。黄芪得桂枝，固表气而不留邪。芍药敛营和阴，兼除血痹，与芪、桂相伍，温补卫阳，滋养营阴；生姜、大枣配合桂、芍调和营卫。芍、姜、枣三药共佐，其重用生姜者，取其辛温之性，温能助芪、桂振奋卫阳，辛能走表散邪，合桂、芍以畅血行。如此配伍，益气通痹，调和营卫，使药走肌腠，气行血行，血痹可愈。

（3）应用：本方具有温、补、通、调的功效，《金匮要略方论本义》谓"黄芪桂枝五物汤，在风痹可治，在血痹亦可治"。具体应用如下：①血痹病可随症加入当归、防风、鸡血藤以提高疗效。②用于中风病有半身不遂，伴见短气自汗、脉无力者。若兼疼痛可加川芎、地龙以活血通络。③产后身痛，汗出恶风，舌淡脉弱者，亦可用本方随症加味治疗。④现代医学的末梢神经炎、低钙性抽搐、肢端血管舒缩功能障碍、硬皮病等神经、血管、肌肉疾病属气虚血滞者，皆可用本方加减治疗。

【按语】

对"阴阳俱微"，历代医家多从脉象解，认为此"阴阳"是指脉象而言，有谓"阴阳"指尺脉和寸脉，有谓"阴阳"指脉的沉和浮，尤在泾则认为"阴阳俱微，该人迎、趺阳、太溪而言"。这里的"阴阳"指何待考，但此"阴阳俱微"是指营卫气血皆不足，这是形成血痹的主要病机，应当牢记。

【原文】

夫男子平人①，脉大为劳②，极虚亦为劳。（3）

【词解】

①平人：此指外形看来无病，其实内脏气血已经虚损的人。②劳：此指一切虚劳病。

【语译】

男子从外形看来无病，其脉象大的是虚劳病，脉极虚的也是虚劳病。

【辨析】

本条论述虚劳的主脉。

本条所论虚劳的主脉是脉大、脉极虚。"男子"二字是房劳伤肾之意，房事不节，肾精亏虚，阴虚阳浮，则脉象大而中空，按之无力是为大脉；精血亏损，阴损及阳，阳虚鼓动无力，其脉轻按则软，重按极无力，则为极虚之脉。黄元御说："脉大者，表阳离根而外浮……极虚者，里阳亏乏而内空……皆以劳伤元气之故也。"脉大与极虚虽形态不同，但皆以肾精亏损为本，阴损及阳而致阴阳俱损，故曰"男子平人，脉大为劳，极虚亦为劳"。本篇以下诸条，言浮大、弦而大等脉皆为虚阳外越之象；言迟、弱、细、微、涩、芤等脉皆为虚劳阴阳两虚之脉。

【原文】

男子面色薄①者，主渴及亡血，卒喘悸②，脉浮者，里虚也。（4）

【词解】

①面色薄：指面色淡白无华。②卒喘悸：谓病人稍一动作即突然气喘、心悸。卒通"猝"。

【语译】

男子面色淡白无华的，应见口渴、亡血，突然气喘、心悸、脉浮的，是里虚证。

【辨析】

本条论述虚劳阴血不足的脉症。

何知为虚劳？从原文"……里虚也"知本条为里虚证。首冠"男子"二字，亦房劳伤肾，肾精亏虚之意；曰"亡血"知血亏也。从"男子""亡血"知本条系肾精不足，阴血亏虚之证。再看其脉症：面色薄，《素问·五脏生成篇》曰"心之合脉也，其荣色也"，血虚不能荣于面，则面色淡白无华，"面色薄"，血虚之象也。津血同源，血虚则津液不足，口失津润故渴，"渴"，阴血亏虚之症也。肾主纳气，肾虚不能纳气则喘，血虚不能养心则悸。肾虚血亏，稍动则猝然喘悸，故曰"卒喘悸"，示精血亏虚之甚也。阴血不足，阳气浮越，故脉见浮象，其浮必浮而无力，"脉浮"亦血虚之象。综上述分析，知本条述症非一般虚证，乃阴血亏损之虚劳证。《金匮发微》说："此节为望色审证及脉而知虚劳之病也。"

【原文】

男子脉虚沉弦，無寒熱，短氣裏急①，小便不利，面色白，時目瞑②，兼衄，少腹滿，此爲勞使之然。（5）

【词解】

①短气里急：指呼吸短促，腹中拘急。②目瞑：此"瞑"与"眩"通用。目瞑即目眩，两眼昏花的意思。

【语译】

男子的脉虚而沉弦，无恶寒发热，而有呼吸短促、腹中拘急、小便不利、面色㿠白，时而眩晕兼衄血，少腹胀满，这是得了虚劳病的缘故。

【辨析】

本条论述虚劳阴阳两虚之脉症。

脉虚沉弦，是脉虚而兼沉弦，即脉虚沉取带有弦象，其弦必无力。脉虚沉弦又无寒热，非为表证，乃气阴两虚之象。"男子"，房劳伤肾、肾精亏虚之意。短气里急，小便不利，少腹满，皆肾阳虚之症。肾阳虚不能纳气，故短气；肾阳虚不能化气行水，故小便不利，少腹满；肾阳虚不能温煦，故里急。肾阴不足，肝阳偏亢，阴虚阳亢，故时目眩、衄血；血虚不荣于面，故面色白。以上脉症，都属于虚劳的范围，故曰：此为劳使之然。

【原文】

勞之爲病，其脉浮大，手足煩①，春夏劇，秋冬瘥，陰寒②精自出，酸削③不能行。（6）

【词解】

①手足烦：即手足心烦热。②阴寒：此指前阴寒冷。③酸削：指两腿酸软消瘦。

【语译】

虚劳病人，他的脉象浮大，手足心热，春夏季厉害，秋冬季缓解，前阴寒冷精液自出，两腿酸软瘦弱不能行走。

【辨析】

本条主要论述虚劳阴虚证与季节的关系。

从"劳之为病"知本条是论虚劳病。而"脉浮大、手足烦"等，为阴虚阳浮之脉症，所以本条系虚劳阴虚之证。阴虚则阳外浮，所以"脉浮大"，阴虚生内热，故手足烦；阴虚之体，阳本外越，春夏木火炎盛，阴愈虚则阳愈浮，故春夏剧；秋冬金水相生，阴虚得助，加之阳气内藏，故秋冬瘥；由于阴损及阳而致阳虚精关不固，所以阴寒精自出；肾虚则骨弱，故两腿酸软瘦弱不能行走。

【原文】

男子脉浮弱而濇，爲無子，精氣清冷。一作冷。（7）

【语译】

男子之脉浮弱而涩，是无生育能力的脉象，其精液清稀而冷。

【辨析】

本条从脉象论虚劳无子证。

"脉浮"是阴亏阳浮之象，为阴精不能敛阳所致。"脉弱"为真阳不足鼓动无力之象。"脉涩"为精血衰少。脉浮弱而涩，阴阳精血皆不足之象。又曰"无子"，则知本条所述非一般虚证，乃虚劳证也。精气清冷，真阴真阳俱亏之证，精气交亏，精清而不厚，气冷而不温，故为无子。《金匮要略编注》说："此以脉断无子也，男精女血，盛而成胎，然精盛脉亦当盛，涩为精衰，阴阳精气皆为不足，故为精气清冷，则知不能成胎，谓无子也。"

【原文】

夫失精家①，少腹弦急②，陰頭寒③，目眩一作目眶痛髮落，脉極虛芤遟，爲清穀④、亡血、失精。脉得諸芤動微緊，男子失精，女子夢交⑤，桂枝加龍骨牡蠣湯主之。（8）

桂枝加龍骨牡蠣湯方：《小品》云：虚羸浮熱汗出者，除桂，加白薇、附子各三分，故曰二加龍骨湯。

桂枝　芍藥　生薑各三兩　甘草二兩　大棗十二枚　龍骨　牡蠣各三兩

上七味，以水七升，煮取三升，分溫三服。

【词解】

①失精家：指经常梦遗、滑精的人。②少腹弦急：指少腹部紧急不舒的感觉。③阴头寒：即阴茎头寒冷。④清谷：指完谷不化。⑤梦交：指睡梦中性交。

【语译】

经常失精的人，少腹部有紧急不舒的感觉，阴茎头寒冷，眼昏花，头发脱落，脉极虚而芤迟的，会有完谷不化，或失血，或遗精。凡脉见芤或动、或微、或紧的，男子失精，女子梦交，用桂枝加龙骨牡蛎汤治疗。

【辨析】

本条论述失精阴阳两虚的证治。

失精，《景岳全书·遗精》篇谓"梦遗、滑精，总皆失精之病"，可知本条之失精含遗精、滑精之病。原文"夫失精家"指出了本条述症是经常失精者的症状。原文"脉极虚芤迟"是脉极虚而兼芤迟，《医宗金鉴》说："当知极虚为劳，芤则亡血，迟则为寒。"脉极虚芤迟，为清谷，亡血、失精在这里是插笔，其意为：失精者见极虚芤迟的脉象，而清谷、亡血者亦可见此脉象。

原文"脉得诸芤动微紧"，是或见芤动，或见微紧之意。芤动为阳，微紧为阴，这说明本条所述之失精或梦交，不仅阴虚，而且阳亦虚，故本条为阴阳两虚之证。

1.主症　失精，少腹弦急，阴头寒（为失精日久，阴损及阳，肾阳亏损不能温煦所致），目眩，发落（是真阴大亏，精血衰少不能上荣头目之症），脉极虚芤迟（极虚主精气虚，芤主失血，迟主寒，"脉极虚芤迟"乃虚劳之象），脉芤动微紧（示失精、梦交者阴阳两虚）。

2.病因　劳神过度，恣情纵欲，心有妄想。

3.病机　阴阳两虚。

4.治疗方剂　桂枝加龙骨牡蛎汤。

（1）功能：调阴阳，固精气。

（2）方义：本方由桂枝汤加龙骨、牡蛎组成。方用桂枝汤调和营卫，加龙骨、牡蛎潜阳固涩。阳能固摄，阴能内守，精不外泄而失精之症愈。

（3）应用：①男子失精，女子梦交，心悸目眩，精神恍惚，身体瘦弱，小便清长，舌质淡，脉沉迟无力，或虚大而芤等属阴阳两虚者可用本方治疗。若滑精者可加山茱萸、覆盆子等，气虚者酌加人参、黄芪。②自汗、盗汗，心悸多梦，舌淡苔薄，脉来无力者，可用本方酌加黄芪、五味子。③有报道用本方治遗尿、乳泣、亡血而获卓效者，可资临床参考。

【原文】

男子平人，脉虚弱细微者，喜盗汗也。（9）

【语译】

男子外形看来是无病的人，而其脉虚弱细微的，易出虚汗。

【辨析】

本条论述虚劳盗汗的脉象。

盗汗，是入睡后身有汗出，醒后汗止。一般认为盗汗为阴虚，自汗为阳虚，而本条之盗汗则是虚劳阴阳两虚。"脉虚弱细微"是本条所述盗汗的脉象，此脉象反映了本条所论盗汗的病机是虚劳阴阳两虚。这从下面两个方面可以看出：一是"男子平人，脉虚弱细微者，喜盗汗也"。男子从外形看来无病，而他的脉虚弱细微，这说明什么？说明男子虽然外形无病，而内里已经虚衰，这是房劳伤肾、肾精亏损、阴损及阳、阴阳两虚所致。阳虚不能固外，阴虚不能内守，所以喜盗汗。二是根据《濒湖脉学》，其认为：脉虚主气虚自汗等；脉弱主阴虚阳衰，多惊多汗等；脉细主血虚和诸虚劳损、伤精汗泄等；脉微主气血微，男子劳极诸虚等。所以，本条脉虚弱细微实际反映的是虚劳阴阳两虚之证。尤在泾说："……脉虚弱细微，则阴阳俱不足矣。阳不足者不能固，阴不足者不能守，是其人必善盗汗。"

【按语】

本条盗汗属阴阳两虚，可用桂枝加龙骨牡蛎汤，或用《小品》中的二加龙骨汤（即桂枝加龙骨牡蛎汤去桂枝，加附子、白薇）治疗。如属阴虚火旺的盗汗，其脉弦细而数，伴见五心烦热、舌红少苔等，可用当归六黄汤（当归、生地黄、熟地黄、黄连、黄芩、黄柏、黄芪）加减治疗。

【原文】

人年五六十，其病脉大者，痹侠背行①，若肠鸣、马刀侠瘿②者，皆为劳得之。（10）

【词解】

①痹侠（jiā 夹）背行：指脊柱两旁肌肤有麻木感。侠通"夹"。②马刀侠瘿：或称瘰病。结核生于腋下名马刀，生于颈旁名侠瘿，二者常同时存在。

【语译】

人到五六十岁，其病见脉大的，脊柱两旁肌肤有麻木感，如果肠鸣，腋下、颈旁生瘰病的，都是由虚劳所引起。

【辨析】

本条论虚劳脉大的三种病证。

人到五六十岁，阳气与精血已衰，精血衰则脉道失充，阳气衰则鼓动无力，故其病脉大按之无力。据"脉大为劳"，知本条的脉大主虚劳。本条所述的虚劳脉大可见"痹侠背行""肠鸣""马刀侠瘿"三种病证。阳虚风邪乘之，太阳经脉受阻，脊柱两旁肌肤失养，故见"痹侠背行"；脾肾阳虚失于温运，故见"肠鸣"；阴虚阳浮，虚火上炎与痰搏结，故见"马刀侠瘿"。三证虽有阳虚风乘、阳虚不温、阴虚火旺之不同，但均由虚劳引起，所以原文说"皆为劳得之"。

【原文】

脉沉小迟，名脱气①，其人疾行则喘喝②，手足逆寒，腹满，甚则溏泄，食不消化也。（11）

【词解】

①脱气：此指阳气虚衰。②喘喝：即气喘有声。

【语译】

脉沉小而迟，名叫脱气。其人急快行走就气喘有声，手足逆冷，腹部胀满，严重时大便稀薄，这是因为食物不消化的缘故。

【辨析】

本条论述脾肾阳气虚衰的脉症。

本条所论述的脾肾阳气虚衰的脉症是：脉沉小迟、疾行则喘喝、手足逆冷、腹满、溏泄、食不消化。脉沉主里，小主虚，迟主寒，脉沉小迟是脾肾虚寒之象。肾虚不能纳气，脾虚中气下陷，故疾行则喘喝；四肢为诸阳之本，阳气虚不能达于四肢，故手足逆冷；脾胃阳虚、腐熟运化水谷的功能减退，故腹满、溏泄而食不消化。

本条脉症与胃和肾关系密切，但其中以脾胃症状较明显。关于本证的治法，前人多主张用理中汤加附子，以温补脾肾之阳，可资参考。引《医宗金鉴》对本条原文的注解如下：脉沉、小、迟，则阳大虚，故名脱气。脱气者，谓胸中大气虚少，不充气息所用，故疾行则喘喝也。阳虚则寒，寒盛于外四末不温，故手足逆冷也。寒盛于中，故腹满溏泄，食不消化也。

【原文】

脉弦而大，弦则爲减，大则爲芤，减则爲寒，芤则爲虚，虚寒相搏，此名爲革。婦人则半産①漏下②，男子则亡血失精。（12）

【词解】

①半产：即妊娠不足月生产。《医宗金鉴》曰："五六月堕胎者，谓之半产。"②漏下：指不在行经期间阴道下血、淋漓不断。

【语译】

脉弦而大，弦脉重按减弱的为减，脉大而中空的为芤，弦脉重按减弱的主寒，大而中空的芤脉主虚，虚寒相搏，名为革脉。革脉在妇人主半产漏下，在男子主亡血失精。

【辨析】

本条论述革脉的主病。

弦而芤的脉为革脉。本条脉弦而大，和革脉有何关系？原文"脉弦而大，弦则为减，大则为芤"，知脉弦而大即脉弦而芤，亦即革脉。故曰"脉弦而大，弦则为减，大则为芤，减则为寒，芤则为虚，虚寒相搏，此名为革"。

本条革脉含弦、大两象，但弦脉是按之不移，而革脉之弦按之则减弱，故曰"弦则为减"；大脉是洪大有力，但革脉之大是大而中空，大而中空的脉为芤脉，故曰"大则为芤"。弦脉按之减弱主寒，故曰"减则为寒"，芤脉主虚，故曰"芤则为虚"。这两种脉相合是革脉，故曰"虚寒相搏，此名为革"。脉弦而大与革脉的关系，简示如下：

$$脉弦而大 \begin{cases} 弦则为减……减则为寒 \\ 大则为芤……芤则为虚 \end{cases} 虚寒相搏（即弦芤相合）为革脉$$

革脉外强中空，如按鼓皮，主精血亏虚，阴虚阳浮。妇女见革脉主半产、漏下，男子见革脉主亡血、失精。

【原文】

虚劳裏急、悸、衄、腹中痛、夢失精、四肢痠疼、手足煩熱、咽乾口燥，小建中湯主之。（13）

小建中湯方：

桂枝三兩（去皮） 甘草三兩（炙） 大棗十二枚 芍藥六兩 生薑二兩 膠飴一升

上六味，以水七升，煮取三升，去滓，内膠飴，更上微火消解，温服一升，日三服。嘔家不可用建中湯，以甜故也。《千金》療男女因積冷氣滯，或大病後不復常，苦四肢沉重，骨肉痠疼，呼吸少氣，行動喘乏，胸滿氣急，腰背强痛，心中虚悸，咽乾脣燥，面體少色，或飲食無味，脇肋腹脹，頭重不舉，多臥少起，甚者積年，輕者百日，漸致瘦弱，五藏氣竭，則難可復常，六脉俱不足，虚寒乏氣，少腹拘急，羸瘠百病，名曰黄耆建中湯，又有人参二兩。

【语译】

虚劳病人腹中拘急、心悸、流鼻血、腹中痛、睡梦中遗精、四肢酸疼、手足烦热、咽干口燥，用小建中汤治疗。

【辨析】

本条论述虚劳阴阳两虚的证治。

人体阴阳是相互维系的。虚劳日久，阴损及阳，阳损及阴，致阴阳两虚之证。阳虚生外寒，阴虚生内热，当阴阳两虚时就会出现寒热错杂之症。

1.主症 虚劳里急、腹中痛（为阳虚，寒偏盛之症），梦失精（是肾虚不固，阴精不能内守所引起）、衄、手足烦热、咽干口燥（乃阴虚阳亢之症）、悸（因心血虚）、四肢酸疼（气血两虚，四肢失养所致）。

2.病因 （见"虚劳"病概述中的病因）。

3.病机 阴阳两虚，偏于阳虚。

4.治疗方剂 小建中汤。

此阴阳两虚，寒热错杂之证，在治疗上正如《灵枢·始终》所说："阴阳俱不足，补阳则阴竭，泻阴则阳脱，如是者，可将以甘药，不愈，可饮以至剂。"《金匮要略心典》云："欲求阴阳之和者，必于中气，求中气之立者，必以建中也。"故本条治疗用小建中汤。

（1）功能：甘温建中，调和阴阳。

（2）方义：本方由桂枝汤倍芍药加胶饴组成。方中甘草、大枣、胶饴甘以建中；此三药配辛味的生姜、桂枝，则辛甘化阳，且可调和营卫；该三药配酸味之芍药，则酸甘化阴，尚能缓急止痛。诸药相伍，目的在于建立中气、调和阴阳。中气健则气血生化正常，阴阳调和则寒热错杂之证除矣。

（3）应用：胃痛、腹痛、发热、眩晕、吐血、便血等病属脾胃阳虚或阴阳两虚偏于阳虚者，皆可以本方随症加减应用。

【原文】

虚劳里急，诸不足，黄耆建中汤主之。於小建中湯內加黃耆一兩半，餘依上法。氣短胸滿者加生薑；腹滿者去棗，加茯苓一兩半，及療肺虛損不足，補氣加半夏三兩。（14）

【语译】

虚劳病人腹中拘急，气血阴阳都不足，用黄芪建中汤主治。

【辨析】

本条原文承上条原文继续论述虚劳阴阳两虚的证治。

黄芪建中汤由小建中汤加黄芪一两半组成。可知本方补气之功大于小建中汤。以方测其脉症，小建中汤主治的各症伴见少气自汗、恶风、倦怠乏力、脉微而弱等均为黄芪建中汤的主治症。

本方证的病因同小建中汤，而其阴阳两虚的病机较小建中汤阳虚的程度更甚。

虚劳病人腹中拘急，气血阴阳皆不足，用黄芪建中汤温中补虚，调和阴阳主治。方中的小建中汤甘温建中，调和阴阳，加黄芪益气补虚，以愈虚劳里急，诸不足之证。

胃及十二指肠溃疡病，症见脘痛绵绵，喜温喜按，饮食减少，神疲乏力，舌质淡，脉细弱等属脾胃虚寒者，用黄芪建中汤加减治疗有较好的效果。

【原文】

虚劳腰痛，少腹拘急，小便不利者，八味肾气丸主之。方见脚气中。（15）

【语译】

虚劳病腰痛，少腹拘急，小便不利的，用八味肾气丸主治。

【辨析】

本条论述虚劳肾阳不足的证治。

1. 主症　虚劳腰痛（腰为肾之府，肾阳虚不能温养腰部，故腰痛），少腹拘急，小便不利（均为肾阳虚，不能化气行水所致）。

2. 病因　本篇"概述内容"中"虚劳"的"病因"以后天因素为多见。

3. 病机　肾阳亏虚。

4. 治疗方剂　八味肾气丸。

（1）功能：温补肾阳。

（2）方义：本方为补肾的常用方，虽能并补阴阳，但以补阳为主。方用少量温热药于滋补药中，是取其从阴引阳之意，此即张景岳所说"善补阳者，必于阴中求阳，则阳得阴助而生化无穷"之理。方中干地黄（后世多用熟地黄）滋阴补肾、填精益髓，《本草经疏》谓"干地黄乃补肾家之要药，益阴血之上品"；山茱萸补肝肾、涩精气；茯苓、薯蓣（即山药）健脾益肾；附子、桂枝温肾助阳，二药与地黄配伍，一阴一阳，阴得阳生，阳得阴化，阴阳相济，则生化无穷；泽泻、牡丹皮降相火，既防桂枝、附子之燥烈，又制虚阳之浮动。泽泻与茯苓可渗湿利水。泽泻、牡丹皮与地黄、山茱萸、薯蓣配伍，则补中有泻使补而不滞。诸药相伍，以"补阴之虚，可以生气；助阳之弱，可以化水"（《金匮要略心典》）。观全方药性偏温，以温补肾阳为其主要功能。

从上述方义可知，仲景立此方不在峻补其肾阳，而在微微生火，使其阴阳协调，肾气自健，肾阳可复，故此药丸以"肾气"名之。

（3）应用：①腰痛脚弱，腰以下常有冷感，少腹拘急，小便不利或频数，或尿有余沥，阳痿早泄，以及痰饮、消渴、水肿等属于肾阳亏虚者，皆可用本方随症化裁治疗。②现代医学之肺气肿、肺源性心脏病、慢性肾炎、糖尿病、更年期综合征等病属肾阴阳两虚而以肾阳虚为主者，均可随症加减应用。

【按语】

前"中风历节病脉证并治第五"的附方中有"崔氏八味丸",其组成药物、剂量、用法均与本条之八味肾气丸相同,二者有何关系?崔氏八味丸即本条之八味肾气丸,又称"金匮肾气丸""肾气丸"等,是崔知悌收载仲景之方,非崔氏之方,故其方药、剂量、用法皆同八味肾气丸。如丹波元简说:"案《外台·脚气不随门》载崔氏方,凡五条,第四条云:若脚气上入少腹,少腹不仁,即服张仲景八味丸……旧唐经籍志,崔氏《纂要方》十卷,崔知悌撰(原注:新唐艺文志,崔行功撰),所谓崔氏其人也。不知者,或以为仲景收录崔氏之方,故详及之。"

【原文】

虚劳诸不足,风气①百疾,薯蓣丸主之。(16)

薯蓣丸方:

薯蓣三十分　当归　桂枝　麹　乾地黄　豆黄卷各十分　甘草二十八分　人参七分　芎藭　芍药　白术　麦门冬　杏仁各六分　柴胡　桔梗　茯苓各五分　阿胶七分　乾薑三分　白蔹二分　防风六分　大枣百枚(为膏)

上二十一味,末之,炼蜜和丸,如弹子大,空腹酒服一丸,一百丸为剂。

【词解】

①风气:此指病邪。

【语译】

虚劳病气血阴阳都不足,感受风邪引起的多种疾病,用薯蓣丸主治。

【辨析】

本条论述虚劳兼风邪的治法。

本条只言"虚劳诸不足,风气百疾"之证和"薯蓣丸主之"之治,而不言具体症状,可知本条非为某一病而设,是为"虚劳诸不足,风气百疾"之证立一统治之法(即扶正祛邪之法),并处一基本治方以启迪后学。凡虚劳正虚感受风邪引起的多种疾病,皆可采用扶正祛邪之法,并仿薯蓣丸组方治疗。

虚劳病气血阴阳都不足者,抵抗病邪之力薄弱,易受邪而成虚劳正虚感邪之证。此时补虚则恋邪,祛邪则伤正,应扶正以祛邪。薯蓣丸以扶正为主,寓祛邪于扶正之中，有扶正不恋邪，祛邪不伤正之功。对本条方证再分项分析如下：

1. 病证　虚劳诸不足，风气百疾（乃正虚邪侵之证）。

2. 病因　正气亏虚，感受风邪。

3. 病机　正虚邪侵。

4. 治疗方剂　薯蓣丸。

（1）功能：补脾胃，益气血，祛风邪。

（2）方义：脾胃为后天之本，气血生化之源，气血阴阳诸不足者，只有脾胃健，饮食增，气血充足，其虚才可恢复，故本证以薯蓣丸重用薯蓣补脾胃，疗虚损为主药；辅以四君（即人参、白术、茯苓、甘草）合干姜、大枣益气温中；四物（当归、芍药、干地黄、川芎）合麦门冬、阿胶养血滋阴；桂枝、防风、柴胡疏散风邪；桔梗、杏仁、白蔹理气开郁；豆黄卷、神曲化湿调中。诸药合而成方，扶正祛邪，补中寓散，以愈正虚邪侵之证。

（3）应用：凡虚劳气血阴阳俱虚，外兼风邪，症见头晕目眩、倦怠乏力、不思饮食、微有寒热、骨节酸痛、舌淡、脉弦按之无力，治之不可专补，专散者，此方可以效法。

【原文】

虚劳虚烦不得眠①，酸枣仁汤主之。（17）

酸枣仁汤方：

酸枣仁二升　甘草一两　知母二两　茯苓二两　芎藭二两《深师》有生姜二两。

上五味，以水八升，煮酸枣仁，得六升，内诸药，煮取三升，分温三服。

【词解】

①虚烦不得眠：指心中郁郁而烦，虽卧而不得入睡。

【语译】

虚劳病人虚烦，虽卧而不能入睡的，用酸枣仁汤主治。

【辨析】

本条论述虚劳阴虚失眠的证治。

1. 主症　虚劳虚烦不得眠（为阴血不足，虚热内扰所致）。

《三因极一病证方论》说："外热曰燥，内热曰烦，虚烦之证，内烦身不觉热，头目昏疼，口干咽燥不渴，清清不寐，皆虚烦也。"

2.病因　见本篇"概述内容"中"虚劳"的"病因"。

3.病机　阴血亏虚，虚热内扰。

4.治疗方剂　酸枣仁汤。

（1）功能：养阴清热，除烦安神。

（2）方义：酸枣仁养肝阴、安心神，主治失眠为君药；知母养阴清热为臣药；茯苓宁心安神；川芎理血疏肝，与茯苓共为佐药。使以甘草清热缓急，调和诸药。五药相合，而成养阴清热、除烦安神之剂。

（3）应用：①虚劳虚烦不眠，头目昏眩，心悸盗汗，口燥咽干，脉虚而弦等属阴血亏虚，虚热内扰者，可用本方加味治疗，如兼血虚者，可加当归、阿胶；内热口苦者加焦栀子、玄参等。②久病神经衰弱而见阴血亏虚，虚热内扰之症者，亦可用本方随症加味治疗。

【原文】

五劳虚极羸瘦，腹满不能飲食，食傷，憂傷、飲傷、房室傷、饑傷、劳傷，經絡榮衛氣傷，內有乾血，肌膚甲錯①，兩目黯黑②。緩中補虛③，大黃䗪蟲丸主之。（18）

大黃䗪蟲丸方：

大黃十分（蒸）　黃芩二兩　甘草三兩　桃仁一升　杏仁一升　芍藥四兩　乾地黃十兩　乾漆一兩　蝱蟲一升　水蛭百枚　蠐螬一升　䗪蟲半升

上十二味，末之，煉蜜和丸小豆大，酒飲服五丸，日三服。

【词解】

①肌肤甲错：形容肌肤粗糙，如鳞甲交错之状。②两目黯（àn暗）黑：即两眼周围呈黯黑色。③缓中补虚：逐瘀峻剂以丸服之，意在缓攻之中求补虚之效，以达扶正不留瘀，祛瘀不伤正的作用，即曰"缓中补虚"。

【语译】

由于五劳而致身体极虚瘦弱，腹满不能饮食，是饮食不节，忧思过度，饮酒过量，房事不节，饥饿，过度劳累所引起，经络和营卫之气伤，内有瘀血，肌肤粗糙如鳞甲状，两眼周围呈黯黑色，当缓中补虚，用大黄䗪虫丸治疗。

【辨析】

本条论述虚劳有瘀血的证治。

"五劳虚极羸瘦"，虚劳病也。"内有干血"，谓体内有瘀血也。

1. 主症　虚极羸瘦（虚损至极，气血不能荣养肌体所致），腹满不能饮食（由脾胃虚弱，运化失常引起），肌肤甲错，两目黯黑（均为瘀血内停，肌肤失养之症）。

2. 病因　食伤、忧伤、饮伤、房室伤、饥伤、劳伤。

3. 病机　气血亏虚，瘀血内停。

4. 治疗方剂　大黄䗪虫丸。

（1）功能：缓中补虚。

（2）方义：此为久病正虚血瘀缓治之方。方中大黄、䗪虫、桃仁、虻虫、蛴螬、水蛭、干漆活血化瘀；芍药、干地黄养血补虚；杏仁理气；黄芩清热；甘草、白蜜补气缓中。诸药相合，药虽峻猛，以丸服之意在缓攻，使瘀血去，新血生，气血渐复。唐容川说："旧血不去，则新血断不能生。……必去其干血，而后新血得生，乃望回春。"

（3）应用：目前本方在临床应用较广。①虚劳羸瘦，症见腹满不能饮食，肌肤干涩，甚则甲错，两目黯黑，舌有瘀斑，脉沉细而涩等。②妇女经闭，或腹痛拒按，面黄肌瘦，舌质紫暗或有瘀斑，脉沉涩而弦等属虚劳有瘀血者。③现代医学的肝脾肿大、肝硬化、子宫肌瘤及腹部术后肠粘连疼痛等病皆可酌情选用，久服多有良效，用酒饮服可活血而助药力。

附　方

天雄散方：

天雄三两（炮）　白术八两　桂枝六两　龙骨三两

上四味，杵为散，酒服半钱匕，日三服，不知，稍增之。

按：本方缺主治证，据《方药考》云："此为补阳摄阴之方，治男子失精，腰膝冷痛。"

《千金翼》炙甘草汤一云复脉汤，治虚劳不足，汗出而闷，脉结悸，行动如常，不出百日，危急者，十一日死。

甘草四兩（炙） 桂枝 生薑各三兩 麥門冬半升 麻仁半升 人
參 阿膠各二兩 大棗三十枚 生地黃一斤

上九味，以酒七升，水八升，先煮八味，取三升，去滓，內膠消盡，
溫服一升，日三服。

《肘後》獺肝散：治冷勞，又主鬼疰一門相染。

獺肝一具

炙乾末之，水服方寸匕，日三服。

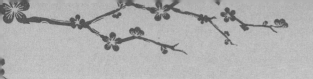

肺痿肺痈咳嗽上气病脉证并治第七

一、简释篇名

本篇为《金匮》第7篇，论述肺痿、肺痈、咳嗽上气病的脉证与治疗。由于这三种病的病变部位均在肺，其疾病的变化存在着相互转化的关系，所以合为一篇论述。

二、概述内容

本篇原文共15条，方剂15首（含附方5首）。

（一）肺痿病

1. 定义、命名　肺痿病是以肺气痿弱不振为病机，以咳吐浊唾涎沫为主要症状的慢性虚弱性疾病。其命名，尤在泾曰"痿者，萎也，如草木之萎而不荣"，肺痿因肺气萎弱不用而名。

2. 主症　咳吐浊唾涎沫。

3. 病因病机　本病多继发于其他疾病或误治之后，如发汗太多、频频呕吐，或因大便秘结屡用峻下剂等重亡津液；其病机，虚热肺痿是肺胃津伤、阴虚内热；虚寒肺痿是上焦阳虚、肺中虚冷。

4. 治疗原则　虚热者养阴、益气、清热；虚寒者温肺复气。

5. 与现代医学病名联系　肺痿的临床表现与肺不张等病相类似。

（二）肺痈病

1. 定义、命名　肺痈病是以热邪郁肺为病机，以咳嗽、胸痛、吐腥臭脓痰等临床表现为特征的病证，肺痈因肺生痈脓而得名。

2.主症　发热、咳嗽、胸痛、吐腥臭脓痰。

3.病因病机　病因是外感风热病邪；病机是风热郁肺，热聚成痈。

4.治疗原则　清热、解毒、排脓是其基本治则。

5.与现代医学病名联系　肺痈病的临床表现和肺脓疡、化脓性肺炎等疾病相类似。

（三）咳嗽上气病

1.定义、命名　咳嗽上气即咳嗽气喘。本篇所论是以外邪内饮，肺失肃降为病机，以咳嗽气喘、不能平卧或喉中有水鸡声为临床表现的病证。依据症状命名。

2.主症　咳嗽、气喘、不能平卧，喉中有水鸡声。

3.病因病机　病因多为外邪内饮，或素有痰饮；病机以寒饮郁肺、痰浊壅肺、饮热迫肺、寒饮夹热为多见。

4.治疗原则　宣肺化饮，降逆平喘。

5.与现代医学病名联系　咳嗽上气病与支气管哮喘、肺气肿等病的临床表现相类似。

三、辨析原文

【原文】

问曰：热在上焦者，因欬為肺痿。肺痿之病，從何得之？師曰：或從汗出，或從嘔吐，或從消渴①，小便利數，或從便難，又被快藥②下利，重亡津液，故得之。

问曰：寸口脉數，其人欬，口中反有濁唾涎沫③者何？師曰：為肺痿之病。若口中辟辟④燥，欬即胸中隱隱痛，脉反滑數，此為肺癰，欬唾膿血。

脉數虛者為肺痿，數實者為肺癰。（1）

【词解】

①消渴：指口渴不已，饮水即消，包括消渴病与消渴症。②快药：指泻下峻猛之药。③浊唾涎沫：稠痰稀痰。浊唾指稠痰，涎沫指稀痰。④辟辟：形容

口中干燥状。

问：热在上焦的人，因为咳嗽而造成肺痿。肺痿这种病是怎样得的呢？老师答：有的是发汗太多，有的是频频呕吐，有的是由于消渴病而小便过多，有的是因大便秘结而屡用峻下药，反复地损伤津液，所以就得了这个病。

问：病人寸口脉数，咳嗽，口中反有稠痰或稀涎，这是为什么呢？老师答：这是肺痿病。如果口中特别干燥，咳嗽时胸中隐隐作痛，脉反滑数有力，这是肺痈病，当咳吐脓血。

脉数而无力者是肺痿，脉数而有力者是肺痈。

【辨析】

本条论述肺痿的成因，肺痿和肺痈的主症及鉴别诊断。

本条分三段理解：第一段叙述肺痿的成因；第二段指出肺痿、肺痈的主症；第三段以脉象对肺痿、肺痈进行鉴别诊断。

"热在上焦者，因咳为肺痿"一句是虚热性肺痿的病因总纲。造成热在上焦的原因大致有过多地出汗、频频呕吐、消渴病小便频数、便难用峻下药，这几种情况均可使津液反复损伤，虚热内生，上灼于肺，肺气上逆则咳，日久不愈，肺气痿弱，即形成肺痿。

第二段指出肺痿的主症是寸口脉数、咳嗽、咳吐浊唾涎沫。寸口脉数是热在上焦之象。虚热灼肺、肺气不利出现咳嗽。阴虚内热，本应干咳无痰，反而咳吐浊唾涎沫，这是因为久咳肺气虚弱，不能输布津液，津液被热灼而为浊唾涎沫，随肺气上逆而咳出。肺痈的主症是口干燥、咳嗽胸痛、咳唾脓血、脉滑数。主要责之实热之邪在肺，肺气不利，热聚成痈。实热壅肺，肺气不利，则口干燥、咳嗽胸痛、脉滑数；热聚成痈，痈溃脓出故咳唾脓血，此与虚热性肺痿显然不同。

第三段从脉象上论述虚热性肺痿与肺痈不同。虽然都是肺部的病变，皆由热引起，均有咳嗽和脉数，但肺痿之热属于虚热，肺痈之热属于实热。故肺痿之脉数而无力，肺痈之脉数而有力，一虚一实，病机明然。

【按语】

关于"咳吐脓血"一症，注家有不同看法，有的认为"咳吐脓血"是肺痈独有之症；有的认为“咳吐脓血”是肺痿、肺痈共同的症状，应列为第三段。但临床所见，“咳吐脓血”多是肺痈的主症。至于后者之见，可供参考。

【原文】

问曰：病欬逆，脉之^①何以知此爲肺癰？當有膿血，吐之則死，其脉何類？師曰：寸口脉微^②而數，微則爲風，數則爲熱；微則汗出，數則惡寒。風中於衞，呼氣不入；熱過^③於榮，吸而不出。風傷皮毛，熱傷血脉。風舍^④於肺，其人則欬，口乾喘滿，咽燥不渴，多唾濁沫，時時振寒。熱之所過，血爲之凝滯，蓄結癰膿，吐如米粥。始萌^⑤可救，膿成則死。（2）

【校勘】

“多唾浊沫”：“多”字，徐容本、赵开美本作“时”。本书从之。

【词解】

①脉之：动词，即诊脉。②微：作“浮”字理解。《医宗金鉴》有脉微之“微”字，当是“浮”字。③过：作“至”字解，到达的意思。④舍：作“留”字解。⑤始萌：指病的开始阶段。

【语译】

问：咳嗽气逆的病人，诊脉怎样知道他患的是肺痈？一定是有脓血，等到吐脓血就难治了，他的脉象究竟是怎样的？老师答：寸口脉浮而数，浮是感受风邪，数则为发热现象。脉浮则有汗，脉数则兼恶寒。风中于卫，可随呼气而出；热邪进入营血，可随吸气深入内部。当风邪由皮毛经血脉留舍肺，病人出现咳嗽、口干、气喘、胸满、咽喉干燥而不渴、吐出大量的浊唾涎沫、时时寒战。病情进一步发展，热邪深入营血，血因热邪的熏灼而发生凝滞，热与血蓄结成为痈脓，吐出如米粥样的脓痰。病在初起，容易救治，若脓成溃破，就不容易治疗。

【辨析】

本条论述肺痈的病因病机、脉证和预后。

肺痈的病因是风热袭肺引起，其病理变化大致可分为三个阶段：表证期、酿脓期和溃脓期。

表证期：即原文中所说的“风伤皮毛”阶段，可见恶寒发热、汗出、咳嗽、脉浮数等，由风热外袭，肺气不宣所致。

酿脓期：即原文中所说"风舍于肺"的阶段，主要表现咳嗽喘满、口干咽燥不渴、胸痛、咳吐臭痰、时时振寒，其病机责之热毒壅肺，肺气不利。

溃脓期：由于热毒壅盛，血败肉腐痈脓破溃，症见咳吐脓血、形如米粥、腥臭异常。

上述肺痈的形成，经历了由轻到重，由浅入深，由皮毛到血脉，由卫到气以致血分，由正盛邪实到正虚邪实的发展变化过程。可见病的初起容易治疗，痈脓破溃正虚邪实则不易治疗，故曰"脓成则死"，"死"字不可拘泥，应当"活"看，意在启示后人对肺痈病应早期诊治。

【按语】

原文中"风中于卫，呼气不入；热过于荣，吸而不出"二句，有注家认为是呼吸迫促，难出难入。如《医宗金鉴》曰："呼气不入，吸气不出，乃言其气呼吸气促，难出难入……。"本文并非言其症状，而是阐明形成肺痈的病理变化，即肺痈初期，肺卫受邪，其病尚浅，及时治疗，邪气易除，这是"呼气不入"的内含。若治疗失时，邪热深入血分，其病较重，这是"吸而不出"的本意。又肺痈初期，风热为患，故其脉浮数，与外感风热表证相似，所不同者，肺痈初期有"咳即胸痛"的特征，所以在用辛凉之品疏散风热的同时，必须注意清肺化痰，以免延误病情。

【原文】

上氣①面浮腫，肩息②，其脉浮大，不治；又加利尤甚。（3）

上氣喘而躁者，屬肺脹③，欲作風水④，發汗則愈。（4）

【词解】

①上气：指气逆而上。②肩息：气喘而抬肩呼吸，是呼吸极其困难的表现。③肺胀：病名，以胸部胀满喘咳为主症。④风水：病名，水气病之一。（详见本书"水气病脉证并治第十四"。）

【语译】

病人喘急上气，颜面浮肿，气喘抬肩，呼吸困难，同时见到脉象浮大，这是不治之证，再加上下利，病情就更危险了。

病人气逆喘息而兼烦躁的，这是属于肺胀病，将有形成风水浮肿之可能，用汗法可以治愈。

【辨析】

这两条论述上气证有虚、实两种病情。

第3条是论上气属正虚气脱的症状和预后。其辨证关键在于"其脉浮大，不治"一句，如喘兼脉浮大无力，按之无根，是肾阳衰竭，不能纳气，阳气外越之象。阳气衰微，水气上犯，必见面浮肿，此属阳虚气浮于上的重证，尚可用扶正固脱的方法治疗。假若再加下利，则为阳越于上，阴脱于下，脾肾衰败，阴阳离决之险恶证候，故曰"又加利尤甚"。此时虽病情垂危，若及时抢救，亦非绝对"不治"。

第4条是论上气属邪实气闭的症状和治法。前条言虚喘，本条言实喘。其肺胀多由风邪外束，水饮内停，邪实气闭，肺失宣降所致，故见上气而躁。肺为水之上源，主通调水道，下输膀胱，肺气壅塞，肃降失职，水溢肌表，可转为风水，治宜宣肺发汗，使水饮与外邪从汗而解，故云"发汗则愈"。

【原文】

肺痿吐涎沫而不欬者，其人不渴，必遗尿^①，小便数，所以然者，以上虚^②不能制下故也。此爲肺中冷，必眩，多涎唾，甘草乾薑湯以温之。若服湯已渴者，屬消渴。（5）

甘草乾薑湯方：

甘草四兩（炙）　乾薑二兩（炮）

上哎咀，以水三升，煮取一升五合，去滓，分温再服。

【校勘】

"以温之"：《脉经》作"以温其脏"，后无"若服汤已渴者，属消渴"9个字。《备急千金要方》作"若渴者，属消渴法"7个字，为小注。

【词解】

①遗尿：指小便失禁。②上虚：指肺气虚。

【语译】

肺痿病人只吐涎沫而不咳嗽，口不渴，必定有遗尿和小便频数，所以出现这些症状是因为上焦肺气虚弱，不能制约下焦的缘故。这是因为肺中虚寒，必定头眩，频吐稀痰，用甘草干姜汤以温其脏。若服药后出现口渴的，属于消渴病。

【辨析】

本条论述虚寒肺痿的证治。

1. 主症　不咳、不渴（上焦虚寒所致），吐涎沫（上焦阳虚，气不摄津之症），遗尿、小便数（肺气虚寒，治节失职），头眩（责之上焦虚寒，清阳不升）。

2. 病因　素体阳虚或虚热肺痿失治。

3. 病机　上焦虚寒，肺气虚弱。

4. 治疗方剂　甘草干姜汤。

（1）功能：温肺复气。

（2）方义：炙甘草甘温补虚，干姜辛温散寒，甘辛合用，重在温中焦之阳以养肺，乃培土生金之意。肺气得复，治节有权，诸症自愈。

（3）应用：甘草干姜汤可治疗胃脘痛、泄泻、眩晕、咳喘等病证属脾肺阳虚者，症见脉迟、舌淡、苔白、不渴者方可用之。

【按语】

肺痿临床以阴虚火旺者多见，但日久不愈，失治或误治，可导致阴虚及阳，肺中虚冷而成虚寒性肺痿，也有素体阳虚所致者。至于条文中"若服汤已渴者，属消渴"九字，文义难明，存疑待考。

【原文】

欬而上氣，喉中水雞聲①，射干麻黃湯主之。（6）

射干麻黃湯方：

射干十三枚一法三兩　麻黃四兩　生薑四兩　細辛　紫菀　款冬花各三兩　五味子半升　大棗七枚　半夏（大者，洗）八枚一法半升

上九味，以水一斗二升，先煮麻黃兩沸，去上沫，內諸藥，煮取三升，分溫三服。

【词解】

①水鸡声：形容喉间痰鸣声连连不绝，好像田鸡的叫声。水鸡就是田鸡，俗称蛙。

【语译】

咳嗽气喘的病人，喉中有水鸡叫样的痰鸣声，用射干麻黄汤主治。

【辨析】

本条论述寒饮郁肺的咳喘证治。

1. 主症　咳嗽，气喘（因寒饮郁肺，肺气不降），喉中水鸡声（痰阻气道，痰气相击所致）。

2. 病因　寒饮内停，复感外寒。

3. 病机　寒饮郁肺，肺失肃降。

4. 治疗方剂　射干麻黄汤。

（1）功能：散寒化饮，宣肺降逆，止咳平喘。

（2）方义：方中射干化痰利咽，麻黄宣肺散寒，生姜、细辛、紫菀、款冬花化饮止咳，半夏降逆燥湿，与射干同伍，可有消痰止咳利咽之功。五味子、大枣安中敛肺，与麻黄、细辛、生姜、半夏诸辛散之品同用，使散中有收。综合全方，有宣有降，有开有合，宣不碍降，合不敛邪，祛邪不伤正，共奏散寒止咳、化痰、平喘之效。

（3）应用：射干麻黄汤可用于治疗支气管哮喘、支气管炎等属寒饮郁肺者。

【按语】

本条述症简略，从射干麻黄汤的作用来推测，除有以上症状外，尚有胸膈满闷、不能平卧、吐白稀痰、舌苔白滑等症。本方治疗咳嗽气喘属寒饮郁肺者有较好疗效。前人对哮喘病曾提出"在上治肺，在下治肾，发时治上，平时治下"的原则，临证时应借鉴。

【原文】

欬逆上氣，時時吐唾濁①，但坐不得眠，皂莢丸主之。（7）

皂莢丸方：

皂莢八兩（刮去皮，用酥炙②）

上一味，末之，蜜丸梧子大，以枣膏和汤服三丸，日三夜一服。

【词解】

①吐唾浊：指吐出黏稠痰。②酥炙：即药物上涂羊奶或牛奶制成奶油后用火烘烤。酥，是羊奶、牛奶所制之奶油。

【语译】

咳嗽气喘，时时吐出稠痰，只能坐而不能平卧的，用皂荚丸主治。

【辨析】

本条论述痰浊壅肺的咳喘证治。

1.主症　咳嗽、气喘（因痰浊壅盛，肺气不降），频频吐黏稠痰、不能平卧（痰壅气逆所致）。

2.病因　痰饮。

3.病机　痰浊壅肺，肺气不降。

4.治疗方剂　皂荚丸。

（1）功能：宣壅利肺，祛痰涤浊。

（2）方义：皂荚辛温入肺，逐痰之力最猛，酥炙蜜丸以润其燥性，枣膏调服，和中兼顾脾胃，使其逐痰而不伤正。

（3）应用：皂荚丸可治疗哮喘、中风、喉风等，属痰涎壅盛，形气俱实者。

【按语】

本证与本篇第6条相比，咳逆上气相同，但病机有别。喉中有水鸡声，可知其痰清稀，属寒饮郁肺，无但坐不得眠之症，说明虽有痰鸣而咳喘较轻，治以温肺散寒，则咳止喘平。本证时时吐浊，但坐不得眠，说明比本篇第6条病势严重，属痰浊壅盛，胶固难拔之证，非宣壅导滞、利窍涤痰之药不可除矣。但必有痰多稠黏如胶，脉滑有力，正盛邪实者方可用之。

【原文】

欬而脉浮者，厚朴麻黄汤主之。（8）

厚朴麻黄汤方：

厚朴五兩　麻黄四兩　石膏如雞子大　杏仁半升　半夏半升　乾薑二兩　細辛二兩　小麥一升　五味子半升

上九味，以水一斗二升，先煮小麥熟，去滓，内諸藥，煮取三升，温服一升，日三服。

脉沉者，澤漆湯主之。（9）

澤漆湯方：

半夏半升　紫參五兩一作紫菀　澤漆三斤（以東流水五斗，煮取一斗五升）　生薑五兩　白前五兩　甘草　黄芩　人參　桂枝各三兩

上九味，㕮咀，内澤漆汁中，煮取五升，温服五合，至夜盡。

尤在泾注本及《医宗金鉴》将本篇第8条、第9条作为一条。

【语译】

咳嗽而脉象浮的，用厚朴麻黄汤主治。

脉沉的，用泽漆汤主治。

【辨析】

以上两条原文从脉象论咳喘的病位和治法。

第8条"咳而脉浮"的"浮"字，既指脉象，同时也是病机的概括，脉浮本主表，而病邪在上的脉亦浮。从本条用厚朴麻黄汤看，可知病近于表而邪又盛于上，由此测其症状和病机如下。

1. 主症　咳嗽、喘逆、胸满、倚息不能平卧（为痰饮内盛，气机阻滞），烦躁（饮郁化热所致），脉浮（邪盛于上之象）。

2. 病因　素有寒饮。

3. 病机　饮郁化热迫肺，肺失宣降。

4. 治疗方剂　厚朴麻黄汤。

（1）功能：散饮降逆，止咳平喘，兼以清热。

（2）方义：方中厚朴、麻黄宣肺平喘除满，石膏清热除烦，杏仁、半夏、干姜、细辛温肺化饮，五味子、小麦敛肺安中，诸药相合，共奏宣肺化饮、除烦消满、止咳平喘之效。

（3）应用：厚朴麻黄汤可用于治疗支气管炎、肺气肿等病。

第9条"脉沉者"，是承上一条"咳而脉浮者"来的，"脉沉"二字，概括了水饮内停、喘咳身肿的病机。本条叙述简略，现以方和脉象测症并辨析如下。

1. 主症　咳嗽、气喘（水饮上迫于肺所致），身肿、小便不利（水饮内停，气不化水之症），脉沉（水湿内停使然）。

2. 病因　水饮内停。

3. 病机　水停不化，上迫于肺，肺失宣降。

4. 治疗方剂　泽漆汤。

（1）功能：通阳逐饮，平喘止咳。

（2）方义：方中泽漆消痰逐饮，紫参利大小便，以助泽漆逐水之力，桂枝、生姜通阳散饮，半夏、白前降气消痰，人参、甘草补肺益气，少佐以黄芩，乃借其苦寒之性，以清水饮久留所化之郁热。合而用之，通阳逐水，消痰止咳。

（3）应用：咳喘身重而肿，小便不利，舌胖大，苔白腻，脉沉者可用本方治疗。若兼胸满，酌加厚朴。

【按语】

（1）脉浮多主表，沉多主里。此咳而脉浮，不是有表证，而是主饮热迫肺，病偏于表，邪盛于上，以胸满、咳喘为主；咳而脉沉，其病在里，因水饮内结，病偏于里，邪偏于下，故必有身肿、小便不利之症。

（2）厚朴麻黄汤即小青龙加石膏汤变化而来，以厚朴、杏仁、小麦易桂枝、芍药、甘草，去桂枝者，因无外邪，无须协同麻黄以发汗祛邪；去芍药、甘草者，因其酸甘不利于胸满；重用厚朴者，可知本条应有胸满症状，加杏仁以增强止咳平喘之力；小麦之用，一方面能养正安中，另一方面能协助石膏而除烦热。

【原文】

大逆上氣，咽喉不利，止逆下氣者，麥門冬湯主之。（10）

麥門冬湯方：

麥門冬七升　半夏一升　人參二兩　甘草二兩　粳米三合　大棗十二枚

上六味，以水一斗二升，煮取六升，溫服一升，日三夜一服。

【校勘】

"大逆"：《金匮要略论注》《金匮悬解》等均改作"火逆"。

【语译】

虚火上炎气上逆，咽喉干燥不利，用止逆下气的麦门冬汤主治。

【辨析】

本条论述虚热咳喘的证治。

1. 主症　咽喉干燥不利（虚火上炎，咽失津润所致），咳喘（因肺胃津伤，气逆不降）。

2. 病因　感受外邪，或因误治等。

3. 病机　肺胃津伤，虚火上逆。

4. 治疗方剂　麦门冬汤。

（1）功能：清养肺胃，止逆下气。

（2）方义：方中重用麦门冬滋养肺胃之阴，半夏降逆化痰，人参、甘草、粳米、大枣养胃益气，合而用之，益胃润肺，培土生金，使津液复、虚火降、逆气平，诸症自愈。

（3）应用：本方常用于治疗肺不张、矽肺、百日咳、慢性支气管炎、慢性咽炎、失音等病属肺胃津伤、虚火上逆者。

【按语】

（1）《金匮要略编注》认为麦门冬汤是治疗虚热性肺痿的主方。《肘后备急方》记载：麦门冬汤治肺痿咳唾涎沫不止，咽喉干燥而渴。临证不论是肺痿还是咳喘，只要病机属肺胃阴虚火旺、气机上逆者，均可用麦门冬汤治疗。

（2）应用麦门冬汤需注意方药的配伍，大量麦门冬配少量半夏，使麦门冬润而不腻，半夏降而不燥，其功相得益彰。

【原文】

肺癰，喘不得卧，葶藶大棗瀉肺湯主之。（11）

葶藶大棗瀉肺湯方：

葶藶（熬令黄色，搗丸如彈丸大） 大棗十二枚

上先以水三升，煮棗取二升，去棗，内葶藶，煮取一升，頓服。

【语译】

肺痈病，气喘不能平卧的，用葶苈大枣泻肺汤主治。

【辨析】

本条论述肺痈邪实壅滞的证治。

原文首冠"肺痈"二字，当有口中辟辟燥，咳即胸中隐隐痛，脉数实等症，但从本条用葶苈大枣泻肺汤来看，证系痰热壅肺，气机阻滞，邪实气闭。

1.主症 喘，不能平卧（因痰热壅肺，肺失宣降）。

2.病因 风热、痰浊。

3.病机 痰热壅肺，肺失宣降。

4.治疗方剂 葶苈大枣泻肺汤。

（1）功能：清热泻肺，驱逐痰浊。

（2）方义：方中葶苈味苦性寒，开泄肺气之壅闭而驱痰浊，由于药力较猛，故佐以甘温之大枣，安中以缓和药性。

（3）应用：①葶苈大枣泻肺汤与《千金》苇茎汤同用并随症加味治疗肺痈属痰热壅肺，以咳喘为主症者效果较好。②本方若加人参、茯苓、泽泻、车前子、红花、川芎等可治疗慢性心力衰竭。③用于渗出性胸膜炎、哮喘性支气管炎、百日咳等病属痰热壅肺，肺失宣降者。

【原文】

欬而胸满，振寒脉數，咽乾不渴，時出濁唾腥臭^①，久久吐膿如米粥者，爲肺癰，桔梗湯主之。（12）

桔梗湯方：亦治血痹。

桔梗一兩　甘草二兩

上二味，以水三升，煮取一升，分温再服，則吐膿血也。

【词解】

①浊唾腥臭：吐出脓痰，气味腥臭。

【语译】

病人咳而且胸膈满闷，寒战，脉数，咽喉干而口不渴，时常吐出腥臭脓痰，拖延日久吐出米粥状的脓血，这是肺痈，用桔梗汤主治。

【辨析】

本条论述肺痈成脓的证治。

1. 主症　咳嗽，胸满（痰热壅肺，肺气不利所致），振寒（乃邪热郁肺，卫气不行，正邪交争之症），咽干不渴，脉数（热在血分所致），时出浊唾腥臭、久久吐脓如米粥（因邪热壅肺，蓄结痈脓，内溃外泄）。

2. 病因　外感风热病邪。

3. 病机　邪热郁肺，蕴结不散，脓成腐溃。

4. 治疗方剂　桔梗汤。

（1）功能：排脓解毒。

（2）方义：方中桔梗辛宣开肺，苦降祛痰排脓；甘草生用，清热解毒。方后云"分温再服，则吐脓血也"，是说明本方具有排脓祛痰解毒清热之功，使腐去新生，服药后吐痰排出脓血是有效的征象。

（3）应用：①本方合《千金》苇茎汤加金银花、蒲公英、鱼腥草、败酱草治疗肺痈脓溃可提高疗效。②目前临床常用本方加味治疗急性咽炎、猩红热等病。

【按语】

（1）肺痈之病，上条述症其脓未成，用葶苈大枣泻肺汤以泻肺浊；本条脓已成，从"久久"二字看，正气已虚，故不宜用峻猛之药，而用桔梗汤解毒排脓。因本方药少力弱，常合《千金》苇茎汤加金银花、败酱草等提高疗效。

（2）《外台·卷十》以本方加地黄、当归、白术、败酱草、桑白皮、薏苡仁等，亦名桔梗汤，用治肺痈脓已成，经久不愈，气血衰弱者，可资取法。

【原文】

欬而上氣，此爲肺脹，其人喘，目如脫狀^①，脈浮大者，越婢加半夏湯主之。（13）

越婢加半夏湯方：

麻黄六兩　石膏半斤　生薑三兩　大棗十五枚　甘草二兩　半夏半升

上六味，以水六升，先煎麻黄，去上沫，内諸藥，煮取三升，分温三服。

【词解】

①目如脱状：形容两目胀突，有如脱出之状。

【语译】

咳嗽气喘，这是肺胀，病人气喘甚则出现两目胀突如脱出的样子，脉象浮大，用越婢加半夏汤主治。

【辨析】

本条论述饮热郁肺的咳喘证治。

1.主症　咳嗽，气喘，两目胀突（饮热郁肺，气道不利，肺气不降所致），脉浮大（风热挟饮上逆之象）。

2.病因　外感风热，内有饮邪。

3.病机　饮热郁肺，肺失肃降。

4.治疗方剂　越婢加半夏汤。

（1）功能：宣肺泄热，散饮降逆。

（2）方义：方中麻黄宣肺平喘、发散外邪；石膏清泄内热，麻黄、石膏同用，可发越饮热之邪；生姜、半夏散饮降逆；大枣补脾，与生姜合用，尤能调和营卫，理脾和中；甘草调和诸药，且缓麻黄之散、石膏之寒，以期祛邪而不伤正。

（3）应用：①本方用于治疗哮喘性支气管炎、支气管肺炎属饮热郁肺者有效。②风水，内兼饮热，头面肿甚，恶风，喘咳气逆，脉浮大者，可用本方治疗。

【原文】

肺胀，欬而上氣，煩躁而喘，脉浮者，心下有水，小青龍加石膏湯主之。（14）

小青龍加石膏湯方：《千金》證治同，外更加脇下痛引缺盆。

麻黄　芍藥　桂枝　細辛　甘草　乾薑各三兩　五味子　半夏各半升　石膏二兩

上九味，以水一斗，先煮麻黄，去上沫，内諸藥，煮取三升。强人服一升，羸者减之，日三服，小兒服四合。

【语译】

肺胀，咳嗽气逆，烦躁而喘，脉象浮的，是心下有水饮，用小青龙加石膏汤主治。

【辨析】

本条论述寒饮挟热的咳喘证治。

从"脉浮者，心下有水"可知此证属外有表邪，内有水饮，除原文中论述的症状外，应有发热、恶寒、无汗等表证。

1. 主症　咳嗽，气喘（外邪引动内饮，肺气不利所致），烦躁（饮郁化热之象），脉浮（是外有表邪）。

2. 病因　外寒内饮。

3. 病机　外寒内饮，饮郁化热，肺失肃降。

4. 治疗方剂　小青龙加石膏汤。

（1）功能：解表化饮，清热除烦。

（2）方义：方中麻黄、桂枝发散风寒，配芍药以和营卫；干姜、细辛温肺化饮；半夏化痰降逆；石膏以清微热而除烦躁；用五味子者，取其酸收以敛肺止咳，并防麻黄、桂枝、细辛发散太过，耗伤肺气之弊；甘草调和诸药。合而用之，则外散风寒，内化水饮，兼清内热。

（3）应用：本方可用于支气管哮喘，属内饮外寒，兼有郁热，症见恶寒发热、无汗、痰多清稀、微有烦躁、舌苔白、脉浮者。

【按语】

本方与越婢加半夏汤均属表里双解法，皆主内外合邪，咳逆上气之证。其不同点：越婢加半夏汤证为外感风邪，偏于风热；本方证为外感风寒、寒饮甚于热。同时，越婢加半夏汤证是其人喘，目如脱状，其喘甚于咳；小青龙加石膏汤证是烦躁而喘，其喘咳并重。

【原文】

肺癰胸滿脹，一身面目浮腫，鼻塞清涕出，不聞香臭酸辛，欬逆上氣，喘鳴迫塞，葶藶大棗瀉肺湯主之。方見上，三日一劑，可至三四劑，此先服小青龍湯一劑，乃進。小青龍湯方見欬嗽門中。（15）

【校勘】

《备急千金要方》《外台秘要》此条接于前泻肺汤条。

【语译】

肺痈病，胸部胀满，全身及面目浮肿，鼻塞流清涕，闻不出香、臭、酸、辛等气味，咳嗽气逆，喉中痰涎壅盛而发出喘鸣，用葶苈大枣泻肺汤主治。

【辨析】

本条继述肺痈应用葶苈大枣泻肺汤的临床症状。

1. 主症　胸满，咳嗽，气喘，喉中痰鸣（痰壅于肺，肺气不降所致），一身面目浮肿（属肺气壅滞，通调失职，水气不行之症），鼻塞清涕出，不闻香臭酸辛（乃因肺窍不利也）。

2. 病因　外邪内饮。

3. 病机　饮郁化热，痰热壅肺，肺失宣降。

4. 治疗方剂　葶苈大枣泻肺汤（参见本篇第11条）。

【按语】

《备急千金要方》将此条接于本篇第11条之后，《医宗金鉴》从之，谓"互详其证，以同其治"。但从文中"鼻塞清涕出"和方后先服小青龙汤看，均与肺痈因于风热之理不符，故有人认为"痈"者"壅"也，乃水饮逆于肺中所致的肺气壅塞，并非肺痈。我们认为本条是论述某些肺痈病的发展过程，其病之初是小青龙汤证，由于饮郁化热，痰热壅肺，最终发展成肺病邪实气闭的阶段，故用葶苈大枣泻肺汤治疗。这也提示咳嗽上气有发展成肺痈之可能。

附　方

《外臺》炙甘草湯：治肺痿涎唾多，心中溫溫液液者。方見虛勞中。

《千金》甘草湯：

甘草

上一味，以水三升，煮減半，分溫三服。

《千金》生薑甘草湯：治肺痿欬唾涎沫不止，咽燥而渴。

生薑五兩　人參二兩　甘草四兩　大棗十五枚

上四味，以水七升，煮取三升，分溫三服。

《千金》桂枝去芍藥加皂莢湯：治肺痿吐涎沫。

桂枝　生薑各三兩　甘草二兩　大棗十枚　皂莢一枚（去皮子，炙焦）

上五味，以水七升，微微火煮取三升，分溫三服。

《外臺》桔梗白散：治欬而胸滿，振寒脈數，咽乾不渴，時出濁唾腥臭，久久吐膿如米粥者，爲肺癰。

桔梗　貝母各三分　巴豆一分（去皮，熬，研如脂）

上三味，爲散，強人飲服半錢匕，羸者減之。病在膈上者吐膿血，膈下者瀉出，若下多不止，飲冷水一杯則定。

《千金》葦莖湯：治欬有微熱，煩滿，胸中甲錯，是爲肺癰。

葦莖二升　薏苡仁半升　桃仁五十枚　瓜瓣半升

上四味，以水一斗，先煮葦莖得五升，去滓，內諸藥，煮取二升，服一升，再服，當吐如膿。

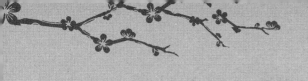

奔豚气病脉证治第八

一、简释篇名

本篇为《金匮》第 8 篇，论述奔豚气病的脉证与治疗。

二、概述内容

本篇原文共 4 条，方剂 3 首。

1. 定义、命名　奔豚气病是以气上冲逆为病机，以发作欲死、复还止为特征的发作性疾病。因其病发作时有气上冲如豚之奔突，故名奔豚气病。

2. 主症　气从少腹上冲咽喉，发作欲死，复还止。

3. 病因病机　①情志刺激；②汗后阳虚；③汗后阳虚，下焦素有水饮。上述三种病因，皆可形成其气上冲的病机。

4. 治疗原则　疏肝清热，温阳散寒，通阳利水，平冲降逆为基本原则。

5. 与现代医学病名联系　奔豚气病的临床表现与某些神经官能症的症状相类似。

三、辨析原文

【原文】

师曰：病有奔豚①，有吐膿，有驚怖②，有火邪③，此四部病，皆從驚發得之。

师曰：奔豚病，从少腹起，上冲咽喉，发作欲死④，复还止，皆从惊恐得之。（1）

【词解】

①奔豚：病名。奔豚又称奔豚气，是形容本病发作时的症状如豚奔突。奔亦作"贲"，豚亦作"狱"，音义相同。豚是小猪，一说是江豚。②惊怖：惊悸或惊恐。③火邪：这里指误用烧针、艾灸、火熏等治法所引起的病变。④欲死：是形容极端痛苦。

【语译】

老师说：疾病中有奔豚，有吐脓，有惊怖，有火邪，这四种病都是从惊恐等情志刺激而引起的。

老师说：奔豚病发作时，病人自觉有一股气从少腹开始向上冲到咽喉，此时病人极为痛苦，但是发作过后，又恢复到常人一样，这种病是由惊恐而引起的。

【辨析】

本条指出奔豚气病的成因和症状特征。

原文指出奔豚、吐脓、惊怖、火邪等四种病证皆因惊恐而发生。本篇专论奔豚气病。对其他三种病证，由于原文简略，医理不详，尚待研究。

奔豚气病的成因多由惊恐引起，所谓"惊恐"二字，应理解为多种情志刺激，此外与下焦寒气也有关系。本病涉及的脏腑有肝、肾，其气上冲之理与冲脉有联系。冲脉起于下焦，上循咽喉。如心肾不足，下焦寒气随冲气上逆，可以发生奔豚气病；若因情志刺激，肝气循冲脉上逆，同样也可以发生奔豚气病。奔豚气病的症状，以"从少腹起，上冲咽喉，发作欲死，复还止"为主要特征。

【按语】

本篇所论"奔豚"与《难经·五十六难》所载肾积奔豚不同。《难经·五十六难》云："肾之积，名曰奔豚，发于少腹，上至心下，若豚状或上或下无时，久不已，令人喘逆，骨痿少气。"可知奔豚气病与肾之积的奔豚在症状上虽有相同之处，但奔豚气病无喘逆，骨痿少气，而肾之积奔豚，在积不在气，发作之后积块仍在，本篇所论之"奔豚"无积块，发作时，气从少腹上冲胸咽，发作之后如常人。总之《难经》论"积"病,本篇论"气"病,二者不可混为一谈。

【原文】

奔豚氣上衝胸,腹痛,往來寒熱,奔豚湯主之。(2)

奔豚湯方:

甘草 芎藭 當歸各二兩 半夏四兩 黃芩二兩 生葛五兩 芍藥二兩 生薑四兩 甘李根白皮一升

上九味,以水二斗,煮取五升,温服一升,日三夜一服。

【语译】

奔豚病发作时,气从少腹上冲胸,腹部疼痛,往来寒热,用奔豚汤主治。

【辨析】

本条论述肝气上逆所致奔豚气病的证治。

本条所论奔豚气病的病机为肝郁化火,且与冲脉有关。冲脉起于下焦,上循咽喉,若因精神刺激,肝郁化火,循冲脉上逆,即可发生本病。

1. 主症 病人自觉气从少腹上冲到胸部(肝郁化火,挟冲气上逆所致),腹部疼痛(肝郁气滞,血行不畅所致),往来寒热(因肝郁波及少阳故见此症)。

2. 病因 情志刺激。

3. 病机 肝郁化火,挟冲气上逆。

4. 治疗方剂 奔豚汤。

(1)功能:养血平肝,清热降逆。

(2)方义:方中以甘李根白皮为君药,取其入足厥阴肝经,清肝热,降冲气。《长沙药解》谓本药"下肝气之奔豚,清风木之郁热";臣以半夏降逆,以助甘李根白皮下气平冲之功;佐以黄芩、葛根清热平肝;当归、川芎、芍药调肝养血,既补肝之体,又利肝之用;加生姜配半夏和胃降逆;使以甘草,合芍药缓急止腹痛。诸药相伍,共奏养血平肝,降逆清热之效。

(3)应用:奔豚汤可治疗肋间神经痛、更年期综合征属肝郁化热者。

【原文】

發汗後,燒針①令其汗,針處被寒,核起而赤者,必發奔豚,氣從小腹上至心,灸其核上各一壯②,與桂枝加桂湯主之。(3)

桂枝加桂湯方:

桂枝五两　芍藥三两　甘草二两（炙）　生薑三两　大枣十二枚

上五味，以水七升，微火煮取三升，去滓，温服一升。

【词解】

①烧针：针灸治疗中的一种方法。用时先将毫针刺入病人应刺的孔穴，再用艾绒裹在针柄上，点燃艾绒，依靠针体传热的作用以治疗疾病。②一壮：是用艾绒做成艾柱，置于应灸穴位上燃烧，每烧艾柱一枚，名为一壮。

【语译】

用汗法以后，又用烧针再发其汗，以致烧针的部位受到寒邪侵袭，其部位红肿像果核，必定要发奔豚，气从少腹上冲到心窝部，就在红肿的针刺部位各灸一壮，再用桂枝加桂汤内服。

【辨析】

本条论述汗后阳虚，寒气上冲的奔豚气病的证治。

1.主症　核起而赤（寒凝血瘀所致），气从少腹上至心窝部（是误汗伤阳，下焦寒气上冲引起）。

2.病因　发汗后误用烧针。

3.病机　阳虚阴盛，寒气上冲。

4.治疗方剂　桂枝加桂汤。

（1）功能：温经散寒，平冲降逆。

（2）方义：方中桂枝汤调和营卫，外散寒邪，更加桂二两取其温经散寒，上助心阳，下暖肝肾，尤可降逆平冲，以治奔豚之气。

至于用灸法是对核起而赤设的治疗方法，其意在温通血脉、引邪外出。

（3）应用：桂枝加桂汤可治疗心悸、寒气上冲之奔豚。

【按语】

对桂枝加桂汤有两种说法：一说加桂枝，振奋心阳，降逆平冲；一说加肉桂，温肾纳气，使寒水返于下焦。两种说法均供参考。

【原文】

發汗後，臍下悸①者，欲作奔豚，茯苓桂枝甘草大枣湯主之。（4）

茯苓桂枝甘草大枣湯方：

茯苓半斤　甘草二两（炙）　大枣十五枚　桂枝四两

上四味,以甘澜水一斗,先煮茯苓,减二升,内諸藥,煮取三升,去滓,温服一升, 日三服。甘澜水法:取水二斗,置大盆内,以杓揚之,水上有珠子五六千颗相逐,取用之。

【词解】

①脐下悸:脐以下有跳动的感觉。

【语译】

用汗法后,病者脐下有跳动感觉的,是将发奔豚的征兆,用茯苓桂枝甘草大枣汤主之。

【辨析】

本条论述水饮欲作奔豚的证治。

1. 主症　脐下动悸(是水饮内动之症)。

2. 病因　下焦素有水饮,发汗伤阳。

3. 病机　心阳不足,水饮内动。

4. 治疗方剂　茯苓桂枝甘草大枣汤。

(1)功能:通阳降逆,培土制水。

(2)方义:方中重用茯苓为君药,淡渗利湿;臣以桂枝,既能助心阳,化水饮,又能降冲气,止奔豚。苓、桂相合,通阳化饮降逆;佐以甘草、大枣培土制水,以抑水饮之内动。其用甘澜水者,取其轻扬而不助水湿也。诸药合用通阳化水,以防气冲。

(3)应用:心阳素虚或表证汗后,水饮内动,症见头眩短气、脐下动悸,欲作奔豚者。

【按语】

本条与上条同为汗后心阳虚,冲气上逆所致之证。但前条乃汗后感寒,阳虚阴乘,奔豚已发,故重用桂枝散寒降逆;本条则属汗后阳虚,水饮内动,奔豚欲作,故重用茯苓利水防冲逆。两者应予鉴别。

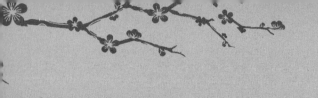

胸痹心痛短气病脉证治第九

一、简释篇名

本篇为《金匮》第9篇，论胸痹、心痛病的脉证与治疗。短气在本篇为胸痹的一个症状，未作一个病单论。因胸痹、心痛病位相近，病机相同，二者有时可合并发生，而短气又是胸痹的一个症状，故将三者合为一篇论述。

二、概述内容

本篇原文共9条，方剂10首（含附方1首）。

（一）胸痹

1. 定义、命名　胸痹是以上焦阳虚，阴邪上乘为病机，以胸膺部痞闷疼痛为临床表现的病证。胸痹是以病位和病机而命名，"胸"即胸部，"痹"是闭塞不通之意，即胸部阳气闭塞不通出现的症状谓之胸痹。

2. 主症　胸背痛、喘息咳唾、短气。

3. 病因病机　病因是阴寒、痰浊内盛。病机是上焦阳虚，阴邪上乘，痹阻胸阳。

4. 治疗原则　痰浊偏盛者，宜通阳、豁痰、理气、化饮；中阳虚弱者，宜益气、温中。

5. 与现代医学病名联系　胸痹与现代医学的冠心病心绞痛、心肌梗死、肋间神经痛等病相类似。

（二）心痛

1.定义、命名　本篇所论心痛是以上焦阳虚，阴邪上乘为病机，以心前区及胃脘部疼痛为临床表现的病证。心痛是以病位和症状来命名的。

2.主症　心痛彻背，背痛彻心，或心悬痛，心中痞满。

3.病因病机　病因是寒饮内盛；病机与胸痹同。

4.治疗原则　温阳、散寒、化饮为其基本治则。

5.与现代医学病名联系　心痛相当于现代医学的心绞痛、胆道蛔虫梗阻等病。

三、辨析原文

【原文】

師曰：夫脉當取太過不及①，陽微陰弦②，即胸痹而痛③，所以然者，責其極虛④也。今陽虛知在上焦，所以胸痹、心痛者，以其陰弦故也。（1）

【词解】

①太过不及：指脉象的改变盛于正常的为太过，不足于正常的为不及。太过主邪气盛，不及主正气虚。②阳微阴弦：浮取为阳，沉取为阴。阳微指寸脉微，即主阳气（胸阳）不足；阴弦，指尺脉弦，即寒饮内盛。③胸痹而痛："而"字应作"心"字。④极虚："极"字不能作"甚"字理解，杨雄《方言》云："极，疲也。""极虚"乃同义词连用，其意仍谓虚。

【语译】

老师说：诊脉应注意它的太过和不及，浮取脉微，沉取脉弦，就是胸痹心痛。所以这样说，因为见到浮取脉微，是由于胸阳不足的缘故。现在知道上焦阳虚，所以病人有胸痹心痛的症状，是因为同时见到沉取脉弦的缘故。

【辨析】

本条从脉象上论述胸痹、心痛的病机。

原文一开始即指出，诊脉应注意辨别其太过与不及，这是因为一切疾病的发生都离不开邪盛与正虚两个方面。胸痹、心痛的"阳微阴弦"脉象，也是不及与太过的反映。"阳微"指浮取脉微是不及，主上焦阳气不足，胸阳不振；"阴弦"指沉取脉弦是太过,主阴寒内盛,水饮内停。"阳微"与"阴弦"同时并见,就形成上焦阳虚,阴乘阳位,痹阻胸阳的病机,便导致了胸痹心痛病的发生。之所以发生胸痹心痛,其根本原因在于上焦阳虚,故云"所以然者,责其极虚也"。但仅有上焦阳虚,而无阴邪上乘,也不会发生本病,故原文最后强调"所以胸痹、心痛者,以其阴弦故也"。说明"阳微"与"阴弦"是导致胸痹、心痛发生不可缺少的两个方面。

【按语】

关于"阳微阴弦"的解释,注家有认为"关前为阳、关后为阴","阳微"指寸脉微,"阴弦"指尺脉弦。寸脉微主上焦阳虚,尺脉弦指下焦阴寒内盛。但从本篇原文"关上小紧",以及所设方药多着眼于中焦来看,阴弦非仅指下焦阴寒,故此解欠妥。

【原文】

平人無寒熱,短氣不足以息者,實也。(2)

【语译】

外表貌似健康的人,没有恶寒发热的现象,而突然感到气短、呼吸不畅的,是实证。

【辨析】

本条承上一条进一步阐明胸痹、心痛的病机。

平人,不是无病之人,而是指某些胸痹、心痛病的病人在未发病时,如同正常人一样,但在无感受外邪,无出现寒热的情况下,有时突然发生胸膈痞塞、气短,甚则呼吸困难的症状,这是阴邪阻滞胸中之故,属实证。上一条"责其极虚也"突出个"虚"字,而本条则是突出"实也",两者似乎矛盾,其实不矛盾,因胸痹、心痛病,其本虽虚,其标则实,为本虚标实之病。

【按语】

有谓本条是论短气不足以息的实证,系纯实无虚,此与胸痹阳虚邪闭短气虽然相类似,但不相同,列此条以示医者临床必须分辨虚实,审因察病。如《金匮要略心典》云:"素无病之人也,无寒热,无新邪也;而乃短气不足以息,当是里气暴实或痰或食或饮碍其升降之气而然。盖短气有从素虚宿疾而来者,有从新邪暴遏而得者……其为里实无疑。此审因察病之法也。"可供参考。

【原文】

胸痹之病，喘息欬唾，胸背痛，短氣，寸口脉沉而遲，關上小緊數，栝樓薤白白酒湯主之。（3）

栝樓薤白白酒湯方：

栝樓實一枚（搗）　薤白半升　白酒①七升

上三味，同煮，取二升，分溫再服。

【校勘】

"关上小紧数"：《金匮要略直解》谓"数字误"。

【词解】

①白酒：即米酒之初热者，亦称醪糟。

【语译】

胸痹病，呼吸气喘、咳嗽、吐痰、胸部及背部疼痛、气短、寸口脉沉迟、关上脉小紧的，用栝楼薤白白酒汤主治。

【辨析】

本条论述胸痹病的主症和主方。

本条所论的喘息咳唾，胸背痛，短气是胸痹的典型症状，以下凡称胸痹者，这些症状均包括在内。

1.主症　喘息咳唾，短气（为痰浊上乘，肺失肃降所致），胸背痛（是阴邪上乘、胸阳痹阻之症），寸口脉沉迟（上焦阳虚、胸阳不振之象），关脉小紧（说明中焦有寒饮）。

2.病因　寒饮痰浊。

3.病机　上焦阳虚，阴邪上乘，痹阻胸阳。

4.治疗方剂　栝楼薤白白酒汤。

（1）功能：通阳散结，豁痰下气。

（2）方义：方中栝楼理气宽胸、涤痰通痹；薤白温通胸阳、散结下气；白酒辛散上行，既可疏通胸膈之气，又能温煦胸中之阳。三药相合，使痰浊消，气机畅，阳气通，则胸痛自除。

（3）应用：栝楼薤白白酒汤治疗冠心病心绞痛，属上焦阳虚、阴邪上乘者。

【按语】

本条论述胸痹之主症、主脉及主方。用栝楼薤白白酒汤，目的在于豁痰开痹、通阳散结。说明胸痹虽为本虚标实病，但发作时以标实为主，故其治以豁痰通阳为大法。

【原文】

胸痹，不得卧，心痛彻背①者，栝楼薤白半夏汤主之。（4）

栝楼薤白半夏汤方：

栝楼实一枚（捣） 薤白三两 半夏半斤 白酒一斗

上四味，同煮，取四升，温服一升，日三服。

【词解】

①心痛彻背：是指心胸部疼痛牵引背部亦痛。彻，是透彻、通彻的意思，此处作牵引解。

【语译】

胸痹病，不能平卧，心胸部位疼痛牵引到背部，用栝楼薤白半夏汤主治。

【辨析】

本条论述胸痹痰浊壅盛的证治。

本条以"胸痹"二字冠首，必然具备上条"喘息咳唾，胸背痛，短气"的主症，但从"不得卧，心痛彻背"看，本条所述症状比上条严重，方药中加半夏，说明痰浊壅盛是本条的突出病因。

1. 主症 不能平卧（痰浊壅盛，肺气不降所致），心痛彻背（是胸阳痹阻，不能达于背部）。

2. 病因 痰浊。

3. 病机 痰浊壅盛，痹阻胸阳，肺气不降。

4. 治疗方剂 栝楼薤白半夏汤。

（1）功能：通阳散结，逐饮降逆。

（2）方义：本方即栝楼薤白白酒汤加半夏以增强化痰逐饮降逆之功。

（3）应用：本方对于冠心病心绞痛、急性心肌梗死等病属痰浊壅盛、胸阳闭阻者有一定疗效。

本条所论"不得卧"一症，亦见于肺痈初期，但肺痈喘不得卧，属痰热壅肺、邪实气闭，症见咳嗽气喘等，故用葶苈大枣泻肺汤泻肺逐饮；而胸痹不得卧，属痰浊壅盛、痹阻胸阳，以"心痛彻背"为主症，故用栝楼薤白半夏汤通阳散结、逐饮降逆。

【原文】

胸痹心中痞①，留氣結在胸，胸滿，脅下逆搶心②，枳實薤白桂枝湯主之，人參湯亦主之。（5）

枳實薤白桂枝湯方：

枳實四枚　厚朴四兩　薤白半斤　桂枝一兩　栝樓實一枚（搗）

上五味，以水五升，先煮枳實、厚朴，取二升，去滓，內諸藥，煮數沸，分溫三服。

人參湯方：

人參　甘草　乾薑　白术各三兩

上四味，以水八升，煮取三升，溫服一升，日三服。

【词解】

①心中痞：是指胃脘部位有痞塞不通之感。《医宗金鉴》谓："心中，即心下也。"②胁下逆抢心：指胁下气逆，上冲心胸。

【语译】

胸痹病，胃脘部位感到痞闷不舒，有气结于胸中，胸部满闷，胁下有气上冲心胸，用枳实薤白桂枝汤主治，人参汤也可主治。

【辨析】

本条论述胸痹病虚实不同的证治。

胸痹病属本虚标实病，由于正气的强弱、邪气的盛衰不同，所以病发时，有以邪盛为主者，亦有以正虚为主者。从本条所用之方药，测知枳实薤白桂枝汤证偏于邪盛，痰浊壅阻，气滞不通，除本条中论述的主症外，尚兼有腹胀、大便不畅、舌苔厚腻等症。人参汤证偏于中阳虚弱，除有主症外，可兼四肢不温、倦怠少气、大便溏、舌质淡、脉弱等。

1. 主症　胸背痛，喘息咳唾，短气（既言胸痹，当有此胸痹主症），胸满，心中痞（痰浊壅阻，气滞不通所致），胁下逆抢心（属寒饮上逆引起）。

2. 病因　寒饮，痰浊。

3. 病机　中上焦阳虚，寒饮痰浊上乘。（实证责之阴邪结聚，气滞不畅；虚证责之中焦阳虚。）

4. 治疗方剂　实证用枳实薤白桂枝汤，虚证用人参汤。

（1）功能：枳实薤白桂枝汤通阳散结，泄满降逆；人参汤补益中气，温里散寒。

（2）方义：枳实薤白桂枝汤即栝楼薤白白酒汤去白酒加厚朴、枳实、桂枝。白酒虽可行气通阳，但酒性上升，不利于气逆，故去之，加枳实、厚朴宽中下气，消痞除满；桂枝通阳化气以降冲逆。合而用之，共奏通阳散结，泄满降逆之功。

人参汤即理中汤，方中人参、白术、甘草等补益中气；干姜温中助阳，诸药合用，则阳气振奋，阴寒自消。

（3）应用：枳实薤白桂枝汤用于治疗冠心病心绞痛，属痰浊壅盛、气滞不畅者；人参汤用于治疗冠心病、胃溃疡、泄泻等病属中焦虚寒者。

【按语】

本条所论胸痹，因有偏实偏虚的不同，故立通补两法，实属"同病异治"之例。同时提示胸痹之初期，多以邪盛为主，后期则多以正虚为主。因此审病程之久暂，视正气之盛衰，观证情之虚实，是治胸痹病所不可忽视的。

【原文】

胸痹，胸中氣塞、短氣，茯苓杏仁甘草湯主之，橘枳薑湯亦主之。（6）

茯苓杏仁甘草湯方：

茯苓三兩　杏仁五十個　甘草一兩

上三味，以水一斗，煮取五升，温服一升，日三服。不差，更服。

橘枳薑湯方：

橘皮一斤　枳實三兩　生薑半斤

上三味，以水五升，煮取二升，分温再服。《肘後》《千金》云："治胸痹，胸中愊愊如滿，噎塞，習習如癢，喉中濇燥，唾沫。"

【语译】

胸痹病，感觉胸闷不舒、气塞短气，用茯苓杏仁甘草汤主治，也可用橘枳姜汤主治。

【辨析】

本条论述胸痹轻证的两种不同证治。

胸痹原以喘息咳唾、胸背痛、短气为主症,但文中仅突出"胸中气塞、短气"是本条的主要症状,由饮阻气滞所致。但在病情上有偏于饮邪与偏于气滞的差异,若偏饮邪阻肺者,多兼咳逆、吐涎沫、小便不利等症,则以茯苓杏仁甘草汤宣肺化饮为治;偏于气滞者多兼气逆痞满,甚则呕吐等症,则以橘枳姜汤行气化饮、和胃降逆为治。

1. 主症 胸中气塞、短气(是饮阻气滞所致)。

2. 病因 饮邪。

3. 病机 饮邪阻滞,气机不畅。

4. 治疗方剂 饮邪盛者用茯苓杏仁甘草汤;气滞重者用橘枳姜汤。

(1)功能:茯苓杏仁甘草汤宣肺化饮;橘枳姜汤行气开郁、和胃降逆。

(2)方义:茯苓杏仁甘草汤中茯苓利水化饮,杏仁宣利肺气,甘草甘缓补中,三药合用,使饮去气通,短气自除。

橘枳姜汤中橘皮理气和胃,宣通气机;枳实行气除满而利五脏;生姜降逆化饮,诸药合用行气开郁,和胃化饮,使气行结散,胃气调和,而胸脘气塞之症自除。

(3)应用:茯苓杏仁甘草汤与橘枳姜汤合用,可治疗支气管炎、肺气肿等属饮阻气滞、肺失肃降者。

【原文】

胸痹缓急①者,薏苡附子散主之。(7)

薏苡附子散方:

薏苡仁十五两　大附子十枚(炮)

上二味,杵为散,服方寸匕,日三服。

【词解】

①缓急:"缓急"一词的古义是困危,情势急迫之意。《史记·游侠列传序》曰:"且缓急人之所时有也。"

【语译】

胸痹病急剧发作时,用薏苡附子散主之。

【辨析】

本条论述胸痹急证的证治。

本条详于方，略于证。既云"胸痹"，则可知应有胸背痛、喘息咳唾、短气等症。"缓急"二字说明胸痹痛势剧烈，再以药测症，尚兼有四肢逆冷、脉沉细或沉迟、舌淡苔白而滑等。之所以急剧发作，其病机责之阳气衰弱、寒湿壅阻、胸阳痹塞。因此，治宜温经散寒、除湿宣痹，用薏苡附子散治疗。方中薏苡仁除湿宣痹，以舒筋缓急；附子温经散寒，二药合用，可奏温经祛寒、缓急止痛之效。

本方临床多用于治疗冠心病心绞痛，属寒湿壅阻、胸阳痹塞者。

【按语】

本条所述"缓急"，历来注家有不同见解：①认为是指胸痹疼痛时发时止，时缓时急，如《医宗金鉴》曰："缓急者，谓胸痹痛而时缓时急也。"②认为是胸痹的急证。如《金匮玉函经二注》云："胸痹缓急者，痹之急证也。"③认为"缓急"是言其症状。"缓"即筋脉缓纵不收，"急"即筋脉拘急不伸。如《金匮要略心典》说："阳痹不用，则筋失养而或缓或急，所谓大筋软短、小筋驰长者是也。"④认为"缓"字是"缓解"之意。上述不同看法，供参考。

【原文】

心中痞，诸逆①，心悬痛②，桂枝生薑枳實湯主之。（8）

桂枝生薑枳實湯方：

桂枝　生薑各三兩　枳實五枚

上三味，以水六升，煮取三升，分温三服。

【词解】

①诸逆：谓停留于心下的水饮、寒邪向上冲逆。②心悬痛：指心窝部感到如同有物悬挂动摇那样的牵掣作痛。

【语译】

心中痞满，各种邪气向上冲逆，以致心窝处如有物悬挂动摇那样牵掣作痛，用桂枝生姜枳实汤主治。

【辨析】

本条论述寒饮气逆心痛的证治。

"心中痞""心悬痛"是言其症状，"诸逆"则是论其病因病机。邪气冲逆，除致痞满、心悬痛外，还可出现呕逆、短气等症。

1. 主症　心中痞（寒饮上逆，气机阻滞所致），心悬痛（属寒饮痹阻心脉）。

2. 病因　寒饮。

3. 病机　寒饮上逆，心脉痹阻。

4. 治疗方剂　桂枝生姜枳实汤。

（1）功能：通阳散结，温化寒饮。

（2）方义：方中桂枝、生姜通阳散寒、温化水饮；枳实消痞散结，并能助桂枝平冲降逆。三药相合，使气行则痞消，阳盛则饮化，气畅饮消则诸逆痞痛自愈。

（3）应用：本方合栝楼薤白白酒汤加减可治疗冠心病心绞痛、肺气肿等病。

【按语】

橘枳姜汤与桂枝生姜枳实汤只一味药之差，前者用橘皮配生姜、枳实，专于理气散结；后者以桂枝易橘皮增强其通阳降逆之功。从而可知，前方证偏气滞，以胸中气塞为主；后方证则寒邪偏盛，以气逆心悬痛为主症。

【原文】

心痛彻背，背痛彻心，乌头赤石脂丸主之。（9）

乌头赤石脂丸方：

蜀椒一两一法二分　乌头一分（炮）　附子半两（炮）一法一分　乾薑一两一法一分　赤石脂一两一法二分

上五味，末之，蜜丸如梧子大，先食服一丸，日三服。不知，稍加服。

【语译】

心剧痛牵引到背部，背部剧痛，牵引心胸部的，用乌头赤石脂丸主治。

【辨析】

本条论述阴寒痼结的心痛证治。

"心痛彻背，背痛彻心"，即胸背牵引疼痛，痛势剧烈，其症较前述诸条均重。颇似《灵枢·厥病》所论之"厥心痛"。从用乌头赤石脂丸治疗来看，其症属阴寒凝结所致，本条除原文所述的症状外，可兼四肢厥冷、汗出、脉沉紧等。

1. 主症　心痛彻背，背痛彻心（阴寒痼结所致，《素问·举痛论》说"寒气客于背俞之脉，则脉泣……其俞注于心，故相引而痛"）。

2.病因　寒邪内盛。

3.病机　阳气虚弱，阴寒痼结，经脉凝滞不通。

4.治疗方剂　乌头赤石脂丸。

（1）功能：温阳逐寒。

（2）方义：方中蜀椒温中散寒而开郁结，乌头助阳消阴而破积滞，二者合用，温中州而助阳气，散寒邪而破阴结；臣以附子壮元阳，以助乌头之力；干姜散寒邪，以资蜀椒之功。四药相伍，大辛大热，力挽元阳，逐寒止痛。然其性善走不守，故又佐以赤石脂温中固涩，不独助其温热之性，且可使四药斡旋于中，此乃急中有缓，走中有守之妙用。其制丸服者，盖亦使其迅中有缓而效尤长，且不令其过剂而辛热耗气。

（3）应用：乌头赤石脂丸可治疗心绞痛、心肌梗死、腹痛、疝气等病属阴寒内盛者。

【按语】

（1）本条与栝楼薤白半夏汤证均有"心痛彻背"之症，但栝楼薤白半夏汤证属痰饮壅盛、胸阳痹阻，故兼喘满、咳唾、不得卧，治以通阳散结、豁痰降逆；而本条属阴寒痼结、寒气攻冲、心脉收引，故痛剧持久，伴肢冷汗出、脉沉紧，治以温阳逐寒。临证不可不辨。

（2）医圣张仲景对附子、乌头的用法有一定规律，凡属亡阳急证宜温经回阳者，多用生附子，如四逆辈等；凡寒湿着于肌表筋骨宜温经散寒者，多用炮附子，如桂枝附子汤类；但对疼痛剧烈而又肢冷汗出者，则用乌头。从本方看，乌头、附子同用，说明阴寒邪盛，阳气虚弱，故用二者相伍，以求阳复痛止之效。

附　方

九痛丸：治九種心痛。

附子三兩（炮）　生狼牙一兩（炙香）　巴豆一兩（去皮心，熬，研如脂）　人參　乾薑　吳茱萸各一兩

上六味，末之，煉蜜丸如梧子大，酒下。強人初服三丸，日三服；弱者二丸。兼治卒中惡，腹脹痛，口不能言；又治連年積冷，流注心胸痛，並冷腫上氣，落馬墜車血疾等，皆主之，忌口如常法。

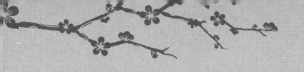

腹满寒疝宿食病脉证治第十

一、简释篇名

本篇为《金匮》第10篇，论述腹满、寒疝、宿食病的脉证与治疗，由于三者皆有腹部胀满或疼痛症状，其所出方治，有的可相互借用，故合为一篇论述。

二、概述内容

本篇原文共26条（含附录3条），方剂14首（含附方3首）。

（一）腹满

1.定义、命名　腹满是以腹中胀满为主的病证，俗称腹胀。（本病可出现于多种疾病的病变过程中。本篇论述的腹满，每多伴有疼痛症状。其病分实热证和虚寒证两类。）

腹满是以病位和症状命名的。

2.主症　腹满。

3.病因病机　病因是饮食不节、内有寒邪等。病机分为两类：实热者，多为实热内结，腑气不通；虚寒者，多属脾肾阳虚，寒凝气滞。

4.治疗原则　实热证宜苦寒攻下，虚寒证当予温药。

5.与现代医学病名联系　本篇所论的腹满，与现代医学的肠梗阻、急性胰腺炎、胃肠炎相类似。

（二）寒疝

1.定义、命名　寒疝是一种阴寒性的腹痛病。王冰说："疝者，寒气结聚之所为也。"疝,《诸病源候论》说"疝者痛也,此由阴气积于内,寒气搏结而不散,脏腑虚弱,故风邪冷气与正气相击,则腹痛里急,故云寒疝腹痛也"。《说文解字》曰"疝,腹痛也"。由上述可知,疝即腹痛,病因于寒,故名寒疝。

2.主症　腹痛。

3.病因病机　病因是素体阳虚(或血虚),复感风寒;病机是寒气内结、阳气不行、邪正相互搏结。

4.治疗原则　以逐寒止痛为基本治则。

5.与现代医学病名联系　肠痉挛因受凉而出现的阵发性腹痛属于本病的范畴。本篇所论的寒疝是以寒性腹痛为主症,它与阴囊睾丸冷痛为主症,即后世所说的疝气不同。

(三)宿食

1.定义、命名　宿食又称伤食,是由食物停滞胃肠经宿不消所致,以腹满、腹痛、欲吐、下利为临床表现的疾病,食物停积胃肠,经宿不消,故名宿食。

2.主症　腹满、腹痛、欲吐、下利。

3.病因病机　病因为饮食不节;病机是食物停积胃肠,积滞不化。

4.治疗原则　以涌吐、消导为基本治法。

5.与现代医学病名联系　现代医学的消化不良表现为上腹部疼痛、饱胀不适时和本病相类似。

三、辨析原文

【原文】

趺阳脉微弦,法当腹满,不满者必便难,两胠①疼痛,此虚寒従下上也,当以温药服之。(1)

【词解】

①胠(qū 区):《说文解字》谓"亦(古腋字),下也"。即胸胁两旁当臂之处。

【语译】

趺阳脉微弦,按一般规律应有腹满,如果腹部不胀满,那就一定会出现大便困难和两胠疼痛的症状,这是因为中焦虚寒、肝气乘虚从下上逆的缘故,应当以温药治疗。

【辨析】

本条论述虚寒性腹满的成因和证治。

跌阳脉候脾胃之气,跌阳脉微弦,微是脾胃阳虚的现象,脉弦为肝失疏泄,微弦并见,系脾阳虚,肝气乘脾,《内经》云:"其不足,则己所不胜侮而乘之。"因此,可见"腹满"一症。肝失疏泄,其气上逆,势必循经走窜于肢而发生疼痛。脾胃阳虚,浊气凝聚,下闭谷道,故大便难。总之,腹满、便难、肢疼皆为脾胃阳虚,肝气上逆所致,故原文曰:"此虚寒从下上也。"以此概括腹满、肢疼、便难的病因病机。既然诸症属虚寒,则应当以温药治疗。

【原文】

病者腹满,按之不痛為虛,痛者為實,可下之;舌黃未下者,下之黃自去。(2)

【语译】

病人腹部胀满,按之不痛的是虚证,疼痛的是实证,可用泻下药将实邪泻下。舌苔黄而没有用过泻下药的,使用后苔黄自然退去。

【辨析】

本条论述腹满虚实的辨证及腹满实证的治法。

腹满之病,有虚、实之分,一般来说,实证腹满,多由宿食停滞于胃,或燥屎内积于肠所致,为有形之实邪,故按之疼痛;虚证腹满,多由脾胃虚寒,气滞不通,为无形之气,故按之不痛。

实证腹满拒按,可用下法治疗,但须结合舌诊。"可下之"的"可"字,含义深刻,非肯定之谓,意在强调触诊和舌诊结合起来判断。燥屎内结所致之腹满,舌苔黄厚干燥,则可用攻下,只有攻下才可达"黄自去"之目的。但若舌苔黄腻,尚未化燥成实;或满痛局限于心下,且无大便秘结之症,此皆不可应用下法,若用之,苔黄亦不能去。若已经攻下,苔黄仍在,属病重药轻,余邪未尽者,则可再用下法。总之,"舌黄未下者,下之黄自去"是辨证施治的关键。

【原文】

腹滿時減,復如故,此屬寒,當與溫藥。(3)

【语译】

腹满有时感觉减轻,但过一会儿仍旧腹满如前,这是寒证,应当给以温药。

【辨析】

本条论述虚寒腹满的证治。

虚寒性腹满,由脾胃阳虚,寒自内生所致。寒为阴邪,得阳则散,得阴则聚,故其表现为腹满时减,复如故。这是虚寒性腹满的辨证要点。黄元御云:"……阳有时而复,故减;阴有时而胜,故复。然阴易胜而阳难复,是以减不逾时,而旋即如故。"欲去其寒,必用温药治疗,此"寒则热之"之法。

【原文】

寸口脉弦,即胁下拘急而痛,其人啬啬恶寒①也。(4)

【词解】

①啬啬恶寒:洒洒然怕冷的感觉。

【语译】

寸口脉弦的病人,应当两胁下疼痛,同时有洒洒然怕冷的感觉。

【辨析】

本条论述表里皆寒胁痛的脉证。

寸口主表,脉弦属肝,主寒主痛。寸口脉弦,是寒邪在表,故啬啬恶寒。胁下为肝之分野,肝经气滞寒盛,故见两胁下拘急而痛。脉证相参,实属表里皆寒的证候。因本条于腹满条文之中,或有腹满不言者,而胁痛显矣。

【按语】

注家对本条有两种不同的说法:一是"寒胜于内,而阳气不行于外",二是"寒从外得"。后者之说较合原文之意,本篇首条原文论及两胠疼痛而兼便难,为脾胃虚寒证,是寒从内生。本条啬啬恶寒,是外寒侵袭,既云外寒,其脉不浮而弦者,因本证内外皆寒且胁痛耳。

【原文】

夫中寒家①,喜欠,其人清涕出,發熱色和者,喜嚏。(5)

中寒,其人下利,以裹虛也,欲嚏不能,其人肚中寒。一云痛。(6)

【词解】

①中(zhōng)寒家:指平素体质虚寒的人。

【语译】

素体虚寒的人,喜欢打呵欠,这种人清涕流出,发热而面色正常的,容易打喷嚏。

病人受寒以后,其人泄泻的,这是里虚的缘故,想打喷嚏而又不能打,这个人是腹中有寒。

【辨析】

以上两条论述感受寒邪的人,因体质不同所出现的不同证候。

前条言体质虚寒的人,阴寒内盛,阳气不足,阴引阳入则喜欠。此人同时鼻流清涕,发热而面色如常人,这是外寒束于肌表,有驱邪外出之势,故善嚏。(此属表寒证。)

后条指病人感受寒邪后,很快出现下利,这是脾胃虚寒、寒邪入里、清阳下陷所致,因下利更损阳气,阳虚不能驱邪外出,故欲嚏不能。(此属里虚证。)

【按语】

本篇第5、6条论述同受寒邪,由于病人的体质不同,可表现出不同的症状。一般来说,感受寒邪后,表虚者,邪常停留于表(如本篇第5条);里虚者,邪易侵犯入里(如本篇第6条),因此,同是感受寒邪,有表寒里虚之分。

【原文】

夫瘦人繞臍痛,必有風冷,穀氣不行①,而反下之,其氣必衝,不衝者,心下則痞也。(7)

【词解】

①谷气不行:指大便不通。

【语译】

身体瘦弱的人,肚脐周围疼痛,一定是受了风寒,因而引起大便不通,医者反用泻下药攻下,结果病人感觉腹中有气上冲,假使气不上冲的,心下就发生痞满。

【辨析】

本条论述里寒证误下后的变证。

形体瘦弱的人,正气不足,若见绕脐痛和大便不通,必定是感受风寒,邪气直中于里所致。风寒入侵，影响脾胃功能，使水谷不能消化，停滞胃肠，故出现绕脐痛和大便不通。里虚寒凝，理应温阳散寒，而医者把绕脐痛和大便不通等症视为实热，误用苦寒攻下，不仅风冷不去，而中阳更伤。若正气较强者，犹能抗拒药力，故出现气上冲；若正气虚弱者，无力抗拒，气不上冲，邪气势必陷于心下，聚而成痞。

【按语】

"绕脐痛"有虚实之分，本条所论因里虚风寒直中所致，属于虚证。而《伤寒论》第239条云："病人不大便五六日，绕脐痛，烦躁，发作有时者，此有燥屎。"此属实证，二者症状相似，但病机有别，临证时应与触诊、舌诊合参，全面考虑，进行辨证，方不致误。

【原文】

病腹满，發熱十日，脉浮而數，飲食如故，厚朴七物湯主之。（8）

厚朴七物湯方：

厚朴半斤　甘草　大黃各三兩　大棗十枚　枳實五枚　桂枝二兩　生薑五兩

上七味，以水一斗，煮取四升，溫服八合，日三服。嘔者加半夏五合；下利去大黃；寒多者加生薑至半斤。

【语译】

病人腹满，已经发热十日，脉浮而数，饮食正常的，用厚朴七物汤主之。

【辨析】

本条论述腹满兼表证的证治。

"病腹满，发热十日"是倒装文法，实指先有发热，而后出现腹满，说明此时邪气不完全在表，而已趋向于里，并且里证重于表证，用倒装文法以突出里证。

1. 主症　发热十日、腹满、脉浮而数（表邪未解，里实已成，而且里证重于表证），饮食如故（说明热能消谷，里实未甚，也说明里证的病位重点在肠）。

2. 病因　外感表邪。

3. 病机　表邪未尽，里实已成，里证重于表证。

4. 治疗方剂　厚朴七物汤。

（1）功能：表里双解。

（2）方义：方中重用厚朴为君药，行气除满；臣以枳实下气消痞，二者配伍，则行气导滞，除满消痞之功尤著；更加大黄之泻热通便，使浊气下泄，而腹满自消；佐以桂枝、生姜、大枣解肌发表，和营卫。全方重在行气除满，兼以解表散邪。至于方后，呕者加半夏，下利去大黄，寒多者加生姜，旨在说明方剂的加减应用。

（3）应用：腹满或腹痛，属于里实未甚而又兼感外邪者，可用本方随症加减治疗。

【按语】

表里同病，一般应先解表后治里。而本条表里同病，属于里证重于表证者，因此用表里双解之法。

【原文】

腹中寒气，雷鸣切痛①，胸胁逆满，呕吐，附子粳米汤主之。（9）

附子粳米汤方：

附子一枚（炮）　半夏半升　甘草一两　大枣十枚　粳米半升

上五味，以水八升，煮米熟，汤成，去滓，温服一升，日三服。

【词解】

①雷鸣切痛：形容肠鸣的声音较响，如同雷鸣；腹痛的剧烈，如同刀切之状。

【语译】

病人腹中有寒气，肠鸣剧痛，胸胁部气逆胀满，同时有呕吐，用附子粳米汤主治。

【辨析】

本条论述脾胃虚寒，水湿内停的腹满痛证治。

1. 主症　腹中雷鸣切痛（乃脾胃阳虚寒盛、水湿不化、攻走腹中所引起），胸胁逆满（因寒气上逆、阳气痹阻所致），呕吐（是寒湿犯胃、胃失和降）。

2. 病因　寒湿。

3. 病机　脾胃阳虚，寒湿内停，气机不畅。

4. 治疗方剂　附子粳米汤。

（1）功能：温中散寒，降逆止呕。

（2）方义：方中以附子为君，助阳驱寒；半夏为臣，降逆止呕；佐以粳米、大枣、甘草健脾和中,缓急止痛。诸药合用,使脾阳得复、寒邪得散、胃气调和,诸症自平。

（3）应用：本方临床常用于急性胃肠炎属脾胃虚寒者，可酌加干姜、蜀椒或合胃苓散。

【按语】

理中汤、附子粳米汤均治中焦虚寒证，但理中汤主治下利（即泄泻），附子粳米汤主治呕吐。二者各有侧重，以此为辨。

【原文】

痛而闭①者，厚朴三物汤主之。（10）

厚朴三物汤方：

厚朴八兩　大黄四兩　枳實五枚

上三味，以水一斗二升，先煮二味，取五升，內大黄，煮取三升，温服一升。以利爲度。

【词解】

①闭：指大便闭结不通。

【语译】

病人腹痛而大便闭结不通的，用厚朴三物汤主治。

【辨析】

本条论述气滞重于积滞的腹满痛证治。

从本条用厚朴三物汤看，其证是气滞重于积滞者。

1.主症　腹部胀满疼痛，大便秘结（实邪内结，气机壅滞所致）。

2.病因　饮食或热邪积于胃肠。

3.病机　实热内结，腑气壅滞不通。

4.治疗方剂　厚朴三物汤。

（1）功能：行气除满，泻热通便。

（2）方义：方中重用厚朴为君，行气以消满；臣以枳实破气消痞，以助厚朴除满之力；佐以大黄泻下通便，此即陈灵石谓"行气必先通便，便通则肠胃畅而腑脏气通，通则不痛"之理。

（3）应用：厚朴三物汤可治疗腹满而痛、大便不通、舌苔黄腻、脉沉实者。

【原文】

按之心下满痛者，此爲實也，當下之，宜大柴胡湯。（11）

大柴胡湯方：

柴胡半斤　黃芩三兩　芍藥三兩　半夏半升（洗）　枳實四枚（炙）　大黃二兩　大棗十二枚　生薑五兩

上八味，以水一斗二升，煮取六升，去滓，再煎，溫服一升，日三服。

【语译】

用手按心下感到胀满疼痛的，此属实证，应当用泻下法治疗，宜用大柴胡汤。

【辨析】

本条指出心下满痛的证治。

"心下"，一般是指胃脘部，而本条心下胀满疼痛用大柴胡汤治疗，可见此"心下"所指的范围较为广泛，病变在胸腹，连及两胁。因此"心下满痛"，实际上是指少阳、阳明二经俱已受病所表现的胁腹疼痛。另外，以方测症可知本条应有胸胁苦满、往来寒热等症。

1.主症　按之心下满痛（少阳、阳明合病，气机不利所致）。

2.病因　邪郁少阳，阳明热结。

3.病机　少阳、阳明合病。

4.治疗方剂　大柴胡汤。

（1）功能：和解少阳，攻泻里热。

（2）方义：方中柴胡和解少阳，疏肝解郁；黄芩清泄少阳肝胆郁热；枳实行气，以增柴胡疏肝理气之用；芍药柔肝缓急，以除心下之急，缓脘腹之痛；半夏、生姜降逆止呕；大黄泻热通便，以除阳明实热；大枣调和诸药。综观全方，外感用之，和解少阳，兼泻内热；杂病用之，疏肝解郁，泻热和胃。

（3）应用：大柴胡汤临床用于治疗急性胆囊炎、胆石症、胆道蛔虫、急性胰腺炎等属少阳、阳明合病者。

【原文】

腹满不减，减不足言，当须下之，宜大承气汤。（12）

大承气汤方：见前"痉病"中。

【语译】

腹部胀满没有减轻的时候，即使减轻也微不足道，应当用泻下法，可用大承气汤治疗。

【辨析】

本条论述实热腹满的证治。

1. 主症　腹满不减，减不足言（燥屎内结，腑气不通所致）。

2. 病因　饮食所伤或外感热邪。

3. 病机　胃肠实热，燥屎内结，腑气不通。

4. 治疗方剂　大承气汤。（参见"痉湿暍病脉证治第二"）

【按语】

本篇所述的厚朴七物汤证是腹满兼表证；大柴胡汤证是满痛侧重心下两胁，有时可延及下腹；厚朴三物汤证是满痛偏于中脘，胀甚于积；大承气汤证是满痛多在下腹部，胀和积俱重。对此四方，应随症选用。

【原文】

心胸中大寒痛，嘔不能飲食，腹中寒，上衝皮起，出見有頭足①，上下痛而不可觸近，大建中汤主之。（13）

大建中汤方：

蜀椒二合（炒，去汗）　乾薑四兩　人參二兩

上三味，以水四升，煮取二升，去滓，內膠飴一升，微火煎取一升半，分溫再服，如一炊頃②，可飲粥二升，後更服，當一日食糜③，溫覆之。

【词解】

①上冲皮起，出见有头足：形容腹中寒气攻冲，腹皮突起如头足样的块状物。②如一炊顷：约当烧一餐饭的时间。③食糜：吃稀饭等易消化的食物。

【语译】

病人心胸部因寒邪而发生剧烈疼痛，呕吐不能进食，腹中寒邪向上冲起，

出现如头足样的块状物，上下攻冲作痛，而不能触近，用大建中汤主治。

【辨析】

本条论述脾胃虚寒致腹满痛的证治。

1. 主症　心胸中大寒痛（脾胃阳衰，中焦寒盛，寒气上逆所致），上冲皮起，出见有头足，上下痛不可触近（阴寒内盛，寒气攻冲所致），呕不能饮食（是寒气上逆不降）。

2. 病因　受寒。

3. 病机　脾胃阳虚，阴寒内盛，寒气攻冲。

4. 治疗方剂　大建中汤。

（1）功能：温中阳，驱阴寒。

（2）方义：方中蜀椒、干姜温中散寒；人参、饴糖温补脾胃。合而用之，使中阳健运，驱散阴寒。服后食糜粥者，以补养脾胃之气也。

（3）应用：大建中汤可治疗胃溃疡及蛔虫梗阻引起的脘腹痛属脾胃阳衰、中焦寒盛者。

【按语】

（1）本条出现"上下冲攻，痛不可近"一症，有似于实证，但此疼痛有上下走窜，乍轻乍重，部位广泛，痛无定处之特点，与实证腹满疼着而不移，其满不减有别，临证应当详辨。

（2）本条与本篇第9条附子粳米汤证同属脾胃阳虚，但前条偏于寒湿内盛，其特点重在肠鸣腹痛；而本条偏于阴寒内盛，重在剧烈疼痛，上下攻冲。故用药亦异，前条重用半夏燥湿降逆；本条则重用干姜以散寒，又配人参、饴糖温补建中，可见虚之程度也较前重。

【原文】

　胁下偏痛，發熱，其脉紧弦，此寒也，以温藥下之，宜大黄附子湯。（14）

　大黄附子湯方：

　大黄三兩　附子三枚（炮）　细辛二兩

　上三味，以水五升，煮取二升，分温三服；若强人，煮取二升半，分温三服。服后如人行四五里，進一服。

【校勘】

"发热"，《脉经》无此二字。

【语译】

胁下疼痛偏重一侧，发热，脉象紧弦，这是寒实证，用温药使其泻下，宜用大黄附子汤治疗。

【辨析】

本条论述寒实内结的证治。

"胁下"，并非单指胁部，而是对胁腹的概括。"胁下偏痛"，即胁之某一侧及腹部疼痛。从用大黄附子汤治疗来看，此属寒实内结所致，故除上症外，尚有大便不通、舌苔白腻等症。

1. 主症　胁下偏痛（寒实内结、气滞不通所致），发热（寒凝气滞、阳气被郁、营卫失调所致），脉紧弦（寒实内结之象）。

2. 病因　受寒，饮食不节。

3. 病机　寒实内结，气滞不通。

4. 治疗方剂　大黄附子汤。

（1）功能：温阳散寒，泻下通便。

（2）方义：方中重用大热之附子为君药，取其温里助阳，以祛寒邪；臣以大黄泻下通便，而开秘结；大黄虽系苦寒之品，但与附子、细辛同用，则制其寒凉而存其走泄通便作用，以泻内结之寒实；佐细辛以助附子温经散寒，三药合用，组成温下寒实之剂，此乃开温下法之先河。《普济本事方》中的温脾汤（厚朴、甘草、干姜、桂心、附子、大黄），即仿本方加减而成，在药物组成方面更为周全，可以采用。

（3）应用：三叉神经痛、坐骨神经痛、顽固性湿疹、牙疼、慢性非特异性过敏性结肠炎等，可用本方随症加减治疗。

【按语】

对本条"发热"一症，有的注家认为本条证候属脾虚寒盛、中焦运行失职、宿食停积胃肠所致。脾寒不能为胃行其津液，胃肠积滞化燥则"发热"，脾中有寒，胃肠有热，寒热犹如水火不容，其本在脾，其标在胃肠，故治当标本同治，寒温并用，以大黄附子汤温下为宜。此论可供参考，但临床所见，寒实内结者，未必俱有"发热"一症。

【原文】

寒氣厥逆①，赤丸主之。（15）

赤丸方：

茯苓四兩　半夏四兩（洗）一方用桂　烏頭二兩（炮）　細辛一兩《千金》作人參

上四味，末之，內眞朱②為色，煉蜜丸，如麻子大，先食酒飲下三丸，日再夜一服，不知，稍增之，以知為度。

【词解】

①厥逆：有两种含义，既指病机，又言症状。②真朱：即朱砂。

【语译】

内有寒气而出现四肢厥冷的症状，用赤丸主治。

【辨析】

本条论述寒气厥逆的证治。

本条论述简略，但从文中"寒气"二字和赤丸的作用来推测，当系脾肾阳虚、水饮内盛。其病除四肢厥冷外，可见腹痛、呕吐、心下悸等症。

1. 主症　四肢厥冷（阳虚不能温养四末所致）。

2. 病因　寒、饮。

3. 病机　脾肾阳虚，寒饮内盛。

4. 治疗方剂　赤丸。

（1）功能：温阳散寒，化饮降逆。

（2）方义：方中乌头为君，大辛大热温里阳以祛寒邪；半夏为臣，燥湿降逆止呕；佐以细辛，既助乌头散寒之力，又助半夏以散伏饮；加茯苓，助半夏之利湿除饮；朱砂重镇降逆。诸药合用，则寒去饮消，阳气自复，寒气厥逆之症除。

【原文】

腹痛，脉弦而緊，弦則衛氣不行，即惡寒，緊則不欲食，邪正相搏，即為寒疝。

繞臍痛，若發則白汗①出，手足厥冷，其脉沉緊者，大烏頭煎主之。（16）

乌头煎方：

乌头（大者）五枚（熬，去皮，不㕮咀）

上以水三升，煮取一升，去滓，内蜜二升，煎令水气尽，取二升，强人服七合，弱人服五合。不差，明日更服，不可一日再服。

【词解】

①白汗：指因痛剧而出的冷汗。

【语译】

病人腹痛，脉象弦而紧，弦脉主阳虚卫气不行，所以感到怕冷；紧脉是阴盛胃寒的脉象，所以不思饮食。内外寒邪与正气相搏结，就成为寒疝。

寒疝病人脐部周围疼痛，如果发作时身出冷汗，手足发凉，脉象出现沉紧的，用大乌头煎主之。

【辨析】

本条指出寒疝的病机、脉症和治疗。

原文第一段指出寒疝的病机，第二段指出寒疝发作时的脉症及治疗。

第一段中"弦"与"紧"，皆为阴脉，主阴寒盛，寒盛由于阳虚，阳气不能行于外，则恶寒；阳虚寒盛，脾胃运化功能失调，故不欲食；寒气内结，阳气不行，筋脉拘急，故形成寒疝腹痛。第二段叙述寒疝发作时的证治。

1. 主症　发作时绕脐痛（内寒极盛，阳气不通所致），白汗出、手足厥冷（皆为阳虚内寒之症），脉沉紧（阳虚寒盛之象）。

2. 病因、病机　同本篇概述中"寒疝"的病因、病机。

3. 治疗方剂　大乌头煎。

（1）功能：温阳逐寒止痛。

（2）方义：方中乌头大辛大热驱逐阴寒、峻补元阳。魏念庭云："乌头辛热，逐寒邪，开阴闭，专用建功，单刀直入，竟趋虎穴，其取效之最径捷也。"然乌头性烈有毒，故佐以蜂蜜缓乌头之烈性，以制其毒，且能延长药效。本方属峻猛之剂，故方后云："强人服七合，弱人服五合。不差，明日更服，不可一日再服。"故用时宜慎之。

（3）应用：①用于治疗腹痛肢冷、脉象沉紧的发作性寒疝属阴寒痼冷者。②《外台秘要》解急蜀椒汤（蜀椒、附子、干姜、半夏、粳米、甘草、大枣）的主治与大乌头煎同，但其药性较平和，可参考应用。

【原文】

寒疝腹中痛，及胁痛里急者，当归生姜羊肉汤主之。（17）

当归生姜羊肉汤方：

当归三两　生姜五两　羊肉一斤

上三味，以水八升，煮取三升，温服七合，日三服。若寒多者，加生姜成一斤；痛多而呕者，加橘皮二两，白术一两。加生姜者，亦加水五升，煮取三升二合，服之。

【语译】

寒疝病人腹中痛，又有胁痛里急的，用当归生姜羊肉汤主治。

【辨析】

本条论述寒疝属于血虚的证治。

本条从用当归生姜羊肉汤来看，此寒疝属于血虚，与前条偏于寒盛者不同，其病较轻，痛势亦缓，其腹痛有喜温喜按之特点。胁属肝，肝主藏血，血虚气弱，寒自内生，故胁痛里急。

1. 主症　胁腹里急疼痛（血虚气弱，肝脉失养所致）。

2. 病因　素体血虚或因失血内生寒邪。

3. 病机　血虚气弱，寒自内生。

4. 治疗方剂　当归生姜羊肉汤。

（1）功能：养血散寒。

（2）方义：方中当归养血，生姜散寒，羊肉性温，为血肉有情之品，补虚生血。三药合用，温而不燥，补而不腻，共奏补虚生血，温经散寒之效。

（3）应用：①血虚而寒的男子不育症。②妇人经后、产后血虚受寒的腹痛症等皆可用本方治疗。

【原文】

寒疝腹中痛，逆冷，手足不仁，若身疼痛，灸刺诸药不能治，抵当乌头桂枝汤主之。（18）

乌头桂枝汤方：

乌头

上一味，以蜜二斤，煎减半，去滓。以桂枝汤五合解之，得一升后，初服二合；不知，即服三合，又不知，復加至五合。其知者，如醉狀，得吐者，爲中病。

桂枝湯方：

桂枝三兩（去皮）　芍藥三兩　甘草二兩（炙）　生薑三兩　大棗十二枚

上五味，剉，以水七升，微火煮取三升，去滓。

【校勘】

抵当：《备急千金要方》无"抵当"二字。《医宗金鉴》云："抵当"二字，衍文也。

【语译】

寒疝病人腹中疼痛，四肢发冷，手足麻木不仁，如果身体疼痛，用火灸、针刺及一般药物治疗无效，可用乌头桂枝汤主治。

【辨析】

本条论述寒疝兼有表证的证治。

1. 主症　腹中疼痛（阳气衰弱、阴寒内盛所致），四肢冷（阳虚四末失煦之症），手足麻木不仁（阴寒内盛、营血痹阻所致），身体疼痛（是外感寒邪、经脉不利之症）。

2. 病因　内寒复感外寒。

3. 病机　阴寒内结，阳气不通，寒痹肌表，营卫不和。

4. 治疗方剂　乌头桂枝汤。

（1）功能：解表温里，驱寒止痛。

（2）方义：本方乃乌头煎与桂枝汤相合而成，方中乌头煎温阳逐寒止痛，桂枝汤调和营卫以散表寒。服药后病人如醉状或呕吐者，是药已中病的"瞑眩"现象，无其他不良反应者，可不必服药，如发现中毒现象，症见呼吸喘促、头痛、心悸、口干、唇麻、脉促者，应速服绿豆汤或黑豆甘草汤解毒以救之。

【按语】

（1）本证内外皆寒，表里俱病，所以非灸刺，或单纯解表，或单纯温里等所能奏效，只宜用乌头桂枝汤以解表里之寒。

（2）服乌头桂枝汤后，病人如醉状或呕吐者，是药已中病的"瞑眩"现象，无其他不良反应者可不必服其他药。如发现病人呼吸喘急、头晕心悸、口干舌麻、脉促者，是服本方后的中毒现象，应速服绿豆汤等以解毒急救之，若无效，即去医院救治。

（3）寒疝属阴寒内盛者，症见腹部剧痛、冷汗出、手足厥冷者，用大乌头煎逐寒止痛；寒疝属于血虚者，见胁腹拘急疼痛、喜温喜按者，用当归生姜羊肉汤养血散寒；表里皆寒，腹痛、手足逆冷兼身体疼痛者用乌头桂枝汤表里同治。对此三方，临床时应随症选用。

【原文】

问曰：人病有宿食，何以别之？師曰：寸口脉浮而大，按之反濇，尺中亦微而濇，故知有宿食，大承氣湯主之。（19）

大承氣湯方：見前"痙病"中。

【语译】

问：内有宿食病，凭什么辨别呢？老师说：寸口脉浮而大，重按之反见涩象，尺部脉也微涩，所以知道有宿食，用大承气汤主治。

【辨析】

本条论述宿食在肠的脉象和治法。

宿食多由饮食不节，停滞不化所致。由于宿食内结，气塞于上，则寸口脉浮取大而有力；气滞不行，则重按涩滞不流利，而且尺脉也沉滞有力。以上是宿食在肠的脉象，故用大承气汤下其宿食。

【原文】

脉數而滑者，實也，此有宿食，下之愈，宜大承氣湯。（20）

【语译】

脉数而兼滑的，是实证，这是内有宿食，使其泻下可痊愈，宜用大承气汤。

【辨析】

本条继续论述宿食的脉象和治法。

数脉主热，滑脉主宿食，滑数并见，是肠胃有宿食实热停积所致。由于宿食新停，气滞未甚，病情较浅，故脉滑利；数者，胃肠有实热，宿食实热内结胃肠，当用大承气汤攻下，使实热、宿食俱去。

【按语】

以上两条同为宿食病，脉象有滑涩之不同，云"涩"者，并非"涩因气少"，而是食积日久，胃肠气滞不通；云"滑"者，由于宿食初停，胃肠气滞不甚。病有新久不同，故脉有滑涩之异，又宿食病用大承气汤，不能仅凭脉象，应有腹部胀满拒按、大便秘结、苔黄燥等症，否则不可用之。原文中的"宜"字有斟酌之意，提示脉证合参，方不致误。

【原文】

下利不欲食者，有宿食也，当下之，宜大承氣湯。（21）

大承氣湯方 见前"痉病"中。

【语译】

病人下利，不想吃东西，这是内有宿食，应当使其泻下，宜用大承气汤。

【辨析】

本条指出宿食下利的治法。

下利而不欲食，文中明言内有"宿食"。宿食内停，胃不能纳腐水谷，脾不能升清降浊，运化失常，故下利，虽下利宿食尚未尽去，故仍不欲食，应采用"通因通用"之法，用大承气汤，因势利导，下其宿食。

【原文】

宿食在上脘，当吐之，宜瓜蒂散。（22）

瓜蒂散方：

瓜蒂一分（熬黄） 赤小豆一分（煮）

上二味，杵爲散，以香豉七合煮取汁，和散一錢匕，温服之，不吐者少加之，以快吐爲度而止。亡血及虚者不可與之。

【语译】

宿食停滞在上脘的，应采用吐法，宜用瓜蒂散。

【辨析】

本条指出宿食在上脘的治法。

宿食停在上脘，必有胸膈满闷、痞塞不通之感，甚则有恶心欲吐之势。这是正气驱邪外出的表现，可用瓜蒂散因势利导而吐之。此即《内经》所谓"其高者因而越之"之意。方中瓜蒂味苦，赤小豆味酸，二者同用，即成酸苦涌吐之法，涌吐胸中之实邪；佐以香豉汁以开郁结和胃气。本方常用于胃中宿食不化，或痰涎壅塞引起的胸膈胀满证。因涌吐能耗伤胃之气阴，故年老体弱、孕妇、久病及失血者，不宜使用本方。

【原文】

脉緊如轉索無常者，有宿食也。（23）

【语译】

脉紧好像绳索转动不定的，是内有宿食。

【辨析】

本条进一步指出宿食的脉象。

"脉紧如转索无常者"，实则紧而兼滑之象，属宿食不化，停积于上所致。《伤寒论·太阳病篇》有"结胸热实，脉沉而紧"，《伤寒论·厥阴病篇》有"病人手足厥冷，脉乍紧者，邪结在胸中"，可知邪结在上，多出现紧脉。本条脉紧如转索无常，亦是补前条脉象之未备，故本条应与前条合参。

附　录

（1）病者痿黄，躁而不渴，胸中寒實，而利不止者死。

（2）其脉數而緊乃弦，狀如弓弦，按之不移。脉數弦者，當下其寒；脉緊大而遲者，必心下堅；脉大而緊者，陽中有陰，可下之。

（3）脉緊頭痛，風寒，腹中有宿食不化也。一云寸口脉緊。

附　方

《外臺》烏頭湯：治寒疝腹中絞痛，賊風入攻五臟，拘急不得轉側，發作有時，使人陰縮，手足厥逆。方見上。

《外臺》柴胡桂枝湯方：治心腹卒中痛者。

柴胡四兩　黄芩　人參　芍藥　桂枝　生薑各一兩半　甘草一兩　半夏二合半　大棗六枚

上九味，以水六升，煮取三升，溫服一升，日三服。

《外臺》走馬湯：治中惡心痛腹脹，大便不通。

巴豆二枚（去皮心，熬）　杏仁二枚

上二味，以綿纏，搥令碎，熱湯二合，捻取白汁飲之，當下。老少量之。通治飛尸鬼擊病。

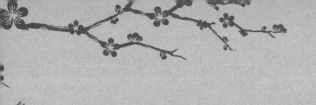

五脏风寒积聚病脉证并治第十一

一、简释篇名

本篇为《金匮》第11篇，论述五脏风寒和积聚病的脉证与治疗，因其病证均与脏腑有关，故合为一篇论述。

本篇五脏风寒部分脱简较多，三焦各部病证亦略而不详，脏腑积聚部分着重指出积、聚、槃气三者的鉴别。唯对肝着、脾约、肾着三种病证与治疗的论述较为具体，故作为重点讨论。

二、概述内容

本篇原文共20条（含附录15条），方剂3首。

（一）肝着

1.定义、命名　肝着是以肝脏气血郁滞不行为病机，以胸胁痞满不舒，甚则胀满疼痛为特征的病证。肝着是根据病机命名的。尤在泾曰："肝脏气血郁滞，着而不行，故名肝着。"

2.主症　胸胁胀满不舒，其人常欲蹈其胸上。

3.病因病机　病因是感受外邪或情志所伤；病机是肝气郁结、血行不畅。

4.治疗原则　行气散结，活血通络。

5.与现代医学病名联系　肝着的临床表现与肋间神经痛、绝经期综合征的病证相类似。

（二）脾约

1.定义、命名　脾约是以胃强脾弱为病机，以大便坚、小便数的临床表现为特征的病证。脾约是根据病机命名的，因胃强脾弱，脾为胃所约束，故名脾约。

2.主症　大便坚、小便数。

3.病因病机　病因是胃火素盛或感热邪，或素食辛辣，或年老阴亏；病机是胃肠燥热、脾阴不足，不能为胃行津液。

4.治疗原则　泄热润燥，缓通大便。

5.与现代医学病名联系　脾约与习惯性便秘、老年性便秘的病证相类似。

（三）肾着

1.定义、命名　肾着是以寒湿之邪痹着腰部为病机，以身体重、腰中冷的临床表现为特征的病证。肾着是根据病机命名的。《金匮要略心典》曰："肾受冷湿，着而不去，则为肾着。"

2.主症　身体沉重，口不渴，腰中冷，如坐水中，腹重如带五千钱，腰以下冷痛。

3.病因病机　病因是身劳汗出、衣里冷湿；病机是寒湿痹着腰部。

4.治疗原则　温中散寒，健脾利湿。

5.与现代医学病名联系　风湿病表现腰以下冷痛、沉重而无器质性病变者与本病相类似。

三、辨析原文

【原文】

肝著，其人常欲蹈其胸上①，先未苦时②，但欲飲熱，旋覆花湯主之。（1）

旋覆花湯方：

旋覆花三兩　葱十四莖　新絳少許

上三味，以水三升，煮取一升，頓服之。

【词解】

①其人常欲蹈其胸上：指患肝着的病人时常喜欢按揉胸部。②先未苦时：

指疾病痛苦未发作前的时候。

【语译】

肝着病人常想按揉其胸部，在疾病痛苦未发作前的时候，只想饮热汤，用旋覆花汤主治。

【辨析】

本条论述肝着的证治。

肝之经脉布于两胁而络于胸，邪入于肝，其疏泄失职，经脉气血郁滞，着而不行，故有"肝着"之称。

1.主症　其人常欲蹈其胸上（因胸胁痞闷不舒，甚则胀疼，按揉其胸部，借以舒展气机），先未苦时，但欲饮热（病之初，得热饮，气机则可通畅）。

2.病因　感受风寒湿邪或情志所伤。

3.病机　肝失疏泄，气血郁滞。

4.治疗方剂　旋覆花汤。

（1）功能：下气散结，活血通络。

（2）方义：方中旋覆花下气而善通肝络；葱白辛温以通胸中之阳；新绛活血化瘀。三者合用，使结散阳通、血气以和，则肝着自愈。

（3）应用：旋覆花汤可治疗肋间神经痛、妇人半产漏下病属肝失疏泄，气血郁滞者。

【按语】

（1）新绛，有人认为是绯帛，即将已染成赤色丝织品做成的帏当新绛使用；有谓以苏木、红花汁或茜草染成者；也有人认为新绛就是新刈之茜草。证之于临床，把茜草作新绛使用，确有疗效。

（2）王清任用血府逐瘀汤治"胸任重物"，陶葆荪有用通窍活血汤治疗"其欲人足蹈其胸"的验案、叶天士治胁痛擅长用辛温通络、温柔通补及辛泄通瘀等法，皆是在本方用法基础上的进一步发展。

【原文】

跌阳脉浮而濇，浮则胃氣强，濇则小便數，浮濇相搏，大便則堅，其脾爲約①，麻子仁丸主之。（2）

麻子仁丸方：

麻子仁二升　芍藥半斤　枳實一斤　大黃一斤　厚朴一尺　杏仁一升

上六味，末之，煉蜜和丸梧子大，飲服十丸，日三，以知爲度。

【词解】

①其脾为约：指胃强脾弱，脾为胃所制约。约，约束，制约之意。

【语译】

趺阳脉浮而涩，浮脉表示胃气强盛，涩则小便频数，浮脉与涩脉相合，大便就坚硬，这是脾为胃所约束之证，用麻子仁丸主治。

【辨析】

本条从趺阳脉论述脾约的病机与证治。

趺阳脉以候脾胃之气，脉浮而涩，浮是举之有余，为阳脉，主胃热气盛；涩是按之滞涩，往来艰难，为阴脉，属脾阴不足。

本条以此脉象来说明形成脾约的病机。

1.主症　小便数（脾为胃约束，不能为胃行其津液，则津液偏渗膀胱所致），大便坚（津液偏渗膀胱，肠道失润所引起），趺阳脉浮而涩（胃强脾弱之象）。

2.病因　胃火素盛或感热邪，或素食辛辣或年老阴亏。

3.病机　胃肠燥热，脾阴不足。

4.治疗方剂　麻子仁丸。

（1）功能：泄热润燥，缓通大便。

（2）方义：方中麻子仁为君药，润燥结而利大肠；臣以杏仁利肺润肠，以助大肠传导之功；大黄泻热通便，攻下阳明之热结；枳实、厚朴行气消胀，可助大黄之攻下；芍药益阴；蜂蜜润燥，可复已伤之阴津。全方润中有攻，泻而不峻；制丸服之，其力亦缓，可使腑气通，津液行，则便秘可解。

（3）应用：麻子仁丸临床多用于热病后便秘、习惯性便秘、肛门疾病手术后大便燥结及痔疮便秘者。

【按语】

本方属润下通便剂，主要用于津液不足、肠失濡润、胃热肠燥之便秘者，此与阳明腑实之便坚、潮热、谵语、腹满硬痛不同。本方攻下之中寓有滋润，有别于诸承气汤。

肾著①之病，其人身體重，腰中冷，如坐水中，形如水狀，反不渴，小便自利，飲食如故，病屬下焦，身勞汗出，衣一作表裹冷濕，久久得之，腰以下冷痛，腹重如帶五千錢，甘薑苓术湯主之。(3)

甘草乾薑茯苓白术湯方：

甘草　白术各二兩　乾薑　茯苓各四兩

上四味，以水五升，煮取三升，分溫三服，腰中即溫。

【校勘】

"腹重如带五千钱"：《备急千金要方》作"腰重如带五千钱"。

【词解】

①著(zhuó 着)：留滞附着之意。

【语译】

肾着病，病人身体沉重，腰中冷，好像坐在冷水里一样，外形好像水气病，但口不渴，小便也通利，饮食正常，属病在下焦。由于劳动汗出，衣服里面又冷又湿，时间久了就形成这种病。腰以下冷痛，腹部沉重好像带了五千铜钱，用甘姜苓术汤主治。

【辨析】

本条指出肾着的成因和证治。

1.主症　身体重，腰中冷，如坐水中，腰以下冷痛，腹重如带五千钱（寒湿痹着腰部，阳气痹而不行所致），口不渴，饮食如故，小便自利（说明病在肾之外府腰部，内脏无病）。

2.病因　身劳汗出，衣里冷湿。

3.病机　寒湿着于腰部，阳气痹而不行。

4.治疗方剂　甘姜苓术汤。

（1）功能：温中散寒，健脾利湿。

（2）方义：方中干姜温中散寒；茯苓淡渗利湿。干姜、茯苓二者配合，一温一利，使寒祛湿消，以除病本；白术健脾燥湿，使脾气健运，则湿去而不复聚；甘草调和诸药。四药相伍，共奏燠土胜湿之效。如尤在泾云："然其病不在肾之中脏，而在肾之外府，故其治法，不在温肾以散寒，而在燠土以胜水。"

（3）应用：甘姜苓术汤可以治疗寒湿腰痛、妇人腰冷带下、妊娠下肢浮肿、泄泻等病证属于有寒湿者。

【原文】

師曰：热在上焦者，因欬爲肺痿；热在中焦者，则爲堅；热在下焦者，则尿血，亦令淋秘^①不通。大腸有寒者，多鹜溏^②；有热者，便腸垢^③。小腸有寒者，其人下重便血，有热者，必痔。（4）

【词解】

①淋秘：淋指小便淋沥涩痛；秘指癃闭不通。②鹜溏：谓如鸭的大便，水粪杂下。鹜即鸭。③肠垢：肠中黏液垢腻。

【语译】

老师说：热邪在上焦者，因为咳嗽而成为肺痿；热邪在中焦的，就导致大便坚；热邪在下焦的，就有尿血，也能使小便淋沥涩痛或癃闭不通。大肠有寒的，多出现水粪杂下，好像鸭屎；大肠有热的，大便会排出黏稠的肠垢。小肠有寒的，病人感到肛门重坠而便血；小肠有热的，必然会生痔疮。

【辨析】

本条指出热在上、中、下三焦的病证和大、小肠有寒、有热的病变。

热邪在上焦，虚热灼肺，肺气上逆则咳，咳嗽日久，肺叶萎弱不振，可以形成肺痿；热在中焦者，消灼脾胃之津液，大肠失于濡润，故大便坚硬；热邪在下焦者，伤及肾与膀胱络脉，则尿血，气化不行，则小便淋沥涩痛或癃闭不通。大肠有寒则传导功能失职，故水粪杂下；有热则易蒸腐气血形成肠垢从大便排出。小肠有寒则阳虚气陷而不能统摄阴血，故下重便血；有热则热邪下注，发生痔疮。

【按语】

关于小肠有寒、热的病变，近代医家有的认为难解，今引赵以德、徐忠可之说以供参考。赵以德云："小肠后重下血，正与《内经》所谓结阴下血相类，小肠属火，为心之腑，心主血，小肠寒则阳不得越，因郁而下重，血亦不入于脉，随其所郁而便下。"徐忠可云："小肠有热，则大肠传导其热，而气结于肛门，故生痔。"

【原文】

問曰：病有積、有聚、有穀氣①，何謂也？師曰：積者，藏病也，終不移；聚者，府病也，發作有時，展轉痛移，爲可治；穀氣者，脇下痛，按之則愈，復發爲穀氣。諸積大法，脉來細而附骨者，乃積也。寸口，積在胸中；微出寸口，積在喉中；關上，積在臍旁；上關上，積在心下；微下關，積在少腹；尺中，積在氣衝②。脉出左，積在左；脉出右，積在右；脉兩出，積在中央。各以其部處之。（5）

【词解】

①穀（gǔ 谷）气：即食气，指水谷之气停积留滞之病。穀同"谷"。②气冲：即气冲穴，又名气街。《针灸甲乙经》曰："归来下，鼠蹊上一寸，动脉应手。"即在脐下5寸，前正中线旁开2寸处，此处代表积的部位。

【语译】

问：病有积、有聚、有穀气，凭什么辨别呢？老师说：积是五脏之病，始终不移动；聚是六腑之病，发作有时，疼痛辗转移动，是可以治好的。穀气病，胁下疼痛，用手按它就会好，但会复发，这就是穀气。各种积病诊断的基本方法：脉象沉细，好像附在骨上的，这就是积病。寸口脉沉细的，积在胸中；脉象细沉而微出于寸口之上的，积在喉中；关部脉象细沉的，其积在脐的旁边；脉象细沉而微出于关上的，其积在心下；脉象细沉微在关下的，其积在少腹；尺部脉细沉的，其积在气冲。左手出现细沉的脉象，则积在身体左边；右手出现细沉的脉象，则积在身体右边；两手同时出现细沉的脉象，则积在中央部位。各按照积所在的不同病位进行不同的处理。

【辨析】

本条指出积、聚、穀气三者的区别和诸积的脉诊。

积、聚、穀气虽皆可出现疼痛症状，但三者是不同的，应予分辨：积为脏病，结块有形，固定不移，痛有定处，病属血分，为瘀血凝结，病情较重，病程较长，治疗较难；聚为腑病，聚散无常，推之能移，痛无定处，多属气分，为气滞所聚，病情较轻，病程较短，治疗较易；穀气为谷气壅塞脾胃，肝气郁结成块，故胁下痛，用手按摩后气机畅通，胁病暂可解除，但停止按摩则气复结而痛再作，治宜消食之中偏重理气，则胁痛即可根治。

积为脏病属阴,故脉来细而沉伏。原文后半段历举脉出之处以定积的部位,临床上不尽相符,仅供参考。

附　录

（1）肺中風者，口燥而喘，身運而重，冒而腫脹。

（2）肺中寒，吐濁涕。

（3）肺死藏，浮之虛，按之弱如葱葉，下無根者，死。

（4）肝中風者，頭目瞤，兩脇痛，行常傴，令人嗜甘。

（5）肝中寒者，兩臂不舉，舌本燥，喜太息，胸中痛，不得轉側，食則吐而汗出也。

（6）肝死藏，浮之弱，按之如索不來，或曲如蛇行者，死。

（7）心中風者，翕翕發熱，不能起，心中饑，食即嘔吐。

（8）心中寒者，其人苦病心如噉蒜狀，劇者心痛徹背，背痛徹心，譬如蠱注。其脉浮者，自吐乃愈。

（9）心傷者，其人勞倦，即頭面赤而下重，心中痛而自煩，發熱，當臍跳，其脉弦，此爲心藏傷所致也。

（10）心死藏，浮之實如麻豆，按之益躁疾者，死。

（11）邪哭使魂魄不安者，血氣少也；血氣少者屬於心，心氣虛者，其人則畏，合目欲眠，夢遠行，而精神離散，魂魄妄行。陰氣衰者爲癲，陽氣衰者爲狂。

（12）脾中風者，翕翕發熱，形如醉人，腹中煩重，皮目瞤瞤而短氣。

（13）脾死藏，浮之大堅，按之如覆盃潔潔，狀如搖者，死。

（14）腎死藏，浮之堅，按之亂如轉丸，益下入尺中者，死。

（15）問曰：三焦竭部，上焦竭善噫，何謂也？師曰：上焦受中焦氣未和，不能消穀，故能噫耳。下焦竭，即遺溺失便，其氣不和，不能自禁制，不须治，久則愈。

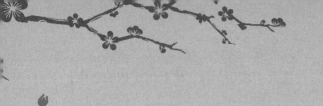

痰饮咳嗽病脉证并治第十二

一、简释篇名

本篇为《金匮》第12篇,论述痰饮和咳嗽病的脉证与治疗,但重点是论述痰饮病。咳嗽仅是痰饮引起的一个症状,并不包括所有的咳嗽在内。

本篇标题中的痰饮是总的病名,属广义的痰饮,它包括痰饮、悬饮、溢饮、支饮四种,此四饮中的痰饮是狭义的痰饮。

二、概述内容

本篇原文共40条,方剂19首(含附方1首)。

1. 定义、命名 痰饮病主要是以肺、脾、肾三脏功能失常,水饮不化为病机,以体内过量水液停留或渗注于某一部位而发生的疾病。痰饮病是根据病因命名的。

2. 主症 痰饮为素盛今瘦,目眩;悬饮为咳唾引痛;溢饮为身体疼重;支饮为咳逆倚息,短气不得卧。

3. 病因病机 病因有感受外邪、饮食所伤、素体阳虚等方面。病机是肺、脾、肾三脏功能失常,水饮不化。

4. 治疗原则 以"温药和之"为基本治则。

5. 与现代医学病名联系 痰饮病与慢性支气管炎、支气管哮喘、渗出性胸膜炎、胃肠功能紊乱、幽门梗阻、积液性肠梗阻、尿潴留等病的临床表现相类似。

三、辨析原文

【原文】

問曰：夫飲有四，何謂也？師曰：有痰飲、有懸飲、有溢飲、有支飲。（1）

問曰：四飲何以為異？師曰：其人素盛今瘦①，水走腸間，瀝瀝有聲②，謂之痰飲；飲後水流在脇下，欬唾引痛，謂之懸飲；飲水流行，歸於四肢，當汗出而不汗出，身體疼重，謂之溢飲；欬逆倚息③，短氣不得臥，其形如腫，謂之支飲。（2）

【校勘】

"痰飲"：《脉经》《千金翼方》俱作"淡饮"，《诸病源候论》作"流饮"。

"沥沥有声"：作"漉漉有声"。

【词解】

①素盛今瘦：谓痰饮病人在未病之前身体丰盛，既病之后，身体消瘦。②沥沥有声：水饮在肠间流动时发出的声音。③咳逆倚息：谓咳嗽气逆，不能平卧，须倚床呼吸。

【语译】

问：饮病有四种，是哪四种呢？老师说：有痰饮、悬饮、有溢饮、有支饮。

问：这四种饮病怎样区别呢？老师说：这个人原来身体一向丰盛，现在消瘦，水在肠间流动，发出沥沥的声音，这称为痰饮。水饮流在胁下，咳嗽的时候牵引到胁下疼痛，这称为悬饮。饮邪流行，渗入四肢，应当汗出而不汗出，而且身体感到疼痛沉重，这称为溢饮。咳嗽气逆而倚床呼吸，气息短促不能平卧，病人的外形像水肿的样子，这称为支饮。

【辨析】

以上两条总论痰饮的分类和四饮的主症，为全篇之提纲。

四饮主要是根据水饮停留的部位和出现的主症来辨别的。如痰饮，是水饮停留于肠胃，与气相击，肠间发出沥沥响声，由于饮邪停留于胃肠，脾胃不能化饮食为精微充养肌肤，故病人素盛今瘦。悬饮是水饮流于胁下，影响足厥阴肝经经气的输注，肝气上逆，后侮于肺，肺气不降而咳嗽，且咳时牵引胁下疼痛。溢饮是水饮溢于四肢肌腠，本可随汗而解，但饮邪阻遏卫阳，闭塞玄府而不得汗，故致身体疼痛而沉重。支饮是水饮停留胸膈，上逆迫肺，阻碍肺气的宣降，以致咳逆倚息，短气不能平卧，且肺合皮毛，水气逆行，故见外形如肿的症状。

【按语】

本篇所论痰饮，应是淡饮。通观《内经》无"痰"字。《脉经》《千金翼方》俱作"淡饮"，"淡"与"澹"（dàn旦）通，澹者，水动之貌也。痰饮病实际上即淡饮或饮病。故宋代朱肱《类证活人书》说："痰，胸上水病也。"因饮邪停留的部位不同，而有四饮之别。痰饮者，水停胃肠，症见形体消瘦，肠间沥沥有声；悬饮者，水流胁下，咳唾引痛；溢饮者，水溢肌表，身体疼痛；支饮者，水饮上迫胸肺，症见咳逆倚息、短气不得卧。

【原文】

水在心，心下坚筑①，短气，恶水②不欲饮。（3）

水在肺，吐涎沫，欲饮水。（4）

水在脾，少气身重。（5）

水在肝，胁下支满③，嚏而痛。（6）

水在肾，心下悸。（7）

【校勘】

"心下悸"：《医宗金鉴》作"脐下悸"。

【词解】

①心下坚筑：心下部位满闷痞坚而动悸。坚，是心下有坚硬之感；筑，是恐恐然有动悸之势。②恶水：厌恶饮水。③支满：支撑胀满。

【语译】

水饮停留在心，心下部位满闷痞坚而动悸，气息短促，厌恶水，不想喝它。

水饮停留在肺，吐涎沫，想喝水。

水饮停留在脾，气短，身体沉重。

水饮停留在肝，胁下支撑胀满，打喷嚏时牵引胁肋疼痛。

水饮停留在肾，脐下跳动。

【辨析】

以上 5 条原文论述水饮在五脏的症状。

水，即水饮之谓。水饮为害，不仅能留于肠间、胁下、胸膈、肢体，并可波及五脏。此 5 条原文所论水饮波及五脏而表现出的各种不同证候。但应注意，这里所谓水在五脏，均非五脏本身有水，不过是受水饮的影响，出现与各脏有关的症状而已。

水饮凌心，则心下痞坚而悸动；心阳被水饮所遏，故短气、恶水不欲饮。水饮射肺，则肺气与水饮相激，水随气逆，故吐涎沫；气不化津故欲饮水。水饮侵脾，则中气不足而倦怠少气；水湿阻于四肢肌肉，故身体沉重。水饮影响肝，肝络不和，胁下支撑胀满；饮阻气滞，故嚏则牵引作痛。水饮犯肾，肾不化气，气阻饮动，则脐下动悸。

【按语】

水饮在五脏与四饮之间不能截然分开。如水在心、肾之与痰饮，水在肺之与支饮，水在脾之与痰饮、溢饮，水在肝之与悬饮，其证其治，均有内在联系，学者当识之。

【原文】

夫心下有留飲，其人背寒冷如手大。（8）

留飲者，脇下痛引缺盆，欬嗽則輒已①一作轉甚。（9）

胸中有留飲，其人短氣而渴，四肢歷節痛。脉沉者，有留飲。（10）

【词解】

①咳嗽则辄已：咳嗽时痛势更加剧烈。"辄已"，作"转甚"解，即转剧的意思。

【语译】

饮邪停留于心下，病人背部感觉有一片寒冷如手掌样大。

饮邪停留于胁下，胁下疼痛牵引缺盆，咳嗽时则疼痛更剧烈。

饮邪停留于胸中，病人呼吸短促而口渴，四肢关节疼痛。脉象沉的，这是有留饮。

【辨析】

以上 3 条原文是论述留饮的证候。

留饮，即水饮久留而不去。凡饮邪留积之处，阳气即被阻遏不能展布。饮留心下，心之俞穴在背，寒饮注其俞，阳气不能外达，故背部一块感觉寒冷。

饮留胁下，则肝络不和，气机升降不利，所以胁下痛引缺盆，咳嗽震动时，则疼痛加重。

饮留胸中，肺气不利，气不布津，所以短气而渴。饮留于四肢，痹着关节，阳气不通，故四肢历节痛。病由水饮内停，阳气郁闭，故脉不浮而沉，正如《金匮要略·水气病篇》所说："脉得诸沉，当责有水。"

【原文】

膈上病痰，满喘欬吐，發則寒熱，背痛腰疼，目泣①自出，其人振振身瞤②劇，必有伏飲。（11）

【词解】

①目泣：流眼泪。②振振身瞤：谓全身震颤动摇不能自主。

【语译】

膈上有痰、胸满、气喘、咳嗽、吐痰涎，发作时则恶寒发热，背痛腰疼，眼泪自行流出，病人的身体震颤动摇得很厉害，这必然有伏饮。

【辨析】

本条指出伏饮因外邪引发的症状。

伏饮，乃水饮潜伏于内，难于攻除，往往因感受外邪而诱发。膈上有痰饮，阻碍肺气，出现胸满咳喘、咳吐痰涎等症状。一旦感受外邪，则引动伏饮发作，病情加剧。外寒伤于太阳，故发热恶寒，背痛腰疼，寒束于表，饮发于内，内外合邪，逼迫肺气，则喘咳剧烈，致目泣自出，周身瞤动震颤，不能自主，见到这种病情，可以诊断为外邪引动内饮的膈上伏饮证。

【按语】

本条论伏饮，包括发作前后的临床证候。外寒是诱因，而饮久阳虚方是致病的实质。本条有论无方，陈修园在《伤寒论浅注》中谓此证"俗为哮喘"，主张表里兼治，用小青龙汤，较切合实际。

【原文】

夫病人飲水多，必暴喘滿；凡食少飲多，水停心下，甚者則悸，微者短氣。

脉雙弦^①者，寒也，皆大下後善虛；脉偏弦^②者，飲也。（12）

【词解】

①双弦：两手脉象皆弦。②偏弦：右手或左手脉象见弦。

【语译】

病人饮水过多，必然出现气喘胸满；凡是吃东西少而饮水多的，这样水就容易停在心下，病情重的则心下悸动，病情轻的则呼吸短促。

两手脉皆弦的，为虚寒证，是大下后容易里虚的现象；一手脉弦的是饮病。

【辨析】

本条指出饮病的成因和脉证辨别。

"夫病人饮水多，必暴喘满"中的"病人"，多指脾胃虚弱之人。该人过多饮水，则脾运不及，水饮上逆，肺气壅遏，失于肃降，必然会出现气喘、胸满，此属一时性停水，随着水饮的排出，其喘满也随之停止。"凡食少饮多，水停心下，甚者则悸，微者短气"，说明由于病人中焦阳虚，脾不健运，胃纳不佳，故食少，又因气化失常，水不化气，故口渴而饮水多，以致水积心下，轻则妨碍呼吸而为短气，重则水气凌心而为心下动悸。

"脉双弦者，寒也，皆大下后喜虚；脉偏弦者，饮也"，是论虚寒与饮病之脉象鉴别。饮脉以弦为主，由于饮邪多停留于身体某一局部，故脉象偏弦。如果两手脉弦，主全身虚寒，这是由于攻下太过，里阳虚衰的原因。此段文字使用了借宾定主的笔法，即用双弦来定偏弦，以点明痰饮病是一手之脉呈弦象。

【原文】

肺飲^①不弦，但苦喘短氣。（13）

支飲亦喘而不能臥，加短氣，其脉平也。（14）

【词解】

①肺饮：指水饮犯肺，属支饮之类。

【语译】

肺中有水饮，脉象不弦，只是苦于气喘和呼吸短促。

支饮亦有气喘不能平卧，还有呼吸短促的症状，它的脉象是平和的。

【辨析】

以上两条原文指出肺饮、支饮的脉症。

肺饮，责之水饮停于心下、上迫于肺，其症见胸满、短气；支饮，喘不能平卧、短气，同本篇第2条原文"咳逆倚息，短气不得卧"，只是轻重不同之别。本篇第14条"脉平"与第13条"不弦"，皆说明病之初起，邪尚未留伏，此时可见不弦之脉象。故赵以德谓："水积则弦，未积则不弦。"所以在饮病的各个不同阶段，由于邪正情况的不同，可出现不同的脉象，临床应知常达变，不可拘泥。

【原文】

病痰飲者，當以溫藥和之。（15）

【语译】

患痰饮病，应该用温药来调和。

【辨析】

本条指出痰饮病的治疗原则。

所谓"痰饮"，是指广义的，即包括了痰、悬、溢、支四饮，故"温药和之"的原则适用于所有痰饮病。饮为阴邪，遇寒则聚，得温则行，如阳能运化，则饮能自除。"温药和之"的"温药"，具有振奋阳气、开发腠理、通调水道的作用。"和"，指温之不可太过，如过于刚燥则必伤其正，偏于温补反助其邪，故应以"和"为原则。"和之"，也指温阳的同时寓有行消开导之意。总之，"温药和之"实为治疗痰饮病的大法，当然还得根据病情，分别采用不同的治法，如开腠理、通水道、逐痰饮、升发阳气等。但必须在温药的基础上选择适当的方剂进行治疗。

【原文】

心下有痰飲，胸脇支滿①，目眩，苓桂术甘湯主之。（16）
茯苓桂枝白术甘草湯方：
茯苓四兩　桂枝　白术各三兩　甘草二兩
上四味，以水六升，煮取三升，分溫三服，小便則利。

【词解】

①胸胁支满：是指胸胁有支撑胀满感。

【语译】

心下有痰饮停留，胸胁感到支撑胀满，头昏目眩，用苓桂术甘汤主治。

【辨析】

本条论述狭义痰饮的证治。

1. 主症　胸胁支满（饮邪上逆，气机不利所致），头昏目眩（属饮邪上蒙清窍之症）。

2. 病因　过食生冷或素体中阳虚弱。

3. 病机　脾阳虚衰，健运失司，饮停中焦。

4. 治疗方剂　苓桂术甘汤。

（1）功能：健脾渗湿，通阳利水。

（2）方义：方中茯苓淡渗利水化饮，为治饮病之君药；臣以桂枝，温阳化气消饮，与茯苓相伍，一利一温，对于水饮滞留而偏寒者，实有温化渗利之妙用；佐以白术健脾燥湿；使以甘草益气和中，两药相协，又能补土制水。四药合用，则饮邪去，脾胃和，湿不得复聚。从方后云"小便则利"可知，服本方后，其饮邪主要从前阴而出，或者说，小便通利是饮去之征，亦为脾的输化功能恢复之象。本方药味虽少，配伍严谨，温而不燥，利而不峻，诚乃治痰饮之主方，亦是"温药和之"的具体运用。

（3）应用：苓桂术甘汤临床用于治疗慢性支气管炎、中心性视网膜炎等病属脾虚有痰饮者。

【按语】

（1）本方与"奔豚气病脉证治第八"的茯苓桂枝甘草大枣汤仅一味之异，二者皆可使水饮从前阴而出。但茯苓桂枝甘草大枣汤偏于下焦，故重用茯苓利水于下；本方偏于中焦，故用茯苓配白术健脾燥湿。茯苓桂枝甘草大枣汤治欲作奔豚，本方治狭义痰饮。

（2）本方与"五脏风寒积聚病脉证并治第十一"的甘姜苓术汤也仅一味之差，二者皆着眼于中焦。但彼是温中散寒除湿疗肾着，故用干姜配白术、茯苓；此乃温阳健脾、化气行水治痰饮，故用桂枝配白术、茯苓。干姜温中散寒，桂枝温阳化气，二方仅一味药之差，所治即异，临证当识之。

【原文】

夫短氣，有微飲^①，當從小便去之，苓桂术甘湯主之；<small>方見上。</small>腎氣
丸亦主之。<small>方見脚氣中。</small>（17）

【词解】

①微饮：指饮之轻微者。

【语译】

呼吸短促，有轻微的水饮停留，应当从小便去其水，用苓桂术甘汤主治。肾气丸（即八味肾气丸）亦可主治。

【辨析】

本条论述微饮的证治。

微饮是水饮之轻微者，其外症不甚明显，仅见短气、呼吸不利，亦即本篇第12条所谓"微者短气"之证。水饮内阻，阳气不化，必见小便不利。要使气机畅达，一定要先除其水饮。尤在泾说："欲行其气，必蠲其饮。"治水饮可用利小便的方法，气化水行，饮有去路，短气之症亦可自除。

但饮邪的形成，有因中阳不振不能运化水湿者，有因下焦阳虚不能化气行水者，故治疗有苓桂术甘汤和肾气丸之区别，以下表示之。

苓桂术甘汤、肾气丸治微饮之区别

方名	苓桂术甘汤	肾气丸
病机	脾阳虚衰，健运失司，饮停中焦	肾阳亏虚
共同症状	短气、小便不利	
兼症	胸胁支满、目眩	腰酸痛、畏寒足冷、少腹拘急
治则	健脾渗湿，通阳利水	温补肾阳

【原文】

病者脉伏，其人欲自利^①，利反快^②，雖利，心下續堅滿^③，此爲留飲欲去故也，甘遂半夏湯主之。（18）

甘遂半夏湯方：

甘遂（大者）三枚　半夏十二枚（以水一升，煮取半升，去滓）　芍药五枚　甘草（如指大）一枚（炙）一本作無

上四味，以水二升，煮取半升，去滓，以蜜半升，和药汁煎取八合，顿服之。

【词解】

①自利：不用泻药而大便自行下利。②利反快：留饮随利下泄后感到爽快舒适。③续坚满：仍然感到心下坚满。

【语译】

病人脉沉伏，欲下利，下利后反而感到爽快舒适，虽下利，心下部位仍然坚满，这是留饮欲除的现象，可用甘遂半夏汤主治。

【辨析】

本条指出留饮的证治。

原文中"虽利，心下续坚满，此为留饮欲去故也"是倒装句，"此为留饮欲去故也"应放在"虽利，心下续坚满"前面，倒装的目的意在强调本条所述之主症"心下续坚满"。说明留饮久留不去，根深蒂固，虽有欲去之势但未尽解，故应因势利导而攻之。

1.主症　脉伏（水饮停留，阳气不通所致），欲自利，利反快（正气驱邪外出之象），心下续坚满（留饮未尽除，气机痞塞所为）。

2.病因　胃肠有留饮。

3.病机　正邪相搏，正气有驱邪外出之势。

4.治疗方剂　甘遂半夏汤。

（1）功能：攻逐水饮。

（2）方义：方中甘遂攻逐水饮，使水饮从大便而下；半夏辛燥，辛以散结，燥以化饮；芍药、甘草、蜂蜜，酸收甘缓以安中，且能缓和甘遂之毒性。方中甘草与甘遂相反而同用，取其相反相成，必能激发留饮得以尽去。方后云"顿服之"。其意为集中药力，以攻其邪，可见对于邪实正未虚者方可用之。

（3）应用：渗出性胸膜炎、肝硬化腹水等病，可用甘遂半夏汤随症加减治疗。

【原文】

脉浮而细滑，伤饮。（19）

脉弦數，有寒飲，冬夏難治。（20）

【语译】

病人脉象浮而细滑的，是被水饮所伤。

脉象弦数，主有寒饮，到了冬季和夏季，很难治疗。

【辨析】

以上两条原文指出饮病脉象的辨别。

饮病之脉，一般多弦，如本篇第 12 条云："脉偏弦者，饮也。"然亦有饮邪不重，其脉不弦者，如脉浮而细滑，轻取即见，其形如丝，往来流利，是饮病之初期，饮邪未积之证。但饮病也会出现弦数脉，这是寒饮挟热之象，此饮病，冬天、夏天均较难治疗。因寒饮脉弦数是脉证不相适应，从时令来说，冬寒利于热而不利于饮，夏热利于饮而不利于热；从用药来说，以热药治饮则不利于热，用寒药治热则不利于饮，故曰难治。

【原文】

脉沉而弦者，懸飲内痛①。病懸飲者，十棗湯主之。（21）

十棗湯方：

芫花（熬） 甘遂 大戟各等分

上三味，搗篩，以水一升五合，先煮肥大棗十枚，取八合，去滓，内藥末。強人服一錢匕，羸人②服半錢，平旦③温服之；不下者，明日更加半錢，得快下後，糜粥自養。

【词解】

①内痛：此指胸胁部牵引疼痛。②羸人：指身体瘦弱的人。③平旦：指日出之时，即早晨。

【语译】

脉象沉而弦的，是悬饮引起的胸胁疼痛。悬饮病用十枣汤主治。

【辨析】

本条论述悬饮的证治。

1. 主症 脉沉弦（水饮内结疼痛之象），胸胁疼痛（饮邪结聚，气机升降不利所致）。

2.病因　饮停胁下。

3.病机　饮邪积结，气机被阻。

4.治疗方剂　十枣汤。

（1）功能：攻逐水饮。

（2）方义：方中甘遂善泻经髓之水；大戟善泻脏腑之水；芫花善泻胸膈之水。三药合用，可攻逐胸腹蓄积之水饮。但峻下之药，易伤脾气，故用十枚大枣煎汤送服，一者补养脾气之虚，二者缓解诸药之毒，攻邪而兼顾正气。

（3）应用：本方可用于治疗渗出性胸膜炎、肝硬化、急慢性肾炎所致的胸水、腹水或全身水肿等属体质尚盛者。

【按语】

本条对悬饮的症状与十枣汤的适应证，叙述简单，可与本篇第2条、第6条、第9条，以及《伤寒论》第152条合看，以了解其全面。十枣汤证为咳唾引痛，胁下痛引缺盆，心下痞硬满，常伴有头痛、干呕、短气等。本证初起往往有寒热等表证，可先服小青龙汤以解表，表解里未和，可用十枣汤。十枣汤为攻逐水饮的峻剂，服用时必须注意剂型、剂量、服药时间、药后的调理等，以免药不中病或峻下伤正。

【原文】

病溢飲者，當發其汗，大青龍湯主之，小青龍湯亦主之。（22）

大青龍湯方：

麻黃六兩（去節）　桂枝二兩（去皮）　甘草二兩（炙）　杏仁四十個（去皮尖）　生薑三兩　大棗十二枚　石膏如雞子大（碎）

上七味，以水九升，先煮麻黃，減二升，去上沫，內諸藥，煮取三升，去滓，溫服一升，取微似汗。汗多者，溫粉粉之。

小青龍湯方：

麻黃三兩（去節）　芍藥三兩　五味子半升　乾薑三兩　甘草三兩（炙）　細辛三兩　桂枝三兩（去皮）　半夏半升（湯洗）

上八味，以水一斗，先煮麻黃，減二升，去上沫，內諸藥，煮取三升，去滓，溫服一升。

【语译】

病溢饮的，应当发汗，用大青龙汤主治，小青龙汤也可主治。

【辨析】

本条论述溢饮的治法。

本篇第 2 条指出："饮水流行，归于四肢，当汗出而不汗出，身体疼重，谓之溢饮。"说明溢饮是水饮外溢肌表，病在表，应该用汗法治疗，使饮邪从汗而解。故本条提出"当发其汗，大青龙汤主之，小青龙汤亦主之"。用大青龙汤者，是饮邪盛于表而兼郁热，其症兼发热恶寒、烦躁而喘等；用小青龙汤者，病为表寒里饮，其症兼发热恶寒、咳喘、胸痞等。此条属一病两方，再次体现同病异治的原则。

1. 主症　身体疼重（饮邪在表，卫阳阻遏所致），当汗出而不汗出（责之饮溢肌表，玄府闭塞）。

2. 病因　感受外邪，饮溢四肢肌表。

3. 病机　饮邪在表，肌腠闭塞。

4. 治疗方剂　饮郁化热者用大青龙汤，表寒里饮俱盛者用小青龙汤。

（1）功能：大青龙汤解表发汗、清热除烦。小青龙汤解表发汗、温化里饮。

（2）方义：大青龙汤方中的麻黄、桂枝、杏仁、生姜解表发汗，开发腠理；石膏清热除烦，与麻黄、桂枝合用，有表里同治、外解内清之妙；甘草、大枣调和诸药以安中。综观全方有解表散饮、清热除烦之效。小青龙汤方中麻黄、桂枝解表发汗；芍药、甘草益阴和营；干姜、细辛、半夏温化寒饮；五味子益肺止咳。诸药合用，有散有收，有宣有降，表里同治，内外分消，寒祛饮化，诸症自除。

（3）应用：小青龙汤、大青龙汤均治疗支气管炎、肺气肿、小儿急性肺炎等病。但小青龙汤用于表寒里饮俱盛，大青龙汤用于内有郁热者。

【原文】

膈间支飲，其人喘滿，心下痞堅，面色黧黑^①，其脉沉緊，得之數十日，醫吐下之不愈，木防己湯主之。虛者^②即愈；實者三日復發，復與不愈者，宜木防己湯去石膏加茯苓芒硝湯主之。（23）

木防己湯方：

木防己三兩　　石膏十二枚（如雞子大）　　桂枝二兩　　人參四兩

上四味，以水六升，煮取二升，分温再服。

木防己去石膏加茯苓芒硝汤方：

木防己　桂枝各二两　人参　茯苓各四两　芒硝三合

上五味，以水六升，煮取二升，去滓，内芒硝，再微煎，分温再服，微利则愈。

【词解】

①黧黑：谓黑而晦暗。②虚者：指痞结虚软。

【语译】

膈间有支饮，病人气喘胀满，心下痞硬，面色黑而晦暗，脉象沉紧，得病已数十日，医生用过吐、下的方法，病还没有好，可用木防己汤主治。病属虚结的，可以痊愈；病属实结的，过几日又复发，如再用木防己汤治疗不愈的，应该用木防己去石膏加茯苓芒硝汤主治。

【辨析】

本条指出膈间支饮的证治。

1.主症　气喘、胸满（膈间支饮，肺气不降所致），心下痞坚（属饮阻气滞），面色黧黑（饮邪阻滞，营卫运行不利），脉沉紧（饮邪潜伏，结聚不散所致），得之数十日，医吐下之不愈（说明病程长，正气已伤）。

2.病因　饮停膈间（肺胃）。

3.病机　饮结正虚，兼有郁热。

4.治疗方剂　木防己汤。

（1）功能：行水散结，补虚清热。

（2）方义：方中木防己、桂枝苦辛并用，通阳散结化饮；因饮停日久郁而化热，故用石膏清泄郁热；人参益气补中，使脾胃气旺，水饮得以运化而不复聚。服药之后，心下虚软者，说明水去气行结散，病可痊愈。若服后3日复发，说明痞结坚实，水停气阻，木防己汤已不能胜任，可用木防己汤去石膏加茯苓芒硝汤主治。去石膏者，因其寒凉不利于除饮。加芒硝者，咸寒以软痞坚。茯苓导水下行，以增强消痞散结化饮之功。

（3）应用：木防己汤、木防己去石膏加茯苓芒硝汤临床可用于治疗慢性支气管炎、肺气肿、肺心病等，属饮停肺胃、饮结正虚兼有郁热者。

【按语】

木防己汤证属虚实寒热错杂证。其病程长又经过误治，说明正气已虚。方中有石膏，说明证兼郁热。因此，本条除原文中论述的症状外，还可见烦躁、舌边尖红等症。对本证临床应当详辨，方不致误。

【原文】

心下有支饮，其人苦冒眩①，泽泻汤主之。(24)

泽泻汤方：

泽泻五两　白术二两

上二味，以水二升，煮取一升，分温再服。

【词解】

①冒眩：即头昏目眩。

【语译】

心下有支饮，病人感到头昏目眩，用泽泻汤主治。

【辨析】

本条论述支饮轻证的证治。

1.主症　心下有支饮（此心下指胃，谓胃有停饮），苦冒眩（为水饮上冒，蒙蔽清阳之症）。

2.病因　饮邪。

3.病机　饮停心下、上蒙清阳。

4.治疗方剂　泽泻汤。

（1）功能：健脾利水。

（2）方义：方中的泽泻利水除饮；白术健脾制水。

（3）应用：本方为治眩晕的主方之一，眩晕伴见心悸、小便不利、舌淡苔白滑者宜之。

【按语】

本条与本篇第16条相比，均有"目眩"，同用健脾利水的治法，但苓桂术甘汤证有胸胁支满等症，本条除"冒眩"之外，无其他伴随症状，相对而言，本证为狭义痰饮之轻证。

【原文】

支飲胸滿者，厚朴大黃湯主之。（25）

厚朴大黃湯方：

厚朴一尺　大黃六兩　枳實四枚

上三味，以水五升，煮取二升，分溫再服。

【校勘】

胸滿:《医宗金鉴》作"腹满"。

【语译】

支饮病而有腹满症状的，用厚朴大黄汤主治。

【辨析】

本条论述支饮兼有腹满的治疗。

1. 主症　支饮腹满（主要为宿食内阻，气机不畅）。

2. 病因　胃肠有宿食。

3. 病机　支饮兼胃家实，气机阻滞。

4. 治疗方剂　厚朴大黄汤。

（1）功能：泻实除满。

（2）方义：厚朴、大黄、枳实三药合用，疏导肠胃，荡涤实邪，开通滞气，以愈支饮腹满之证。

（3）应用：本方主治支饮兼腹满属胃家实而见大便秘结，呼吸不利，舌苔黄厚，脉沉实者。

【按语】

本条之"胸满"，校勘为"腹满"。然原文明言"支饮"，支饮为饮在胸膈，出现胸满必在情理之中，用厚朴大黄汤主治以通腑泻热，可使饮热从大便而去。另外，仲景治瘀血胸满用下法，治胸痹胸满用枳实、厚朴。所以有些医家认为本条"胸满"不必校勘。

【原文】

支飲不得息，葶藶大棗瀉肺湯主之。方見肺癰中。（26）

【语译】

支饮病呼吸困难，用葶苈大枣泻肺汤主治。

【辨析】

本条指出支饮在肺的证治。

支饮的主症是"咳逆倚息，不得卧"，现发展为"不得息"，说明饮邪已化为痰浊，痰阻则气壅，气壅则液聚，液聚则热结，以致喘、咳、呼吸困难，故用葶苈大枣泻肺汤泻肺逐饮（参见本篇第11条）。

【按语】

葶苈大枣泻肺汤，既用于"支饮不得息"，又用于"肺痈喘不得卧"，二者病虽不同，其治疗相同，体现了异病同治的原则。肺痈初期，风热壅肺与痰涎结聚而为痈，导致气机阻滞，故"喘不得卧"，支饮迁延日久，痰涎壅塞，肺气不利，所以"不得息"，由于二者病机相同，所以异病可以同治。本方不仅用于支饮和肺痈脓未成者，凡肺中邪实，症见咳喘不得息，属痰热壅肺者，皆可用之。

【原文】

呕家本渴，渴者为欲解，今反不渴，心下有支饮故也，小半夏汤主之。《千金》云：小半夏加茯苓汤。（27）

小半夏汤方：

半夏一升　生薑半斤

上二味，以水七升，煮取一升半，分温再服。

【语译】

呕吐病人本来应该口渴，口渴是病将要解除之症，现在反而不渴，是心下有支饮的缘故，用小半夏汤主治。

【辨析】

本条指出痰饮呕吐的预后和治法。"呕家"这里是指患痰饮呕吐的病人。呕吐以后，病人出现口渴，这既是饮随呕去的反应，也是胃阳恢复的征兆，所以原文云"渴者为欲解"。若呕后不渴，则提示虽呕而饮邪未尽除，仍留于心下，故用小半夏汤降逆蠲饮止呕。方中半夏燥湿降逆，生姜化饮止呕。临床见呕吐痰涎、口渴、舌淡苔白滑者可用本方治疗。

【原文】

腹满，口舌乾燥，此肠间有水氣，己椒蘑黄丸主之。（28）

己椒蘑黄丸方：

防己　椒目　葶蘑（熬）　大黄各一两

上四味，末之，蜜丸如梧子大，先食飲服一丸，日三服，稍增，口中有津液。渴者，加芒硝半两。

【语译】

腹部胀满，口舌干燥，这是肠间有水气，用己椒苈黄丸主治。

【辨析】

本条指出肠间痰饮的证治。

1. 主症　腹部胀满（属水饮停留肠间，腑气壅滞不通），口舌干燥（是饮邪阻滞，津液不能上承所致）。

2. 病因　饮停肠间。

3. 病机　饮邪内停，腑气不通。

4. 治疗方剂　己椒苈黄丸。

（1）功能：分消水饮，导邪下行。

（2）方义：方中防己、椒目辛宣苦泄，导水从小便而出；葶苈、大黄攻坚决壅，逐水从大便而去，前后分消，则脾气转输，津液自生，故方后云"口中有津液"，这是饮去病解之征。若服药后反加口渴，则为饮阻气结，可加芒硝以软坚破结。

（3）应用：己椒苈黄丸临床可用于肠梗阻、肝硬化腹水等病证属饮邪内实、腑气不通者。

【原文】

卒嘔吐，心下痞，膈間有水，眩悸者，小半夏加茯苓湯主之。（29）

小半夏加茯苓湯方：

半夏一升　生薑半斤　茯苓三两一法四两

上三味，以水七升，煮取一升五合，分温再服。

【语译】

突然发生呕吐，心下痞闷，膈间有停水，头眩心悸的，用小半夏加茯苓汤主治。

【辨析】

本条论述痰饮呕吐眩悸的证治。

1.主症　卒呕吐（水饮上逆所致），心下痞（饮邪停积，气机不畅引起），头眩（属饮邪上逆，蒙蔽清阳），心悸（饮邪上凌于心所致）。

2.病因　膈间有水。

3.病机　水饮上逆，胃失和降。

4.治疗方剂　小半夏加茯苓汤。

（1）功能：降逆止呕，引水下行。

（2）方义：小半夏汤蠲饮降逆止呕，加茯苓利水化饮，引水下行。

（3）应用：小半夏加茯苓汤临床用于治疗神经性呕吐、梅尼埃病等病证，属水饮上逆、胃失和降者。

【原文】

假令瘦人①脐下有悸，吐涎沫而癫眩②，此水也，五苓散主之。（30）

五苓散方：

泽泻一两一分　猪苓三分（去皮）　茯苓三分　白术三分　桂二分（去皮）

上五味，爲末，白飲服方寸匕，日三服，多飲暖水，汗出愈。

【词解】

①瘦人：即本篇第2条"其人素盛今瘦"的互词。②癫眩：即头目昏眩之意。"癫"当作"颠"，《说文解字》曰："颠，顶也。"

【语译】

假如瘦人脐下悸动，吐涎沫而又感到头目昏眩，这是水饮造成的，用五苓散主治。

【辨析】

本条指出下焦水逆的证治。

1.主症　身体消瘦（因水饮内盛，脾胃不能运化水谷精微充养身体引起），脐下悸（水饮与正气搏结于脐下所致），吐涎沫而癫眩（水饮上逆，清阳不升所致）。

2.病因　脾胃受伤，下焦停水。

3.病机　中焦阳衰，下焦水逆。

4.治疗方剂　五苓散。

（1）功能：温阳化气行水。

（2）方义：方中泽泻、猪苓、茯苓淡渗利水、引水下行。白术健脾燥湿、以助脾运。又佐以桂枝之辛温，入膀胱温阳以助气化，配合利水渗湿药以收化气利水之功，使"气化则能出矣"。

（3）应用：五苓散临床可用于治疗慢性肾炎、急性胃肠炎、产后或术后尿潴留等病症，属水湿内停者。

【按语】

本证与"奔豚气病脉证治第八"茯苓桂枝甘草大枣汤证，均有"脐下悸"，但前者有气从少腹上冲之感，本证有吐涎沫而癫眩之状，以方测症，本条应有小便不利。

【原文】

欬家其脉弦，爲有水，十棗湯主之。方见上。（31）

【语译】

经常咳嗽的病人，如果脉象弦的，是内有水饮，十枣汤主治。

【辨析】

本条指出水饮犯肺咳嗽的治法。

"咳家"是指久咳的人。引起咳嗽的原因很多，有虚劳引起的咳嗽，脉当"虚数"；有燥气风热引起的咳嗽，脉多"浮数"；风寒咳嗽，脉应"浮紧"；痰火咳嗽，脉多"滑数"。本条"其脉弦"，因饮病脉弦，下文又提到"为有水"，说明这里的咳家是饮邪久留不去、阻碍气道、肺失肃降引起，致病之因在于饮。欲止其咳，必去其饮。从原文用十枣汤看，说明此为饮停胸胁所致，所以用十枣汤蠲饮逐水治疗。

【原文】

夫有支飮家，欬煩，胸中痛者，不卒死^①，至一百日或一歲，宜十棗湯。方见上。（32）

①卒死：指突然死亡。

【 语译 】

有患支饮病的人，咳嗽、心烦而胸中痛，如果不突然死亡，延续到一百日或一年，宜用十枣汤治疗。

【 辨析 】

本条指出久病支饮重证的治法。

支饮家，必具备本篇第 2 条"咳逆倚息，短气不得卧"之症，今又出现心烦、胸中痛，此为饮邪上凌于心，阻碍气道，心阳被郁，属支饮的重证，饮邪潜伏较深。如果病情不发生剧变，虽年月很久，但正气尚盛者，可考虑用十枣汤攻破逐水。故原文云"宜十枣汤"。

【 按语 】

本条原文也可认为是支饮转变成悬饮的治法。因为饮病在膈上，日久饮邪渗于胁下，气机不利，故有胸中痛，可用十枣汤治疗。说明支饮、悬饮病位相近，其病可以相互影响，相互转化，因此药随症变。

【 原文 】

久欬數歲，其脉弱者，可治；實大數者，死。其脉虚者，必苦冒，其人本有支飲在胸中故也，治屬飲家。（33）

【 语译 】

患咳嗽有数年，病人脉弱者预后较好，脉象实大而数者预后差。如果脉象虚的必然头目昏眩，这是病人有支饮在胸中的缘故，其治法类同饮病。

【 辨析 】

本条指出痰饮咳嗽的脉症和预后。

"久咳数岁"指支饮久咳，正气已虚，应见弱脉。脉弱说明正虚邪衰，脉证相符，所以预后较好。反之，若脉象实大而数，说明正衰邪盛，故为难治，预后不良。

其脉虚者"必苦冒"，久咳若见脉虚，属正邪俱衰，但见到头目昏眩，说明仍有饮邪上蒙清阳，故治疗当以蠲饮为主。

【原文】

欬逆倚息不得卧，小青龍湯主之。方見上及肺癰中。（34）

【语译】

病人咳嗽气逆，倚床呼吸而不能平卧，用小青龙汤主治。

【辨析】

本条论述外寒引动内饮的支饮证治。"咳逆倚息不得卧"为支饮的主症。用小青龙汤治疗，说明病人素有内饮，复感风寒，内饮外寒，肺失肃降，发为本病。用小青龙汤解表化饮，表里同治，以愈咳逆倚息、不得卧之症。

【原文】

青龍湯下已①，多唾口燥，寸脉沉，尺脉微，手足厥逆，氣從小腹上衝胸咽，手足痹②，其面翕熱如醉狀③，因復下流陰股④，小便難，時復冒者，與茯苓桂枝五味甘草湯，治其氣衝。（35）

桂苓五味甘草湯方：

茯苓四兩　桂枝四兩（去皮）　甘草三兩（炙）　五味子半升

上四味，以水八升，煮取三升，去滓，分溫三服。

衝氣即低，而反更欬，胸滿者，用桂苓五味甘草湯去桂加乾薑、細辛，以治其欬滿。（36）

苓甘五味薑辛湯方：

茯苓四兩　甘草　細辛　乾薑各三兩　五味子半升

上五味，以水八升，煮取三升，去滓，溫服半升，日三服。

欬滿即止，而更復渴，衝氣復發者，以細辛、乾薑爲熱藥也。服之當遂渴，而渴反止者，爲支飲也。支飲者，法當冒，冒者必嘔，嘔者復內半夏，以去其水。（37）

桂苓五味甘草去桂加乾薑細辛半夏湯方：

茯苓四兩　甘草　細辛　乾薑各二兩　五味子　半夏各半升

上六味，以水八升，煮取三升，去滓，溫服半升，日三服。

水去嘔止，其人形腫者，加杏仁主之。其證應內麻黃，以其人遂痹，故不內之。若逆而內之者，必厥，所以然者，以其人血虛，麻黃發其陽故也。（38）

苓甘五味加薑辛半夏杏仁湯方：

茯苓四兩　甘草三兩　五味半升　乾薑三兩　細辛三兩　半夏半升　杏仁半升（去皮尖）

上七味，以水一斗，煮取三升，去滓，溫服半升，日三服。

若面熱如醉，此爲胃熱上衝熏其面，加大黃以利之。（39）

苓甘五味加薑辛半杏大黃湯方：

茯苓四兩　甘草三兩　五味子半升　乾薑三兩　細辛三兩　半夏半升　杏仁半升　大黃三兩

上八味，以水一斗，煮取三升，去滓，溫服半升，日三服。

【词解】

①下已：即服药后。②手足痹：手足麻木。③面翕（xī 吸）热如醉状：指面部泛起一阵微红且热，如醉酒之状。④阴股：两大腿内侧。

【语译】

病人服小青龙汤以后，吐出很多涎唾，口中干燥，寸部脉沉，尺部脉微，手足厥冷，气从小腹部上冲到胸部、咽部，手足麻木，面部泛红且热，像醉酒的样子，冲气又向下流到两大腿内侧，小便难，时常头晕，用茯苓桂枝五味甘草汤治其气冲。

服前方后，冲气已平，反而更加咳嗽和胸中胀满的，用桂苓五味甘草汤去桂枝加干姜、细辛来治疗咳嗽和胸满。

服上方后，咳嗽和胸满即止，是病情缓解的现象，但亦有服药后口渴，冲气又复发的，这是因为细辛、干姜是热性药。一般来说，服热药后应当口渴，今反不渴，这是心下有支饮的缘故。有支饮的应有头昏目眩，头昏的必定有呕吐，呕吐者应再加半夏以去其水饮。

服上方后，饮去呕吐止，病人又出现浮肿的，在前方中加杏仁治之。此证应该用麻黄，因病人手足麻木，所以不用。如果违反病情而用麻黄，必定出现四肢厥冷，所以这样，是因为病人血虚，麻黄发越阳气的缘故。

如果病人的面部发热像醉酒的样子，是胃热上冲熏蒸其面的缘故，应加大黄以泄其热。

【辨析】

以上 5 条原文，采用病案形式论述体虚支饮咳嗽服小青龙汤后的变化，以及对变证的处理。

饮之所生，责之阳虚，结合本篇第 38 条"以其人血虚"，说明此病人属于阴阳两虚之体。病支饮，本应慎用辛温发散之剂，以免再伤其阴阳。若服用小青龙汤，将会出现下列变证。

1. 主症　多唾口燥（寒饮将去之症），手足厥逆（属阳虚，四末失于温煦），手足痹（阴血不足，四肢失于血濡之症），时复冒，气从少腹上冲胸咽（阳虚阴寒上逆，引动冲气所致），小便难（阳虚不化所致），其面翕热如醉状（阴虚阳浮于上之征），寸沉尺微（阴阳俱虚之象）。

2. 病因　误治。

3. 病机　上盛下虚，冲气上逆。

4. 治疗方剂　茯苓桂枝五味甘草汤。

（1）功能：平冲降逆。

（2）方义：方中桂枝、甘草辛甘化阳，以平冲气。五味子与甘草相伍，酸甘化阴以敛上越之阳。茯苓淡渗利水，引逆气下行。诸药之功，在于平冲降逆，以救冲气上逆之证。

（3）应用：①服桂苓五味甘草汤后，冲气已平，而咳嗽、胸满复发者，说明寒饮未除，本方去桂枝加干姜、细辛，以温肺散寒、化饮止咳。②服苓甘五味姜辛汤后，咳喘减轻，出现口渴、冲气复发者，酌用桂苓五味甘草汤敛气平冲，若服后口不渴、眩晕、呕吐者，用苓甘五味姜辛汤加半夏以化饮止呕。③服苓甘五味姜辛半夏汤后饮去呕止，但病人出现浮肿，这是表气未宣之故，加杏仁以宣肺利水。④若病人面热如醉，这是由于胃热上冲的缘故，故用苓甘五味加姜辛半夏杏仁汤中加大黄以清泄胃热。

【按语】

以上第 34~39 条原文，可以说是张仲景治痰饮咳嗽的一份医案。第 35~39 条原文记载了服小青龙汤以后的各种变化。在治疗上药随症变是张仲景辨证论治思想的又一体现。本医案的主要精神，在于说明阴阳两虚的痰饮咳嗽证，不能用小青龙汤温散，否则即出现各种变证。其中饮逆与冲气相鉴别，戴阳与胃热互勘，虚实标本，错综复杂，学习时当细心分辨之。

【原文】

先渴後嘔,爲水停心下,此屬飲家,小半夏加茯苓湯主之。方見上。(40)

【语译】

先口渴后呕吐,为水停心下,这是属于饮病,用小半夏加茯苓汤主治。

【辨析】

本条从渴与呕辨饮证,并提出治法。

本应呕后口渴,本条所述是先渴后呕,为饮家再伤饮。饮家口渴为阳气抑郁、津液不能上腾之故,虽渴而不喜饮。若渴而多饮,饮后水停心下,胃失和降,上逆则呕。治疗可用降逆止呕、引水下行的小半夏加茯苓汤。

附　方

《外臺》茯苓飲:治心胸中有停痰宿水,自吐出水後,心胸間虛,氣滿不能食,消痰氣,令能食。

茯苓　人參　白术各三兩　枳實二兩　橘皮二兩半　生薑四兩

上六味,水六升,煮取一升八合,分溫三服,如人行八九里,進之。

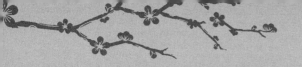

消渴小便不利淋病脉证并治第十三

一、简释篇名

本篇为《金匮》第 13 篇，论述消渴、小便不利、淋病的脉证与治疗。由于这三种病在症状上都有口渴和小便异常的表现，其发病都与肾和膀胱有关，所出方治，有的可以互相通用，故合为一篇论述。

二、概述内容

本篇原文共 13 条，方剂 6 首。

（一）消渴病

1. 定义、命名　消渴病是以肺胃热盛或肾虚为病机，以多饮、多食、多尿和身体消瘦为主要临床特征的疾病。消渴病是根据症状命名的，因其症渴而消水，故名之。

2. 主症　多饮、多食、多尿和身体消瘦。

3. 病因病机　病因为过食肥甘、嗜食辛辣、情志郁结、房事不节等；病机为燥热内蕴。本篇提出了胃热独盛、肾气亏虚和肺胃津伤等几个方面。

4. 治疗原则　清热养阴、补肾是基本治则。

5. 与现代医学病名联系　糖尿病出现"三多"症（多渴、多饮、多尿）时与本篇的消渴病相类似。

（二）小便不利

1. 定义、命名　小便不利是一个症状，它是以膀胱气化失常为病机，以小便量少或不通利为主要临床特征的疾病。小便不利是以小便不通利的症状命名的。

2. 主症 尿不利或尿少。

3. 病因病机 病因：①感受外邪；②下寒上燥；③热瘀。以上三种病因均可形成膀胱气化功能失常的病机。

4. 治疗原则 温阳化气、清热利湿、利水消瘀为基本治则。

5. 与现代医学病名联系 本篇所论小便不利，与急、慢性肾炎，膀胱炎，术后尿潴留等病的临床表现相类似。

（三）淋病

1. 定义、命名 本篇所论淋病，主要是以湿热蕴结下焦、膀胱气化不利为病机，以小便淋沥涩痛为主要临床特征的疾病。淋病是根据症状命名的。

2. 主症 小便淋沥涩痛。

3. 病因病机 病因主要是多食辛热肥甘，或秽浊之邪入侵膀胱。病机主要是湿热蕴结下焦、膀胱气化不利。

4. 治疗原则 清热利尿为基本治则。

5. 与现代医学病名联系 本篇所论淋病，与现代医学的膀胱结石、输尿管结石、急性膀胱炎的临床表现相类似。

三、辨析原文

【原文】

　　厥陰之爲病，消渴，氣上衝心，心中疼熱，飢而不欲食，食即吐，下之不肯止。（1）

【语译】

　　厥阴病所表现的症状是口渴，气逆向上冲心，心中有疼痛发热感，腹中饥饿又不想吃，吃了以后就会吐，如果用下法治疗，就会腹泻不止。

【辨析】

本条论述厥阴消渴不可用下法。

厥阴病大多表现为两种类型：一为厥和热相互胜复；二为寒热错杂。从本条的证候看，是属上热下寒，消渴是内热耗灼津液所致。足厥阴肝经的经脉抵少腹夹胃，故肝气上逆，则气上冲心；热邪在上，则心中疼热；胃寒不能消化饮食，则饥而不欲食，食后则吐，若误用下法，则更损中气，不但上热不去，而且下寒转甚，故下利不止。

【按语】

本条即《伤寒论·厥阴篇》第326条，其消渴一症，是厥阴病热胜时的一个症状，与本篇所论消渴病不同，二者不能混为一谈。此条列于本篇之首，以借宾定主。

【原文】

寸口脈浮而遲，浮即爲虛，遲即爲勞，虛則衛氣不足，勞則榮氣竭。

趺陽脈浮而數，浮即爲氣，數即消穀而大堅—作緊，氣盛則溲數，溲數即堅，堅數相搏，即爲消渴。（2）

【校勘】

大坚：《医宗金鉴》《金匮要略方论本义》等均认为应作"大便坚"。

【语译】

寸口脉浮而迟，浮是属虚，迟是属劳；虚是卫气不足的现象，劳是营气衰竭的现象。

趺阳脉浮而数，"脉浮"是气盛之象，"数"表明胃热，易消谷而且大便坚硬。气盛就会小便数，小便数就会大便坚。便坚与溲数并见，就是消渴病。

【辨析】

本条论述消渴的症状和成因。

第一段是论述消渴病属虚劳疾患，由渐积而成。结合本条病机看，此处的"寸口"不能统指两手六部脉，而只能代表寸部。寸部脉候心肺，心主血属营，肺主气属卫。今浮迟并见，浮为阳虚气浮、卫气不足之象，迟为血脉不充、营气虚少之征。营卫两虚，是其发病的主要原因，营血不足，燥热内生，于是形成消渴病。

第二段论中消的病机与症状。"趺阳脉浮而数，浮即为气，数即消谷而大坚"，即趺阳脉候脾胃，脉浮而数，"浮"为胃气有余，"数"为胃热气盛，正因胃气有余，胃热气盛，故腐熟功能太过而消谷善饥。热盛耗伤津液，肠道失于濡润而大便坚硬。"气盛则溲数，溲数即坚，坚数相搏，即为消渴"，所谓"气盛"者，乃胃中之火盛也。气有余便是火，水为火迫，而偏渗于膀胱，故小便频数。因小便频数，津液受损，大肠失其濡润，故大便坚硬。胃热便坚，气盛溲数，二者相互影响而为消渴。

【按语】

后世多把本条第2段视为中消证。中消之证，因于胃热，以消谷善饥、小便数、大便坚为主症。本条着重论其机制，未提治法，后世有以调胃承气汤为主方治之。中消虽属胃热，但与肾虚也有关，故程钟龄提出"治中消者，宜清其胃，兼滋其肾"确有卓识，可资参考。

【原文】

男子①消渴，小便反多，以饮一斗，小便一斗，肾气丸主之。方见脚气中。（3）

【词解】

①男子：此证多因房劳过度，导致肾虚而成。本证男女都有，故不可拘泥于"男子"二字。

【语译】

男子患了消渴病，小便反而增多，饮水一斗，小便也有一斗，用肾气丸主治。

【辨析】

本条指出肾亏消渴的证治。

1. 主症　消渴，饮一斗，小便一斗（因肾阳衰微，既不能蒸腾津液以上润，又不能化气以摄水所致）。

2. 病因　房劳过度。

3. 病机　肾阳亏虚。

4. 治疗方剂　肾气丸。

【按语】

"小便反多"，是与热性病大热耗津的口渴、小便不多相鉴别，说明本证属肾虚所致，因此除上症外，可见腰膝酸软、身体消瘦、面色晦暗、乏力、畏寒足冷等症。

【原文】

脉浮，小便不利，微热消渴者，宜利小便，發汗，五苓散主之。方见上。（4）

渴欲飲水，水入則吐者，名曰水逆，五苓散主之。方见上。（5）

【辨析】

以上两条论述水与邪结而致小便不利的证治。

此两条分别见于《伤寒论·太阳病篇》第71、74条。本篇第4条是发汗后出现脉浮、小便不利、微热、消渴等症，为表邪未解，随经入腑所致。第5条是由外邪循经入腑，与水互结，膀胱气化失职，水饮上逆所致，两者虽在症状上表现略有不同，但病机一致，故皆用五苓散治疗。

1.主症　脉浮、发热（外邪未解所致），消渴（下焦蓄水，气化不行，津不上承），小便不利（为外邪入腑，膀胱气化不行），水入则吐（水饮上逆，胃失和降所致）。

2.病因　感受外邪。

3.病机　外邪循经入腑，膀胱气化不行。

4.治疗方剂　五苓散。（"功能""方义""应用"参见"痰饮咳嗽病脉证并治第十二"）

【按语】

以上两条虽皆有消渴饮水之症，但属于外感热性病过程中的一个症状，非杂病中的消渴病，不能混淆。第5条应有小便不利，原文未言是省文。

【原文】

渴欲飲水不止者，文蛤散主之。（6）

文蛤散方：

文蛤五兩

上一味，杵爲散，以沸湯五合，和服方寸匕。

【语译】

口渴而饮水不停的，用文蛤散主治。

【辨析】

本条指出渴饮不止的治法。

本条渴欲饮水，水入而不能解其渴，反为热消，故渴欲饮水不止，用文蛤散咸寒润下、生津止渴。文蛤，即海蛤之有纹理者，具有生津润燥止渴之用。

【原文】

淋之爲病，小便如粟状①，小腹弦急②，痛引脐中。（7）

【词解】

①小便如粟状：小便排出粟状之物。②弦急：即拘紧而急。

【语译】

淋病病人，小便排出像粟状之物，少腹拘紧而急，牵引到肚脐作痛。

【辨析】

本条论述淋病的症状。

淋病以小便淋沥涩痛为主症，淋有五种，即石淋、血淋、膏淋、气淋、劳淋。本条言小便如粟状，多指石淋而言。由于膀胱热盛，尿液为热所灼，结成形如粟状之物，梗阻于中，以致热郁气滞，小便涩而难出，所以小腹拘急、痛引脐中。这种石淋尿痛较其他淋病尤甚。

【原文】

趺阳脉数，胃中有热，即消谷引食，大便必坚，小便即数。（8）

【校勘】

引食：《金匮要略心典》《金匮要略论注》《金匮要略浅注》等注本作"引饮"。

【语译】

趺阳部位脉数，是胃中有邪热，就消谷善饥，频频欲饮，此证大便必坚硬，小便频数。

【辨析】

本条继续论述消渴的病机。

趺阳脉候胃，数则为热，胃中有热故消谷善饥，渴欲饮水；津液不润肠道而偏渗膀胱，故大便坚硬，小便频数。本条与本篇第2条皆是胃热气盛导致，亦即后世所说之中消证。

【按语】

（1）后世论消渴，以"三多"为特征：上消多饮，偏于肺燥；中消多食，因于胃热；下消多尿，侧重肾虚。本条"胃中有热"点明了消谷、便坚、小便数等中消诸症的原因。

（2）消渴病的多尿，无排尿痛，此与淋病小便频数、淋沥涩痛者不同。本条列于此，意与淋病相鉴别。

【原文】

淋家不可發汗，發汗則必便血^①。（9）

【词解】

①便血：这里指尿血。

【语译】

患淋病的人不可发汗，如果发汗，就一定会引起尿血。

【辨析】

本条指出淋家禁发汗。

淋病病人多因膀胱蓄热，阴液被伤所致，虽感外邪，亦不能轻用发汗，如用辛温发汗药，多劫伤营分，迫血妄行，引起尿血。

【按语】

本条在于说明淋家阴液已亏，虽有外感，也不宜用辛温发汗法，不然则更损阴血。但辛凉之品，可以斟酌使用。本条亦见《伤寒论》第84条。

【原文】

小便不利者，有水氣，其人若渴，栝樓瞿麥丸主之。（10）

栝樓瞿麥丸方：

栝樓根二兩　茯苓　薯蕷各三兩　附子一枚（炮）　瞿麥一兩

上五味，末之，煉蜜丸梧子大，飲服三丸，日三服；不知，增至七八丸，以小便利，腹中溫爲知。

【校勘】

若渴：《医统正脉》本作"苦渴"，宜从。

【语译】

小便不利的，是内有水气停留，病人苦于口渴，用栝楼瞿麦丸主之。

【辨析】

本条论述下寒上燥之小便不利的证治。

1.主症　小便不利（下焦阳虚，气化不行所致），口渴（是气不化水，津不上承，燥热内生）。

2.病因　肾阳素虚或劳伤肾气。

3.病机　下焦阳虚，气不化水，津不上承。

4.治疗方剂　栝楼瞿麦丸。

（1）功能：温阳化水，生津止渴。

（2）方义：方中栝楼根润燥生津止渴于上；茯苓、山药补益脾胃，转运水津于中；伍瞿麦者淡渗利水，外出于下；附子温阳化水，以治其本。综观全方，寒润辛温并用，补利兼施，三焦兼顾，共奏温下润上之效。

（3）应用：本方临床多用于治疗慢性肾炎、癃闭等病，属下寒上燥者。

【按语】

本条述证简略，尤其下焦阳虚之证候未明，但从方后"以小便利，腹中温为知"可以看出，本条应有腹中冷或浮肿等症。因此，方中附子为主药，不能随意减去。本方对于小便不利因下焦阳虚者尤为适宜。若小便多者可用肾气丸，因栝楼瞿麦丸中瞿麦利尿，对小便多者不利。本方为肾气丸之变方，可补肾气丸治疗下焦阳虚而有水湿内停之不足，本方无熟地黄、山茱萸滋腻碍邪之弊。

【原文】

小便不利，蒲灰散主之；滑石白鱼散、茯苓戎盐汤并主之。（11）

蒲灰散方：

蒲灰七分　滑石三分

上二味，杵爲散，飮服方寸匕，日三服。

滑石白鱼散方：

滑石二分　亂髮二分（燒）　白鱼二分

上三味，杵爲散，飮服半錢匕，日三服。

茯苓戎鹽湯方：

茯苓半斤　白术二兩　戎鹽（彈九大）一枚

上三味，先將茯苓、白术煎成，入戎鹽，再煎，分温三服。

【语译】

小便不利，用蒲灰散主治，滑石白鱼散、茯苓戎盐汤都可主治。

【辨析】

本条论述小便不利的三种治法。

本条仅提出小便不利一症而出三方，说明三方都可以治疗小便不利。然小便不利一症可见于多种疾病中，究其原因亦很多。本条详于方而略于证，运用时应以药测证。

蒲灰散由蒲灰、滑石二味组成。方中蒲灰，按《本草纲目》记载是"蒲席灰"，《医学纲目》认为是"蒲黄"，《本经疏证》谓："蒲黄之质，固有似于灰也。"这说明本品在炮制之前即呈现灰状，并非炮制之后成灰。故蒲灰应是蒲黄，有消瘀利水作用。《神农本草经》谓："主心腹膀胱寒热，利小便，止血消瘀血。"配滑石清热利湿，合用则具化瘀利窍泄热之功。故对于内有湿热，兼有血瘀，症见小便涩痛、少腹拘急或尿中带血者较为适宜。

滑石白鱼散，由滑石、乱发、白鱼三味组成。白鱼（亦名衣鱼），《神农本草经》谓其"主妇人疝瘕小便不利"；《名医别录》言其能"疗淋堕胎"。白鱼消瘀行血，乱发烧炭止血消瘀，滑石清热利尿。三者配合，通淋活血，利小便，主治瘀血内结之血淋证。可见尿血、小腹胀痛、脉弦数等症。本方之活血化瘀之力较蒲灰散大。

茯苓戎盐汤重用茯苓为君药，意在健脾渗湿；臣以白术，助脾之运化，以增强健脾利水之功；佐以戎盐（即青盐），取其咸以润下，助水脏，益精气。本方具有益肾清热、健脾利湿之功。可知本方所治之小便不利，系脾肾虚弱之劳淋，尚兼少腹胀、尿后余沥不尽等症。

【按语】

以上三方，均治小便不利，当随症抉择。若热淋、血淋之血少热多者，宜用蒲灰散；若纯属血淋，瘀重于热者，宜用滑石白鱼散；若劳淋日久，脾肾不足者，宜用茯苓戎盐汤。

【原文】

渴欲饮水，口乾舌燥者，白虎加人参汤主之。方见中喝中。（12）

【语译】

口渴想喝水，口舌干燥的，用白虎加人参汤主治。

【辨析】

本条指出肺胃热盛消渴的证治。

肺胃热盛伤及津液，出现渴欲饮水、口干舌燥的症状，恰似后世所说"上消"证。因热能伤津，亦易伤气，气虚不能化津，津亏无以上承，所以口干舌燥而渴。因而在治法上应该清热生津止渴，用白虎加人参汤治疗。

【按语】

本条亦见于《伤寒论·阳明篇》第222条，所以有些注家认为本条所论非杂病之消渴。据临床观察，白虎加人参汤用于肺胃热盛、津气两伤之上、中消证，有较好效果。

【原文】

脉浮、發熱、渴欲飲水、小便不利者，猪苓湯主之。(13)

猪苓湯方：

猪苓(去皮)　茯苓　阿膠　滑石　澤瀉各一兩

上五味，以水四升，先煮四味，取二升，去滓，内膠烊消，温服七合，日三服。

【语译】

脉浮、发热、口渴想喝水、小便不利的，用猪苓汤主治。

【辨析】

本条论述水热互结，郁热伤阴小便不利的证治。

1. 主症　脉浮、发热(为里热熏蒸肌肤所致)、口渴欲饮(邪热伤津之症)、小便不利(水与热结所致)。

2. 病因　热邪。

3. 病机　水热互结，热伤阴津。

4. 治疗方剂　猪苓汤。

(1)功能：育阴清热利水。

(2)方义：方中茯苓、猪苓、泽泻渗利小便；滑石清热通淋；阿胶滋阴润燥。五药相合，利水而不伤阴，滋阴而不碍邪，使水湿去，邪热清，阴气复，则诸症自除。

（3）应用：猪苓汤临床用于治疗膀胱炎、尿道炎等病，属水热互结、热伤阴液者。

【按语】

本条与五苓散证，均有小便不利、渴欲饮水、脉浮、发热等症，但病机则不同。五苓散证，为表邪未尽，循经入腑与水互结，膀胱气化不行，阴液未伤。故方中用桂枝配茯苓、猪苓、泽泻通阳化气行水，表里分消；猪苓汤证为热与水结，而阴已伤，故用阿胶、滑石配茯苓、猪苓、泽泻滋阴清热利水。

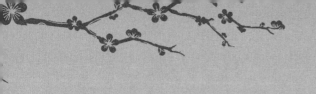

水气病脉证并治第十四

一、简释篇名

本篇为《金匮》第14篇，专论水气病的脉证与治疗，故篇名为水气病脉证并治。

二、概述内容

本篇原文共33条（含附录6条），方剂9首（其中1首有方无药）。

1. 定义、命名　水气病主要是以阳气衰弱、水停不化为病机，以水泛肌肤而出现水肿的病证。水气病的形成与肺、脾、肾、三焦和膀胱有不可分割的关系。水气病是因阳气衰弱，水在体内的通调、气化发生障碍而产生的，故名水气病。（说明水气病是以病机命名的。）

本篇有风水、皮水、正水、石水、黄汗之名，这是根据水气病的病因和脉证来命名的，也是水气病的分类。另外还有"五脏水"之称，这是根据水肿形成的内脏根源命名的，也是水气病按五脏分的一种类型。

2. 主症　浮肿、小便不利。

3. 病因病机　外因是感受外邪，内因是饮食、劳倦所伤等；病机是阳气衰弱，肺、脾、肾、三焦、膀胱功能失常，水停不化。

4. 治疗原则　发汗、利小便、逐水为其基本治则。

5. 与现代医学病名联系　水气病与急慢性肾炎、心源性水肿的临床表现类似。

三、辨析原文

【原文】

师曰：病有风水、有皮水、有正水、有石水、有黄汗。风水，其脉自浮，外證骨節疼痛，惡風；皮水，其脉亦浮，外證胕腫，按之没指，不惡風，其腹如鼓，不渴，當發其汗。正水，其脉沉遲，外證自喘；石水，其脉自沉，外證腹滿不喘。黄汗，其脉沉遲，身發熱，胸滿，四肢頭面腫，久不愈，必致癰膿。（1）

【语译】

老师说：水气病有风水、皮水、正水、石水、黄汗五种。风水病病人的脉象浮，外证表现为骨节疼痛和怕风；皮水病病人的脉象也是浮的，外证表现为浮肿，按之凹陷没指，不怕风，腹胀大如鼓，不渴，治疗时都应使病人发汗；正水病病人脉象沉迟，外证表现气喘；石水病病人的脉象沉，外证表现为腹部胀满而不喘；黄汗病病人脉象沉迟，身体发热，胸中满闷，四肢、头部及颜面浮肿，如日久不愈，则可发生痈脓。

【辨析】

本条指出水气病的分类，各类的脉证，风水及皮水的治则，黄汗病的脉证与转归。

1. 风水

脉证：脉浮恶风（属风邪袭表），骨节疼痛（为湿邪流注关节所致），浮肿头面尤甚（肺失宣降，水气逆行所致）。

病机：风邪外袭，肺失宣降，通调失职。

特点：风水致病，发病急骤，肿始头面。

2. 皮水

脉证：脉浮（脾失运化，水行皮中所致），浮肿，按之没指（属水湿泛溢肌肤之征），其腹如鼓（水湿阻滞脾络之征），不渴（说明水湿尚未化热），不恶风（病非外邪所致）。

病机：脾失健运，水溢肌肤。

特点：皮水致病，发病较渐，浮肿以四肢尤甚。

风水、皮水病位均在表,故其治则当发其汗,因势利导,使水湿从皮毛而解。

3. 正水

脉证:脉沉迟(阳虚水停,脉行不畅之象),腹满而喘(水气停腹中,上逆迫肺所致)。

病机:脾肾阳虚,水湿内停,上逆迫肺。

特点:身肿,腹满而喘,病变部位偏于中、上焦。

4. 石水

脉证:脉沉(阳虚水停之象),腹满(阳虚水停腹中,结于下焦所致),不喘(说明水聚下焦,未逆于上)。

病机:脾肾阳虚,水结下焦。

特点:身肿,腹满以少腹尤甚。病变部位偏于下焦。

5. 黄汗

脉证:脉沉迟(水湿阻遏,营卫郁滞之象),身体发热,胸满(湿阻热郁,气机不利所致),四肢头面肿(责之肺气不宣,湿郁肌表),黄汗出(湿郁肌表,热蒸湿邪所致)。

病机:表虚受湿,营卫郁滞,热蒸湿邪。

转归:日久不愈,湿热蕴蒸,气血腐败,必致痈脓。

【原文】

寸口脉沉滑者,中有水氣,面目腫大,有熱,名曰風水。視人之目窠上微擁①,如蠶新臥起狀,其頸脉②動,時時欬,按其手足上,陷而不起者,風水。(2)

【校勘】

如蚕新卧起状:《脉经·卷八》中该句无"蚕"字。

【词解】

①目窠上微拥:即指眼胞微肿。②颈脉:指足阳明人迎脉,在喉结两旁。

【语译】

寸口脉沉滑的,这是身体里面有水气,面目肿大,身体发热,名叫风水。看到病人眼胞微肿,像刚睡醒的样子,颈部的脉跳动,时常咳嗽,按病人手部和足部,皮肤陷下去不能即起的,这是风水病。

【辨析】

本条指出风水严重阶段的脉症。

风水之脉应浮，如果寸口部的脉见沉滑，说明病情进一步发展，水气相结，肿势逐渐加剧；水湿滞留于胸颈以上，卫气被郁，则出现面目肿大、发热；水湿犯肺，肺气不宣，故时时咳嗽；眼胞属脾，目下为胃之经脉所过，脾又主四肢。风水进一步发展，波及脾胃，水湿之邪既可随经脉达于目，又可溢于四肢，故两眼胞微肿、手足浮肿、按之陷而不起。水湿犯于肺胃，故颈脉跳动明显，这些都是风水深入发展的症状。

【原文】

太陽病，脉浮而緊，法當骨節疼痛，反不疼，身體反重而痠，其人不渴，汗出即愈，此爲風水。惡寒者，此爲極虛，發汗得之。

渴而不惡寒者，此爲皮水。

身腫而冷，狀如周痹①。胸中窒，不能食，反聚痛，暮躁不得眠，此爲黃汗，痛在骨節。

欬而喘，不渴者，此爲脾脹，其狀如腫，發汗即愈。

然諸病此者，渴而下利，小便數者，皆不可發汗。（3）

【校勘】

脾脹：诸注均作"肺脹"为是。

【词解】

①周痹：病名，周身上下游走作痛。

【语译】

太阳病脉浮而紧，按理当骨节疼痛，但不疼，身体反而感到沉重酸楚，病人口中不渴，发汗就痊愈了，这是风水。有怕冷的病人，这是因为极度虚弱加之发汗而引起。

口渴而不怕冷的，这是皮水。

身体肿胀而感到寒冷，症状像周痹。胸中闷塞，不能进食，胃因寒结聚而作痛，傍晚时躁扰不安，不能睡眠，这是黄汗，病人疼痛在骨节里。

咳嗽气喘口不渴的，这是肺胀，它的症状像水肿病，发汗就会痊愈。

然而这些患水气病的人，如果见到口渴而大便泄泻、小便频数的，都不能发汗。

【辨析】

本条再次论述水气病的辨证及治疗原则。

本条可分为 5 段讨论。第一段论风水初起与太阳病的鉴别。太阳病，感受风寒，脉浮紧，骨节疼痛为伤寒。本条脉浮紧而骨节不痛，身体沉重而酸，这就不是伤寒，而是风挟水气潴留于肌肤，而为风水，故用"反"字来强调与太阳伤寒不同。本篇第 1 条曰"风水，其脉自浮，外证骨节疼痛"，而本条"反不疼"。此正如《金匮要略心典》所说："风与水合而成病，其流注关节者，则为骨节疼痛，其侵淫肌肤者，则骨节不疼而身体酸重，由所伤之处不同故也。"可见风水有关节疼痛者，亦有不疼者。本条之不渴为风水在表之故。邪在表可用汗法，故"汗出而愈"，然必病人正气强盛，才可汗之，否则发汗伤阳其表益虚，反会出现恶寒症状。所以说："恶寒者，此为极虚，发汗得之。"

第二段论皮水的证候。本篇首条论及皮水病人不恶风、不渴，此条又言"渴而不恶寒"，这是因为皮水初期可不渴，但日久水郁化热或脾阳更虚致津不上承，故有口渴。由此看出皮水进一步发展，症状也随着改变。本条的"不恶寒"同本篇第 1 条皮水"不恶风"一样，旨在说明与外邪无关。

第三段论黄汗的症状。湿郁肌表，阳气不能舒展，故身肿而两胫冷，遍身疼痛；寒湿停留膈上，胸中阳气不行，气机不畅，故胸中闷塞；胃寒则不能消谷，胃中因寒冷结聚而作痛；寒气属阴，傍晚时阴气盛阳气更难舒展，故暮躁不得眠；因寒湿外淫，流注关节，故痛在骨节，这就是黄汗病。此比本篇第 1 条所述黄汗病的症状较重。

第四段论肺胀的症状与水肿的鉴别。咳而喘、不渴，这是肺胀的症状。寒水闭塞肺气，肺失宣肃，通调失职，故除咳喘外，尚可见到面部浮肿，此与风水十分类似，但不等于风水，因风水无咳喘，以肿为主。而肺胀以咳喘为主，且其肿势无风水重。因邪在肺，用汗法治疗即可痊愈。

第五段论阴伤者不能用汗法，诸病中若有渴而下利，小便数的症状出现，表明体内津液已伤，如再用汗法，有导致津液枯竭的危险。故云"皆不可发汗"。

【原文】

裹水者，一身面目黄肿，其脉沉，小便不利，故令病水。假如小便自利，此亡津液，故令渴也。越婢加术汤主之。（4）

越婢加术汤方：

麻黄六两　石膏半斤　生薑三两　甘草二两　白术四两　大棗
十五枚

上六味,以水六升,先煮麻黄,去上沫,内諸藥,煮取三升,分温三服。
惡風加附子一枚炮。

【校勘】

"里水"：《脉经·卷八》注"一云皮水"。可知里水即为皮水。

"黄肿"："黄",《脉经·卷八》作"洪"。本书从之。

【语译】

皮水,身体、头面眼部浮肿得很厉害,脉象沉,由于小便不利,所以使人患水肿病。如果小便通利,这是病人津液受伤,所以发生口渴。应该用越婢加术汤主治。

【辨析】

本条论述皮水的证治。

本条采用了倒装笔法,"越婢加术汤主之"应放在"故令病水"之后。倒装的目的是强调小便利与口渴并见,说明津液已伤,不能用越婢加术汤。另外,从用越婢加术汤来看,本证当有发热、口渴等化热之症。

1. 主症　一身面目洪肿（脾失运化,肺失宣降,水湿泛溢头面所致）,小便不利,脉沉（因水气内盛,膀胱气化受阻）。

2. 病因　脾气素虚,复感风邪。

3. 病机　脾失健运,肺失宣降,水湿泛溢。

4. 治疗方剂　越婢加术汤。

（1）功能：发越水气,健脾除湿、清热。

（2）方义：本方由越婢汤加白术组成,越婢汤（麻黄、石膏、生姜、大枣、甘草）发越水气,使表邪由汗而散；白术健脾除湿,使水从小便而去,本方有发表治里之妙用,表气通,里气和,则水去肿消。方中石膏并可清内热。

（3）应用：越婢加术汤治疗急性肾炎、小儿急性肺炎等病属脾失健运、肺失宣降者。

【原文】

寸口脈弦而緊，弦則衞氣不行，即惡寒，水不沾流①，走於腸間。（5）

少陰脈緊而沉，緊則爲痛，沉則爲水，小便即難。（6）

【词解】

①沾流：流通输布。

【语译】

寸口脉象弦而兼紧，脉弦是卫气运行不畅，所以有怕冷的感觉，水液不能随气运行，而下走肠间。

少阴脉紧而沉，脉紧主疼痛，脉沉属水气，于是小便就困难。

【辨析】

本条从脉症上论述水气病的病机。

寸口脉主肺候表，寸口脉弦紧乃寒邪外束、卫阳被郁，所以恶寒。卫气不行，肺气不利，不能通调水道，下输膀胱，水液不能正常运行，潴留肠间，所以形成水肿。

少阴脉以候肾，脉紧主寒主痛，脉沉主里主水，少阴脉沉而紧，是肾阳不足，寒从内生，阳气不能随三焦布于周身，因而骨节或身体疼痛；肾阳不足，不能化气，所以小便难，其发展趋势，必病水肿。

【原文】

脉得諸沉，當責有水，身體腫重。水病脉出①者，死。（7）

【词解】

①脉出：指脉暴出而无根。

【语译】

诊到沉的脉象，应当是有水气，身体必肿胀沉重。水病而脉象暴出无根的，这是死证。

【辨析】

本条论述水气病的脉证和预后。

水气病的脉象以沉为主，因水气停滞，阳气阻遏而不能外达所致。故原文曰"脉得诸沉，当责有水"。然而阴寒内盛之证，脉亦多沉，故脉沉必须再根据"身体肿重"之症，才能诊断为水肿病。脉浮与脉出不同，"浮"是外鼓有力，上盛下弱，按之有根；"出"是浮而躁盛，按之无根，轻举有脉，重按则散，是真气涣散于外的现象。水肿病人一般脉沉，若水肿突然出现浮而无根之脉，脉证不符，预后不良。

【原文】

夫水病人，目下有卧蚕①，面目鲜泽，脉伏，其人消渴。病水腹大，小便不利，其脉沉绝②者，有水，可下之。（8）

【词解】

①目下有卧蚕：形容眼胞肿，像有蚕卧在上面一样。②脉沉绝：是形容脉沉之甚，并非其脉沉绝而无。

【语译】

水气病病人，下眼胞浮肿，好像有蚕在那里卧着，面目肿得光亮润泽，脉象沉伏，病人口渴得厉害。患水气病而肚腹肿大，小便不利，脉象沉得很难触到，这是里有水气，可用下法治疗。

【辨析】

本条指出水气病可下的脉证。

水湿停留，伤及脾胃并循经脉泛于目下，故见目下如有卧蚕。

水气上承现于面部，则面部皮色光亮。水气内盛，阳气阻遏，故脉伏，脉伏是沉脉的进一层。水盛阳郁，不能化生津液，而出现消渴，阳虚不能化水，故小便不利，水湿内停，可见腹大。其脉沉绝是水势太盛之故。症见腹大、小便不利、脉沉绝，是里水已成，治疗可用下法。这里的"可下"二字说明须视病情而行，若正气不虚，水湿内盛者，可用下法，如十枣汤、己椒苈黄丸等可以选用；若邪实正虚者，宜用温阳利水法，可参用真武汤之类。

【原文】

问曰：病下利后，渴饮水，小便不利，腹满因肿者，何也？答曰：此法当病水，若小便自利及汗出者，自当愈。（9）

【校勘】

因肿：《脉经》作"阴肿"，即前阴水肿。

问：下利以后，口渴想喝水，小便不利，腹部胀满，阴部水肿，这是什么道理呢？答：这依理要发水肿病，如果小便通利以及汗出的，自然也会痊愈。

【辨析】

本条论述下利后病水的病机和自愈的转归。

病下利乃患泄泻、痢疾之谓。患泄泻、痢疾之后，津气耗伤，津伤则渴欲饮水，气伤不能化气行水，则水液停留，可见小便不利、腹满、阴肿，出现这种症状，应考虑有发生水肿病之可能。假若小便通利，体表也有汗，说明阳气未虚，或已康复，水湿之邪即可从小便排出，又可从汗孔外泄，虽多饮，亦不致病水，故当自愈。

【按语】

由上述可以看出，水气病的形成与自愈，关键在于脏腑气化功能正常与否。如肺、脾、肾、三焦、膀胱气化功能紊乱，渴饮而水无出路则病水肿；若气化功能正常，虽一时渴饮也可不病水肿。即或暴饮而暂时病水者，也可不药而自愈。

【原文】

心水者，其身重而少氣，不得臥，煩而躁，其人陰腫。（10）

肝水者，其腹大，不能自轉側，脅下腹痛，時時津液微生，小便續通。（11）

肺水者，其身腫，小便難，時時鴨溏。（12）

脾水者，其腹大，四肢苦重，津液不生，但苦少氣，小便難。（13）

腎水者，其腹大，臍腫腰痛，不得溺，陰下濕如牛鼻上汗，其足逆冷，面反瘦。（14）

【校勘】

身重：《备急千金要方》作"身肿"。

【语译】

心水病人，他的身体浮肿而短气，不能平卧，心烦而躁动不安，病人阴部肿胀。

肝水病人，他的腹部肿大，不能转动自如，胁下、腹部疼痛，口中常常有少量津液产生，小便时断时通。

肺水病人，他的身体浮肿，小便困难，时常水粪夹杂而下，像鸭子的稀薄大便。

脾水病人，他的腹部肿大，四肢很沉重，津液不能产生，苦于气短少气，小便困难。

肾水病人，他的腹部肿大，脐部也肿，腰痛，小便不利，前阴下部湿润，像牛鼻上的汗一样，足部很冷，面部反而消瘦。

【辨析】

以上5条论述五脏水的证候。

1. 心水

症状：身肿，阴肿（是心阳不足，水气外溢。因前阴为肝、肾经脉所过，肾脉出肺络心，故心阳虚不能下交于肾，则肾水溢于前阴），少气，不能平卧，烦而躁（水气凌心、心阳被郁所致）。

病机：心阳虚弱，寒水不化，水气凌心。

治疗：可参用桂枝甘草汤合利水药。

2. 肝水

症状：腹大不能自转侧（肝病乘脾，土壅水滞所致），胁腹疼痛（因肝络郁阻，气机不畅），时时津液微生，小便续通（气属无形，时滞时通所致）。

病机：肝失疏泄，土壅水滞。

治疗：实证可参用十枣汤；虚证以疏肝健脾为主。

3. 肺水

症状：身肿（肺失宣降，通调失职，水气外溢所致），小便难（属气不化水，水道不利），时时鸭溏（责之肺失宣降，肠失传导）。

病机：肺失宣降，通调失职。

治疗：可选用防己黄芪汤、越婢加术汤。

4. 脾水

症状：腹大，四肢苦重，小便难（因脾失健运，水湿不化），少气、津液不生（脾虚精微不布，气血生化无源所致）。

病机：脾虚健运失职。

治疗：阳虚者选用实脾饮；气虚者选用参苓白术散。

5. 肾水

症状：腹大、脐肿、不得溺，阴下湿如牛鼻上汗（肾阳虚弱，水停下焦，水湿外渍所致），腰痛（属寒水伤肾，外府失养），足逆冷（阳虚失煦之症），面反瘦（肾虚精血失荣所致）。

病机：肾阳虚弱，气化失司。

治疗：可用真武汤、肾气丸。

【按语】

从以上五条看出，五脏水的临床表现与五脏所主所合有关，又与脏腑经络循行相联系。如肺水，因肺合大肠，故见"时时鸭溏"的症状；脾主四肢，故脾水有"四肢苦重"；肝水因肝脉布两胁，故见"胁下腹痛"；肾水则有"腰痛"；心水，因肾脉出肺络心，心阳虚不能制约肾水，故有"阴肿"。此外五脏水的症状，还涉及脏与脏之间的生克关系。可见五脏水是以脏腑学说为基础归类的五种不同证候群，这对水气病的临床辨证有一定的指导价值。

【原文】

师曰：诸有水者，腰以下腫，当利小便；腰以上腫，当發汗乃愈。（15）

【语译】

老师说：凡是水气病病人，腰部以下浮肿，应当利小便；腰部以上浮肿，应当发其汗才会痊愈。

【辨析】

本条指出水气病的治疗原则。

"诸有水者"是指各种水气病。在治疗水气病时，首先要辨别"肿"的部位。如果在腰部以上肿的，一般用发汗法，因腰以上属阳，病在上属表，用发汗法可使水从汗而解。此外，因发汗之法大多可宣肺气，肺气宣通，水道通调，聚水可散。如果腰部以下肿的，一般用利小便的方法。因腰以下属阴，其水在下属里，采用利小便之法，使水从小便而去。这些治法是因势利导、就近祛邪的方法，是治疗原则并非具体治法，临证时应视具体情况立法选方用药。

【按语】

水气病在上宜汗，在下宜利小便，属于就近祛邪的一般方法。对于这种方法，注家认为多用于水肿实证。可资临床参考。

"利小便""发汗"是仲景用来排除水邪的两种方法，至于如何使小便通利，汗液出，则应视具体病情而定。"利小便""发汗"并非仅指茯苓、猪苓、泽泻或麻桂之类，应当全面理解其内含。

【原文】

问曰：病有血分水分，何也？师曰：經水前斷，後病水，名曰血分，此病難治；先病水，後經水斷，名曰水分，此病易治。何以故？去水，其經自下。（16）

【语译】

问：水气病有血分和水分的区别，这是为什么呢？老师说：月经先停止，然后发生水肿病的，名叫"血分"，这种病难治。先病水肿，然后月经停止的，名叫"水分"，这种病易治。是什么原因呢？因为去水，月经就会自行。

【辨析】

本条指出妇人病水，有血分、水分之分。

妇人因有经血的变化，故病水肿时较男子复杂，先经闭而后水肿的，为瘀血阻滞于水道，称为血分，血分病深，血不流则水不行，故曰难治。在治疗时就不能单治水，而是应该先治血病，后治水病。先病水肿而后经闭的，是水液阻滞血脉，称为水分，其病较浅，水去则经自通，故曰易治。

【原文】

问曰：病者苦水，面目、身體四肢皆腫，小便不利，脉之，不言水，反言胸中痛，氣上衝咽，狀如炙肉①，當微欬喘，審如師言，其脉何類？

師曰：寸口脉沉而緊，沉爲水，緊爲寒，沉緊相搏，結在關元，始時尚微，年盛不覺，陽衰之後，榮衛相乾②，陽損陰盛，結寒微動，腎氣上衝，喉咽塞噎，脇下急痛。醫以爲留飲而大下之，氣繫不去，其病不除。後重吐之，胃家虛煩，咽燥欲飲水，小便不利，水穀不化，面目手足浮腫。又與葶藶丸下水，當時如小差，食飲過度，腫復如前，胸脇苦痛，象若奔豚，其水揚溢，則浮欬喘逆。當先攻擊衝氣，令止；乃治欬，欬止，其喘自差。先治新病，病當在後。（17）

【词解】

①狀如炙肉：是形容咽喉部如有烤过的肉块梗塞一样。②荣卫相干：即指

营卫不相调和。

【语译】

问：病人苦于水气病，面目、身体四肢都浮肿，小便不利，老师在按脉诊病时，不说水气，反而说胸中疼痛，气上冲咽，咽中好像有一块烤肉梗塞，应当有微微咳嗽气喘。病情如果像老师所说的那样，病人脉象是怎样的呢？

老师说：寸口脉象沉而紧，沉是水，紧是寒，水和寒连在一起，凝结在下焦。在水寒开始凝结的时候，是轻微的，而且年龄又正在少壮，不感觉怎样，等到年纪大了，阳气虚弱之后，营卫不相调和，阳气日衰，阴邪日盛，这样凝结在下焦的水寒稍微活动，肾中的寒气上冲，以致咽喉梗塞，胁下拘急疼痛。医生认为是留饮病，因而大用攻下的药品，上冲的寒气不能去掉，此病就不能消除。后来又用催吐的方法，反使胃气虚而烦闷，咽中干燥想喝水，小便不利，饮食不消化，面目手足浮肿。医生又给病人服葶苈丸攻下其水，当时好像浮肿略微减轻些，如饮食过多，浮肿又像以前那样，胸胁部感到疼痛，病情好像奔豚。此时水向上泛溢，就气逆咳喘。治疗方法应当首先平其冲气，使它停止，然后治其咳嗽，咳嗽止，喘息自然痊愈。先治冲气咳嗽等新病，水气旧病应当在后治疗。

【辨析】

本条是举一病案来讨论水肿病形成的经过和误治所产生的变证，并述其与冲气并发的先后治法。

寸口脉象沉而紧，是水寒结在下焦关元，初起病尚轻，又当壮年，没有什么感觉，年龄渐衰，营卫流行不畅，前所凝结的水寒，乘阳虚随肾气上冲，就出现咽喉噎塞、胁下急痛等症状。医生误当作留饮，用下法逐水，辨证失当，治疗无效而冲气不除，病没有解除。又再次误认为寒饮而用吐法。此不仅冲气不减，反致胃气虚损，而出现虚烦、咽燥欲饮水等症。更由于阳虚气化失职，而见小便不利、水谷不化、面目手足浮肿。只就其浮肿而用葶苈丸下其水，虽则浮肿暂时减轻，但由于脾胃虚损未复，饮食稍有过度，水谷也就不能运化，原有的症状重复发作。假如水气上犯于肺，则将进一步出现咳嗽、喘逆等症，正确的治疗方法，应该是先治他的冲气，冲气止后再治咳，咳止，喘亦由此而痊愈，最后再治疗水肿本病。也就是"先治其卒病，后乃治其痼疾"的意思。

【原文】

風水,脉浮身重,汗出惡風者,防己黃耆湯主之。腹痛加芍藥。(18)

防己黃耆湯方:方見濕病中。

【语译】

风水病,脉象浮,身体沉重,汗出怕风的用防己黄芪汤主治。腹痛的再加芍药。

【辨析】

本条指出风水表虚的证治。

1. 主症　脉浮(风邪袭表之象),汗出恶风(表虚不固所致),身重(为水湿引起)。

2. 病因　肌表疏松。

3. 病机　表虚不固,水滞肌表。

4. 治疗方剂　防己黄芪汤(参见"痉湿暍病脉证治第二"),腹痛者为水阻血滞,加芍药除血兼利水。

【按语】

本条与"痉湿暍病脉证治第二"第22条原文仅"湿"和"水"字之异,均用防己黄芪汤,二者各有特点,前者论风湿在表,以关节疼痛为主症;后者论风水在表,以面目肿甚、手足浮肿为特征。但同属表虚,病机一致,故两者同用一方,谓之异病同治。

【原文】

風水惡風,一身悉腫,脉浮不渴,續自汗出,無大熱,越婢湯主之。(19)

越婢湯方:

麻黃六兩　石膏半斤　生薑三兩　大棗十五枚　甘草二兩

上五味,以水六升,先煮麻黃,去上沫,内諸藥,煮取三升,分溫三服。惡風者加附子一枚炮;風水加术四兩。《古今錄驗》。

【校勘】

脉浮不渴:《金匮要略心典》作"脉浮而渴"。

风水病，怕风，全身都浮肿，脉象浮而口不渴，连续不断地自汗出，全身无大热，用越婢汤主治。

【辨析】

本条指出风水夹热的证治。

1.主症　恶风，脉浮（为风邪在表之症），一身悉肿（是风水相搏、水溢肌肤所致），口渴，续自汗出（是内有郁热迫汗外泄），无大热（因热随汗泄，表热不甚）。

2.病因　外感风邪。

3.病机　风水相搏，里有郁热。

4.治疗方剂　越婢汤。

（1）功能：发越水气，兼清里热。

（2）方义：方中麻黄、生姜发越水气；石膏清其内热；甘草、大枣和中。诸药共奏清内热散水气之效。若水湿过盛，本方再加白术祛表里之湿；恶风甚者加炮附子振奋阳气。

（3）应用：同"越婢加术汤"。

【原文】

皮水爲病，四肢腫，水氣在皮膚中，四肢聶聶動①者，防己茯苓湯主之。（20）

防己茯苓湯方：

防己三兩　黄耆三兩　桂枝三兩　茯苓六兩　甘草二兩

上五味，以水六升，煮取二升，分温三服。

【词解】

①聶聶动：轻微跳动。

【语译】

皮水致病，见四肢肿，水气在皮肤中，四肢轻微跳动，可用防己茯苓汤主治。

【辨析】

本条指出皮水的证治。

1.主症　四肢浮肿（脾失健运，水湿外溢之症），四肢聶聶动（卫阳被郁，正邪交争所致）。

2. 病因　饮食劳倦伤脾。

3. 病机　脾失健运，水溢皮肤，卫阳郁滞。

4. 治疗方剂　防己茯苓汤。

（1）功能：益气通阳，分消水气。

（2）方义：方中防己、黄芪益气走表祛湿；桂枝、茯苓利水；甘草调和诸药。五药相合，益气通阳，分消表里之水湿。

（3）应用：防己茯苓汤可治疗心源性水肿、慢性肾炎等病，属脾失健运者。

【原文】

裏水，越婢加術湯主之，甘草麻黄湯亦主之。（21）

越婢加術湯方：見上。於内加白術四兩，又見脚氣中。

甘草麻黄湯方：

甘草二兩　麻黄四兩

上二味，以水五升，先煮麻黄，去上沫，内甘草，煮取三升，温服一升，重覆汗出，不汗，再服。慎風寒。

【语译】

里有水，用越婢加术汤主治，也可用甘草麻黄汤主治。

【辨析】

本条指出里水的两种不同治法。

里水可用越婢加术汤治疗，还可用甘草麻黄汤治疗。二者如何区别呢？"中风历节病脉证并治第五"附方中的《千金》越婢加术汤主治"腠理开，汗大泄"。本条甘草麻黄汤的服法曰"温服一升，重覆汗出，不汗，再服"。可知越婢加术汤证有汗，有汗的原因是内热所迫；甘草麻黄汤证是无汗，无汗的原因是表实。也就是说二方证的区别就在于有热与无热，因此临证用药应当详辨。其证治区别见下表。

《千金》越婢加术汤证与甘草麻黄汤证的区别

方证	《千金》越婢加术汤证	甘草麻黄汤证
病机	皮水挟热	肺失宣降

方证	《千金》越婢加术汤证	甘草麻黄汤证
共同症状	一身面目浮肿、小便不利	
兼症	口渴、汗出	口不渴、无汗
治则	发越水气、除湿清热	宣肺散水

【原文】

水之爲病，其脉沉小，屬少陰；浮者爲風。無水虛脹者，爲氣。水，發其汗即已。脉沉者宜麻黄附子湯；浮者宜杏子湯。（22）

麻黄附子湯方：

麻黄三兩　甘草二兩　附子一枚（炮）

上三味，以水七升，先煮麻黄，去上沫，内諸藥，煮取二升半，温服八分，日三服。

杏子湯方：未見，恐是麻黄杏仁甘草石膏湯。

【语译】

水肿病，脉象沉小的，属于少阴；脉象浮的，是外兼风邪。没有水的虚胀是气病。水肿病发汗就会好。如脉沉的，宜用麻黄附子汤；脉象浮的，宜用杏子汤。

【辨析】

本条论述风水的两种不同治法。

从"水，发其汗即已"来看，并非指一切水气病，而是指风水或皮水。因正水和石水是病在下，无发汗即愈之理。那么究竟是风水还是皮水呢？《素问·水热穴论篇》云："勇而劳甚则肾汗出，肾汗出逢于风，内不得入于脏腑，外不得越于皮肤，客于玄府，行于皮里，传为浮肿，本之于肾，名曰风水。"本条"其脉沉小，属少阴""脉沉者宜麻黄附子汤"，此与《内经》所说的风水相吻合。此病因肾阳虚弱，感受外邪，故见脉沉小、身肿、小便不利、腰背痛、肢冷，兼发热恶寒表证，故治宜麻黄附子汤温经发汗。至于"浮者为风"，则明确指出是感受风邪，肺失宣降之风水，治当宣肺发汗，用杏子汤。因此，从本条看，是讨论风水的两种不同治法。杏子汤的方药未见，疑为麻杏石甘汤、甘草麻黄汤加杏仁，此方药根据临床证候，均可酌情选用。

"无水虚胀者,为气",就文法而言,此乃插笔,主要论水气病与虚胀之区别。气胀,全身虽有胀满感受,但实际无水,因此不可用发汗的方法治疗。

【按语】

本条有认为是论正水与风水的治法,可供参考。

【原文】

厥而皮水者,蒲灰散主之。方見消渴中。(23)

【语译】

患皮水而四肢厥冷的,用蒲灰散主治。

【辨析】

本条论述皮水见四肢厥冷的证治。

皮水病人,因水气郁滞,阳气不能外达,见四肢厥冷。用蒲灰散清湿热,利小便,使水肿消失,阳气得伸,则厥冷自可痊愈。这正体现了叶天士"通阳不在温,而在利小便"之说。

【原文】

問曰:黃汗之爲病,身體腫一作重,發熱汗出而渴,狀如風水,汗沾衣,色正黃如蘗汁,脉自沉,何從得之?師曰:以汗出入水中浴,水從汗孔入,得之,宜耆芍桂酒湯主之。(24)

黃耆芍藥桂枝苦酒湯方:

黃耆五兩　芍藥三兩　桂枝三兩

上三味,以苦酒一升,水七升,相和,煮取三升,温服一升,當心煩,服至六七日乃解。若心煩不止者,以苦酒阻故也。一方用美酒醯代苦酒。

【语译】

问:黄汗这种病,身体浮肿,发烧出汗而口渴,症状好像风水,汗液沾染衣服,颜色正黄像柏汁,脉象是沉的,是什么原因得这种疾病呢?老师说:因为出汗时进入水中洗澡,水从汗孔侵入肌肤而得了这种病,应该用芪芍桂酒汤主治。

【辨析】

本条论述黄汗病的成因和证治。

1. 主症　身体肿,脉沉(水停肌表,卫阳郁滞所致),发热,口渴(营卫郁滞,湿热交蒸之症),汗出如柏汁(因湿为热蒸,热迫汗泄)。

2. 病因　汗出入水中。

3. 病机　表虚受湿,营卫郁滞,湿热蕴蒸。

4. 治疗方剂　芪芍桂酒汤。

(1)功能:益气和营,祛湿泄热。

(2)方义:方中黄芪益气固表祛湿,芍药、桂枝调和营卫,苦酒泄热和营,诸药合用,益气祛湿,和营泄热。由于苦酒有"久积药力"的作用,所以有些病人服后有心烦不止的现象,这时可减少苦酒的用量。

(3)应用:芪芍桂酒汤加薏苡仁、茯苓、茵陈、黄芩可治疗黄汗病。

【原文】

黄汗之病,兩脛自冷;假令發熱,此屬歷節。食已汗出,又身常暮盗汗出者,此勞氣也。若汗出已反發熱者,久久其身必甲錯;發熱不止者,必生惡瘡。若身重,汗出已輒輕者,久久必身瞤,瞤即胸中痛,又從腰以上必汗出,下無汗,腰髖弛痛,如有物在皮中狀,劇者不能食,身疼重,煩躁,小便不利,此爲黄汗,桂枝加黄耆湯主之。(25)

桂枝加黄耆湯方:

桂枝　芍藥各三兩　甘草二兩　生薑三兩　大棗十二枚　黄耆二兩

上六味,以水八升,煮取三升,温服一升,須臾飲熱稀粥一升餘,以助藥力,温服取微汗;若不汗,更服。

【语译】

黄汗这种病,两小腿寒冷;假如两小腿发热,这是历节。吃了饭汗出,又身体时常在晚上出现盗汗的,这是虚劳病。如果汗出以后,反而发热的,日子长了,其身上皮肤必然干枯粗糙,像鳞甲般交错,身上发热不止的,必然要生恶疮。如身体沉重,汗出以后,往往感觉轻快,天长日久,身上肌肉必然瞤动,肌肉瞤动时就胸中疼痛,又从腰以上必然出汗,腰以下没有汗,腰及髋部胀痛无力,好像有什么东西在皮肤一样,病势严重的不能进食,身体疼痛沉重,烦躁,小便不利,这是黄汗,用桂枝加黄芪汤主治。

【辨析】

本条进一步论述黄汗的证治及其与历节、劳气的鉴别。

黄汗与历节的鉴别：黄汗乃汗出入水中浴，水从汗孔入导致营卫失和，故身体发热而两胫发冷。而历节病属湿热流注关节，故两胫发热。另外黄汗是因周身黄汗出，而历节病之黄汗仅局限关节疼痛处。

黄汗与劳气的鉴别：食后汗出，是中气虚弱，胃气外泄的表现，暮盗汗属于阴虚内热的征象，此属阴阳两虚的虚劳。劳气之汗见于食后或寐时，且汗色不黄，黄汗则是随时出汗、色黄。

黄汗属湿热郁滞，汗出后本可减轻，若并不能因此而减轻，仍发热，长久后致营卫枯燥，而出现皮肤甲错。如果长期发热不止，必致营气不通，瘀热相合，日久热壅肉腐，必生恶疮。

黄汗重证的证治。

1. 主症　身重，汗出已辄轻，身瞤（久汗伤阳，筋肉失养所致），胸中疼（因胸阳不足，筋脉挛急），腰以上汗出，下无汗，腰髋弛疼，如物在皮中（乃湿邪阻滞，营卫不和所致），不能食，小便不利（是湿困脾胃，气化被阻），身疼重，烦躁（因湿邪阻滞，心阳被郁所致）。

2. 病因　汗出入水中浴，水从汗孔入。

3. 病机　湿郁肌肤，营卫不和，阳郁不展。

4. 治疗方剂　桂枝加黄芪汤。

（1）功能：调和营卫，益气除湿。

（2）方义：桂枝汤调和营卫，加黄芪益气除湿。诸药相伍，使营卫调和，阳郁得伸，湿有出路，郁热外达而自愈。

【按语】

芪芍桂酒汤与本方皆治黄汗，但使用时应有所区别。前方是周身汗出，表气已虚，故重用黄芪为主；本方证是汗出不透，腰以上有汗，腰以下无汗，故以桂枝汤调和营卫为主。

【原文】

氣分，心下堅，大如盤，邊如旋杯[①]，水飲所作，桂枝去芍藥加麻辛附子湯主之。（26）

桂枝去芍藥加麻黄細辛附子湯方：

桂枝三兩　生薑三兩　甘草二兩　大棗十二枚　麻黄　細辛各二兩　附子一枚（炮）

上七味，以水七升，煮麻黄，去上沫，内諸藥，煮取二升，分溫三服，當汗出，如蟲行皮中，即愈。

【词解】

①旋杯：即复杯。

【语译】

气分病，心下坚硬像盘子那样，边如复杯，这是水饮造成的疾病，用桂枝去芍药加麻辛附子汤主治。

【辨析】

本条论述气分病的证治。

气分病，在心下的部位，坚硬像盘子那样，边如复杯。从用桂枝去芍药加麻辛附子汤来看，其病属阳虚寒饮结聚，故用温阳散寒、通利气机的方法治疗。方中桂枝、甘草通阳行气，麻黄、细辛、附子温阳散寒，生姜、大枣补中化饮。诸药合用，使阳气通行，阴寒解散，水饮自除。从药测知，除心下坚满外，尚有畏寒怕冷、身痛、浮肿、脉沉迟等症。

【原文】

心下堅，大如盤，邊如旋盤，水飲所作，枳术湯主之。（27）

枳术湯方：

枳實七枚　白术二兩

上二味，以水五升，煮取三升，分溫三服，腹中軟，即當散也。

【语译】

心下坚硬像盘子那样大，边又像圆盘那样硬，这是由于水饮而导致的疾病，用枳术汤主治。

【辨析】

本条论述气分病的另一种治法。

本条原文与上条原文基本相同，但从药物看，本证属脾弱气滞，失于转输,致水气痞结于心下,故心下坚,大如盘,边如旋盘,可用枳术汤行气散结、健脾利水治疗。

【按语】

以上两方所治症状相似,但病机方药不同。以下表比较之。

桂枝去芍药加麻辛附子汤证与枳术汤证的区别

方证	桂枝去芍药加麻辛附子汤证	枳术汤证
病机	阳虚寒饮凝结	脾弱气滞,饮停于胃
共同症状	心下坚满	
兼症	畏寒怕冷、浮肿	纳差、腹胀、肠鸣泄泻
治则	温阳散寒,通利气机	行气散结,健脾利水

附　录

(1)脉浮而洪,浮則爲風,洪則爲氣,風氣相搏,風强則爲隱疹,身體爲癢,癢爲泄風,久爲痂癩;氣强則爲水,難以俯仰。風氣相擊,身體洪腫,汗出乃愈。惡風則虛,此爲風水;不惡風者,小便通利,上焦有寒,其口多涎,此爲黃汗。

(2)趺陽脉當伏,今反緊,本自有寒,疝瘕,腹中痛,醫反下之,下之即胸滿短氣。

(3)趺陽脉當伏,今反數,本自有熱,消穀,小便數,今反不利,此欲作水。

(4)寸口脉浮而遲,浮脉則熱,遲脉則潛,熱潛相搏,名曰沉。趺陽脉浮而數,浮脉即熱,數脉即止,熱止相搏,名曰伏。沉伏相搏,名曰水。沉則絡脉虛,伏則小便難,虛難相搏,水走皮膚,即爲水矣。

(5)師曰:寸口脉沉而遲,沉則爲水,遲則爲寒,寒水相搏。趺陽脉伏,水穀不化,脾氣衰則鶩溏,胃氣衰則身腫。少陽脉卑,少陰脉細,男子則小便不利,婦人則經水不通。經爲血,血不利則爲水,名曰血分。

(6)師曰:寸口脉遲而濇,遲則爲寒,濇爲血不足。趺陽脉微而遲,微則爲氣,遲則爲寒。寒氣不足,則手足逆冷;手足逆冷,則榮衛不利;榮衛不利,則腹滿脇鳴相逐;氣轉膀胱,榮衛俱勞;陽氣不通即身冷,陰氣不通即骨疼；陽前通則惡寒，陰前通則痺不仁。陰陽相得，其氣乃行，大氣一轉，其氣乃散；實則失氣，虛則遺尿，名曰氣分。

附　方

《外臺》防己黄耆湯：治風水，脉浮爲在表，其人或頭汗出，表無他病，病者但下重，從腰以上爲和，腰以下當腫及陰，難以屈伸。方見風濕中。

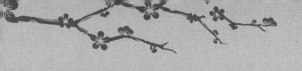

黄疸病脉证并治第十五

一、简释篇名

本篇为《金匮》第 15 篇，专论黄疸病的脉证与治疗。

二、概述内容

本篇原文共 22 条，方剂 7 首（含附方 1 首）。

黄疸病是以一身面目发黄、小便黄为特征的病证，本篇主要根据病因把黄疸分为谷疸、酒疸、女劳疸三种类型，篇中论述了湿热、火劫、寒湿、燥结、女劳、虚劳六种不同病机的发黄证候，还涉及了有关变证和兼证的处理等，其中，湿热发黄是本篇论述的重点。现将谷疸、酒疸、女劳疸分别概述如下。

（一）谷疸

1. 定义、命名　谷疸是以脾胃湿热熏蒸为病机，以身黄、食即头眩、心胸不安、小便不利等临床表现为特征的病证。因本病的形成与谷气不消有关，故名谷疸，如黄树曾说："此证由于谷气不消，故名谷疸。"

2. 主症　身黄，食即头眩，心胸不安，小便不利。

3. 病因病机　病因是饮食失宜；病机是脾胃湿热熏蒸，邪入血分，行于体表。

4. 治疗原则　清热利湿。

5. 与现代医学病名联系　谷疸的临床表现与急性黄疸型肝炎等病相似。

（二）酒疸

1.定义、命名　酒疸是以酒热伤胃、湿热郁蒸为病机，以心中懊憹或热痛的临床表现为特征的病证。本病是根据病因命名的，如尤在泾所说："此得之饮酒过多所致，故名酒疸。"

2.主症　身黄，心中懊憹或热痛，小便不利。

3.病因病机　病因是长期饮酒过度；病机是酒热伤胃、湿热郁蒸。

4.治疗原则　清热利湿，除烦。

5.与现代医学病名联系　酒疸的临床表现与酒精性肝病等病相似。

（三）女劳疸

1.定义、命名　女劳疸是以肾精亏损、虚热内生为病机，以额上黑、傍晚手足心发热、小便自利等临床表现为特征的病证。其病因多由房劳伤肾所致，故名女劳疸，如黄树曾说："此证得之于近女室，故名女劳疸。"

2.主症　额上黑，午后、傍晚手足心发热，膀胱急，小便自利。

3.病因病机　病因是房劳过度；病机是肾精亏损、虚热内生。

4.治疗原则　补益肾精。

5.与现代医学病名联系　女劳疸的临床表现与慢性肝炎、肝硬化等相似。

三、辨析原文

【原文】

寸口脉浮而缓，浮则爲風，緩则爲痹[1]。痹非中風，四肢苦煩[2]，脾色必黄，瘀熱以行。（1）

【词解】

①痹：闭塞、痹阻。②四肢苦烦：指四肢重滞不舒。

【语译】

寸口部位的脉象浮而缓，脉浮为风，脉缓为痹。痹不是外感风邪，四肢重滞不舒，黄为脾之色，瘀热郁滞于脾，其色行于外，成为黄疸。

【辨析】

本条论述黄疸的病机与脉证。

脉浮而缓，多见于外感病的太阳中风证。本条所论之病，虽脉浮缓，却非中风，而是湿阻脾胃之病。脾主四肢，湿性重浊，湿困中焦故四肢困重不舒；黄为脾之色，湿阻中焦化热，脾胃湿热瘀阻血分，脾色外现，故见身黄。

【按语】

本条"脾色必黄，瘀热以行"是对黄疸病机的高度概括。现代医家论黄疸病机多言胆汁外溢，而在本条，仲景强调了其与脾的密切关系，从临床表现看，黄疸除见身黄、目黄、小便黄外，多以纳差、腹胀、便溏等脾胃症状为主，此可证明黄疸与脾病关系密切。另外，黄疸病病关血分，唐容川曰："一个瘀字，便见黄皆发于血分……脾为太阴湿土，主统血，热陷血分，脾湿郁遏，乃发为黄。"现代中医肝病专家关幼波教授指出："治黄必活血，血行黄易却。"这些认识可谓深得仲景论黄疸之要旨。仲景"脾色必黄，瘀热以行"之论，对于黄疸病机的研究及临床治疗均有重要指导意义。

【原文】

跌陽脉緊而數，數則爲熱，熱則消穀[①]，緊則爲寒，食即爲滿。尺脉浮爲傷腎，跌陽脉緊爲傷脾。風寒相搏，食穀即眩，穀氣不消，胃中苦濁[②]，濁氣下流，小便不通，陰被其寒，熱流膀胱，身體盡黄，名曰穀疸。

額上黑，微汗出，手足中熱，薄暮[③]即發，膀胱急，小便自利，名曰女勞疸；腹如水狀不治。

心中懊憹[④]而熱，不能食，時欲吐，名曰酒疸。（2）

【词解】

①消谷：指能食易饥。②苦浊："苦"作"病"字解，"浊"指湿热。③薄暮：即黄昏之时。④心中懊憹：指心中郁闷不宁。

【语译】

跌阳部位的脉紧而数，数是热，热则能食易饥；紧是寒，寒则食后胀满。尺部脉浮为伤肾，跌阳部位脉浮为伤脾。风与寒邪相结合，进食后就感到眩晕，食物不能很好消化，湿热停滞于胃，浊气下流，小便不通，太阴脾经受寒生湿，日久化热，湿热下流膀胱，全身发黄，这种病称为谷疸。

额部色黑，微微汗出，手足心热，每到黄昏发作，膀胱拘急不舒，小便通利，称为女劳疸；如果腹部胀满好像里面有水一样的，就难于治疗。

病人心中郁闷不安而感到烦热，不能饮食，常常想吐的，称为酒疸。

【辨析】

本条论述黄疸病的分类及其主症。

1. 谷疸病的病机与脉证　趺阳脉以候脾胃，趺阳脉数是胃有热，胃热所以消谷善饥，脉紧主脾有寒，脾寒运化失常故食后胀满，脾主运化水湿，脾失健运不仅食易滞，而且湿易停，脾湿胃热郁蒸便形成谷疸。

"尺脉浮为伤肾，趺阳脉紧为伤脾"是插入句，指出女劳疸与谷疸的不同脉象与病机。尺脉以候肾，其脉当微沉，今反浮是因肾虚有热；紧脉主寒湿，趺阳脉紧为寒湿阻脾之证。

"风寒相搏"之风寒是泛指病邪，在此意为湿热，湿热相合，蕴阻脾胃，脾胃纳化失常，故食后不舒，甚者浊气上冲而头眩，由于脾胃纳化失常，所进饮食不能消化，反助湿热，使中焦为湿热浊气所苦，邪气上冲则为头眩；流注下焦，影响肾和膀胱气化功能，则为小便不利。

"阴被其寒，热流膀胱"，所谓"阴"是指足太阴脾，脾寒生湿，挟胃热下流膀胱则小便不利，湿热之邪郁滞熏蒸于全身而发为黄疸。因本病发病与饮食关系密切，故名谷疸。

2. 女劳疸的症状和预后　女劳疸是房劳过度而致肾精亏损、虚热内生之证。"额上黑"为肾虚之征，黑为肾之色，肾精亏虚，其色外现；汗出、手足心发热、黄昏发作等是肾阴亏所生虚热之故；肾与膀胱相表里，肾虚失养可见膀胱急；女劳疸责之肾虚而非湿停，故小便自利。若至后期，腹部胀满，形如水状，则是脾肾两败之征，难于治疗。

3. 酒疸的症状　酒疸的症状是心中懊憹、郁闷不安、烦热、不能进食、时时欲吐。这是因为长期嗜酒，酿生湿热，湿热蕴积于胃，上蒸于心，故见心中郁闷或烦热；湿热蕴阻中焦，运化、升降失常，故不能进食，时时欲吐；湿热瘀阻血分，熏蒸全身则发黄疸。

【原文】

陽明病脈遲者，食難用飽，飽則發煩頭眩，小便必難，此欲作穀疸。雖下之，腹滿如故，所以然者，脈遲故也。（3）

【语译】

病人患阳明病而脉象迟的，不能饱食，饱食后就会烦闷、头眩，而且小便困难，这是将要发生谷疸的预兆。虽然用了攻下药，腹部胀满依然如故，之所以出现这种情况，是因为脉迟的缘故。

【辨析】

本条论湿从寒化，欲作谷疸的脉证。

阳明病脉迟，说明中阳不足，纳运无力，故难以饱食，饱食则食停气滞，发生腹满烦躁症状；湿浊之邪阻遏清阳则头眩，影响气化则小便难；若寒湿瘀遏血分，将发生寒湿谷疸。本证治当温运，若用下法则必伤中阳，腹满不减，甚至病情恶化。

【按语】

（1）本条所述阳明病脉迟，乃寒湿阻遏所致，治当温运、温化，与热结阳明而见脉迟当用承气汤攻下者不同，二者虽皆可见脉迟，但前者无热象，后者则有身热、烦渴、腹满腹痛拒按、便秘、苔黄燥等阳明热盛腑实之征，二者不难鉴别。

（2）谷疸有湿热与寒湿之分，一般来说，病人阳气充盛则病易热化而成湿热谷疸，即今所称之阳黄；阳气不足则病易寒化而成寒湿谷疸，即今所称之阴黄。湿热谷疸，本篇出有多方论治，而寒湿谷疸只在本条言其脉证、病机，指出不可用下法，并未言及方药。其具体治疗可参后世，如《医学心悟》中的茵陈术附汤等。

【原文】

夫病酒黄疸，必小便不利，其候心中热，足下热，是其證也。（4）

酒黄疸者，或無熱，靖言了了^①，腹满欲吐，鼻燥。其脉浮者，先吐之；沉弦者，先下之。（5）

酒疸，心中热，欲嘔者，吐之愈。（6）

【词解】

①靖言了了：指神情安静，语言不乱。靖，音义通"静"。

【语译】

患酒黄疸的病人，必然小便不利，症见心中热，足下热，这是其症状。

患酒黄疸的病人，有的心中无热，神情安静，腹部胀满，想吐，鼻孔干燥。脉浮的病人，先用吐法；脉沉弦的病人，先用下法。

患酒黄疸的病人，感觉心中热，想呕吐的，用吐法即愈。

【辨析】

以上3条论酒疸的脉症及治则。

酒疸多因长期嗜酒，以致湿热内蕴，瘀阻血分而成，本篇第2条已指出其主症为心中懊恼而热，不能食，时欲吐。以上3条所论亦是湿热酒疸，只是病变重心有所不同：湿热内蕴中焦，则见心中热，胃气上逆则欲吐；热盛于上出现鼻燥；湿热偏于下则见腹满、足下热、小便不利等。治当因势利导，脉浮者，病势趋上，故先用吐法；脉沉弦者，病势趋下，故先用下法。

【按语】

仲景曰"脉浮者先吐之，沉弦者先下之"，是提示治疗当因势利导，但临床不能仅凭脉象决定治法，而应四诊合参。

【原文】

酒疸下之，久久爲黑疸①，目青面黑，心中如啖蒜虀狀②，大便正黑，皮膚爪之不仁③，其脉浮弱，雖黑微黄，故知之。（7）

【词解】

①黑疸：是酒疸误下后的变证，其症主要是目青面黑、大便色黑。②心中如啖（dàn 淡）蒜虀（jī 基）状：是借以形容胃中有灼热不舒的感觉。啖，吃的意思；蒜虀，指捣碎的葱、姜、蒜、韭菜等调味品。③皮肤爪之不仁：指搔抓皮肤没有痛痒感觉。爪，音义通"抓"。

【语译】

酒疸用下法后，时间久了则转变为黑疸，病人目青面黑，心中感到像吃了葱、蒜、姜、韭菜等辛辣食物一样灼热不舒，大便色黑，皮肤搔抓没有感觉，脉象浮弱，皮肤虽黑但微带黄色，所以知道这是酒疸误下后的变证。

【辨析】

本条论证酒疸误下变为黑疸的证候。

酒疸虽可用下法，但须有腹满、便秘、脉沉弦等邪结于里之症，方可下之。

若不当下而下,不仅损伤胃气,而且易致邪气乘虚内陷,深入血分,血为之瘀滞,日久渐成黑疸。由于血瘀于内,不荣于外,故见目青面黑,皮肤搔抓没有感觉;瘀血下渗于肠,则见大便色黑;瘀热内蕴而上蒸,故心中有热辣之感,此比"心中懊侬"之症更甚;阴血伤、虚热生而上扰则见脉浮而弱;面目虽黑而犹带黄色,可知是由湿热酒疸转变而来。

【按语】

文中"虽黑微黄"一句是插入句,目的在于与女劳疸作鉴别,女劳疸"额上黑",病机为肾精亏虚,本色外现;而酒疸本为脾胃湿热,因误下伤中,邪陷血分而成黑疸,故其色虽黑仍带黄色,与女劳疸色纯黑者不同。

【原文】

师曰:病黄疸,發熱煩喘,胸滿口燥者,以病發時,火劫其汗①,兩熱所得②。然黄家所得,從濕得之。一身盡發熱而黄,肚熱③,熱在裏,當下之。(8)

【词解】

①火劫其汗:指用火攻方法,如艾灸、温针、熏法、熨法或蒸法等,强迫出汗。②两热所得:指火攻之热与体内热邪相互搏结。③肚热:谓腹中热。

【语译】

老师说:患黄疸病,有发热、心烦、气喘、胸中胀满、口舌干燥等症状者,是因为发病时用火攻法强其汗,以致火攻之热与体内之热相互搏结而成。然而黄疸病之所以发生,多由湿邪而致。病人全身发热,皮肤色黄,腹中热,是热邪在里,当用下法。

【辨析】

本条论述误用火劫而发黄的证治。

患黄疸病而出现发热、心烦、气喘、口舌干燥、胸中胀满等症,是为热盛之征,本证是因病发时医者误用火攻法发汗,以致外火、内热相合而致。"一身尽发热而黄,肚热,热在里,当下之"是对本证病位、病性、病势及治法的概括。其中"一身尽发热而黄,肚热"是辨证关键,所谓肚热是指肠胃实热,热在胃肠,热盛里实,当用下法泻热。"然黄家所得,从湿得之"一句阐明黄疸与湿邪关系密切。因本证病从燥化,热盛里实,故用下法而不用清热利湿法。

【按语】

本条详于证、因、治则而未出方，后世注家提出可用栀子大黄汤、大黄硝石汤等，可供临床参考。

【原文】

脉沉，渴欲饮水，小便不利者，皆發黄。（9）

腹满，舌痿黄①，躁不得睡，屬黄家②。舌痿疑作身痿。（10）

【词解】

①舌痿黄：身痿黄指身黄而不润泽。舌是"身"之误，痿黄即萎黄。②黄家：指黄疸病。

【语译】

脉沉，口渴想喝水，小便不利的病人，都有可能发生黄疸。

腹部胀满，身萎黄，烦躁而不能安睡，属于黄疸病。

【辨析】

这两条论述湿热发黄与寒湿发黄的不同证候。

脉沉而渴欲饮水、小便不利，是湿热郁滞于里之征，湿热瘀陷血分，可发为湿热黄疸；身黄晦暗、腹满、躁不得睡，则是寒湿黄疸之证。寒湿阻滞，气机不畅，故见上述症状，即《内经》所谓"脏寒生满病""胃不和则卧不安"，身黄晦暗则是因寒湿瘀陷血分所致。

【按语】

仲景在本篇第8条曰"黄家所得，从湿得之"，点明黄疸与湿邪关系密切，这两条则提示黄疸有湿热与寒湿之分，即后世所称之阳黄、阴黄，这是黄疸病的两大基本类型，其临床表现区别如下：

阳黄——黄色鲜明，发热、心烦、口渴、便秘、小便短赤、苔黄腻、脉弦数。

阴黄——黄色晦暗，手足冷、便溏、苔白腻、脉迟缓。

【原文】

黄疸之病，当以十八日爲期，治之十天以上瘥，反劇爲難治。（11）

【语译】

黄疸这种病，当以18日作为痊愈的日期，治疗10日以上应当好转，反而加重便是难治之证。

【辨析】

本条论述黄疸病的预后。

《金匮》认为，黄疸主要与脾病有关，即"脾色必黄"，其预后亦取决于脾气的盛衰。四季之末18日为脾气当旺之时，故曰黄疸病当以18日为期，这主要是强调治疗黄疸病当注意脾气的盛衰，当然不能坐等四季之末的18日，而应及早治疗。经过10日左右治疗，病情好转的易于痊愈，反之，多为正不胜邪，其病难治。这种判断黄疸预后的方法，是仲景对治疗黄疸病的经验总结，临床所见急性黄疸型肝炎，经过及时治疗，一般10日左右黄疸消退，2~3周症状可全部消除，若经治疗十日以上而病反剧，则病多难治。

【原文】

疸而渴者，其疸難治；疸而不渴者，其疸可治。發於陰部，其人必嘔；陽部，其人振寒而發熱也。（12）

【语译】

患黄疸病而口渴的，这种是比较难治；患黄疸病而口不渴的，这种可以治愈。病发于里的，病人必然呕吐；病发于表的，病人寒战而发热。

【辨析】

本条续论黄疸的预后及辨证。

黄疸病口渴乃湿热郁蒸所致，同时也意味着邪重热盛，故治疗较为困难；口不渴说明热邪不盛，病邪浅，故病易治。

"阴部"指里，病人出现呕吐，其病在里，是胃气上逆；"阳部"指表，病人寒战、发热，则其病在表。

【按语】

（1）黄疸与湿关系密切，一般多无口渴。若口渴较甚说明热盛邪重，治疗湿热黄疸多用苦寒清热，淡渗利湿之品，容易伤津，而养阴之品又易助湿，故治疗较为困难，临证当辨湿、热、津伤，孰轻孰重而采用相应治法。此外，黄疸病有热盛急黄的类型。其起病急，黄疸迅速加深，高热烦渴、腹满胀痛拒按、便秘、舌红苔黄燥、脉弦数，此类黄疸病情急重，治疗较难，多预后不良。

（2）本条以口渴与否判断黄疸的预后，以呕吐与寒战发热判断病在表在里，可供临床参考，临证还应四诊合参，方能辨证无误。

【原文】

谷疸之为病，寒热不食，食即头眩，心胸不安①，久久发黄，为谷疸，茵陈蒿汤主之。（13）

茵陈蒿汤方：

茵陈蒿六两　栀子十四枚　大黄二两

上三味，以水一斗，先煮茵陈，减六升，内二味，煮取三升，去滓，分温三服。小便当利，尿如皂角汁状，色正赤，一宿腹减，黄从小便去也。

【词解】

①心胸不安：谓心胸中烦闷不安。

【语译】

谷疸这种病，恶寒，发热，不能进食，进食后就感到头部眩晕，心胸中烦闷不舒，时间久了身体发黄而成为谷疸，用茵陈蒿汤主治。

【辨析】

本条论湿热谷疸的证治。

1. 主症　寒热不食，食即头眩，心胸不安（是中焦湿热，气机不畅引起），身黄（是湿热郁阻熏蒸所致）。

2. 病因　饮食失宜等。

3. 病机　脾胃湿热熏蒸，邪气瘀阻血分。

4. 治疗方剂　茵陈蒿汤。

（1）功能：清热利湿，活血退黄。

（2）方义：本方重用茵陈蒿清利中焦湿热；配伍栀子清心除烦，善清瘀郁之热，引热下行，通利小便；大黄清热活血，通利胃肠。三药合用，使蕴郁中焦、瘀阻血分之湿热病邪及肠胃积滞皆由下而去。邪去正复，黄疸可退。方后云"尿如皂角汁状"，乃瘀阻血分之湿热病邪由小便而去之征，故云"黄从小便去也"。

（3）应用：①急性黄疸型肝炎、胆囊炎、胆石症、钩端螺旋体病等引起的黄疸证属湿热者，皆可用本方加减治疗。②本方加乌梅可用于胆道蛔虫病。

【按语】

（1）茵陈蒿汤所治湿热谷疸，起病之初未见黄疸之前，可见恶寒、发热、纳差、四肢乏力等症，类似感冒，以后出现黄疸。这是由于谷气不消，湿热郁滞中焦，营卫不利所致。此可作为早期诊断，故对这些临床表现应有足够认识。

（2）以方测症并结合本篇第2条，可知茵陈蒿汤所治湿热谷疸除见寒热不食、头眩、心胸不安、身目发黄、黄色鲜明、小便不利外，并可见腹满、口渴、便秘、苔黄腻、脉弦数或滑数等。

（3）湿热黄疸，多有肠胃积滞，治当注意通利胃肠，大黄既能清热活血，又能通利胃肠，是治疗湿热黄疸的常用之品，但剂量不宜过大。

（4）黄疸初起，湿热盛而正未虚，治以苦寒清利为主，若病程较久，正气已伤，则当注意勿过用苦寒，以免伤中而病难愈。

【原文】

黄家日晡所發熱，而反惡寒，此爲女勞得之。膀胱急，少腹滿，身盡黄，額上黑，足下熱，因作黑疸。其腹脹如水狀，大便必黑，時溏，此女勞之病，非水也。腹滿者難治。硝石礬石散主之。（14）

硝石礬石散方：

硝石　礬石（燒）等分

上二味，爲散，以大麥粥汁和服方寸匕，日三服，病隨大小便去，小便正黄，大便正黑，是候也。

【语译】

患黄疸病者，多在傍晚时发热，若反而怕冷，这是由于房劳过度而得的病；膀胱急迫，少腹胀满，全身发黄，额上黑色，足心觉热，因而成为黑疸。病人腹部胀满，好像有水一样，大便必然色黑，时时溏泄，这是由于房劳过度而得的病，不是有水。腹部胀满的较难治疗，用硝石矾石散主治。

【辨析】

本条论女劳疸兼瘀血湿热的证治。

1. 主症　额上黑（肾虚其色外现），身尽黄（是湿热瘀阻血分），日晡恶寒，膀胱急，少腹满（是肾阳虚失于温养），腹胀如水状，大便色黑，时溏（是瘀血之症），足心热（因肾阴亏虚，内生虚热）。

2. 病因　房劳伤肾。

3. 病机　肾虚夹有瘀血、湿热。

4. 治疗方剂　硝石矾石散。

（1）功能：活血消瘀，清热祛湿。

（2）方义：硝石咸寒除热，破坚散积，活血祛瘀；矾石清热邪，化湿浊。两药合用，活血消瘀，清热祛湿，因其皆为矿石之药，易伤胃气，故用大麦粥汁和服以护脾胃。服本方后可使瘀浊湿热从二便而去，故方后云"病随大小便去，小便正黄，大便正黑，是候也"。

（3）应用：本方可用于由胆石症、慢性肝炎、肝硬化等所致的黄疸。

【按语】

（1）黄疸病日晡发热多见于湿热黄疸，因邪在阳明故日晡发热或热甚，临床应伴见阳明湿热的脉证；此外亦可见于女劳疸，如本篇第 2 条原文曰女劳疸"手足中热，薄暮即发"，并伴见额上黑等肾虚之象，且其热主要为手足心发热。本条所论女劳疸日晡恶寒，虽与前第 2 条原文所论女劳疸薄暮手足中热表现不同，但皆为肾虚之征。肾藏元阴元阳，为一身阴阳之本，房劳过度，肾精亏虚，除见额上黑、腰膝酸软等肾虚表现外，还可见薄暮手足心热等阴虚内热之征，或见日晡恶寒、膀胱急、少腹满等阳虚失于温养之寒象。虚热、虚寒症状既可单独出现，亦可同时并见而成肾精亏虚、阴阳失调、寒热错杂之证。

（2）女劳疸的病机主要为房劳伤肾、肾精亏虚，故其正治当以补肾为主。偏于肾阴虚者可用六味地黄丸、左归丸等；偏于肾阳虚者可用八味肾气丸、右归丸等；亦可对证采用《太平圣惠方》中的鹿茸散（鹿茸、熟地黄、茱萸肉、五味子、黄芪、牡蛎）等。硝石矾石散是为女劳疸兼有瘀血湿热而设的治标之剂，一旦瘀去湿除，仍当固本补肾为治。如女劳疸日久不愈，则变为黑疸。

（3）硝石矾石散中之矾石，有医家认为可用皂矾，其不但能化湿，还可补血；不仅能治女劳疸，还可用治其他内伤诸黄，此说可供参考。

（4）本篇第 2 条原文曾指出女劳疸腹如水状不治，本条亦说女劳疸腹满者难治，并强调其腹胀如水状为女劳之病而非水，从其病因及临床表现看，本证乃肾精亏虚兼有瘀浊。额上黑为肾虚之象；身黄乃湿浊瘀于血分之征；其腹胀即今之所谓鼓胀，由于瘀血阻于脉络，水气内聚故见腹大坚满，青筋暴露，按之不陷而硬，血不循经而外溢则大便色黑。治用硝石矾石散活血消瘀、清利湿浊，因本病肾中精气亏虚，加之血瘀、湿停等，多为肝、脾、肾俱病，病情较重，治疗不易。虽然水气病除见全身水肿、小便不利外，甚者亦可见腹大，但其腹部按之柔软如囊，且无青筋暴露、大便色黑、身黄、额上黑等血瘀、肾虚之象，治疗较鼓胀为易。

【原文】

酒黄疸，心中懊憹，或热痛，栀子大黄汤主之。（15）

栀子大黄汤方：

栀子十四枚　大黄一两　枳實五枚　豉一升

上四味，以水六升，煮取二升，分温三服。

【语译】

患了酒黄疸，心中郁闷不宁，或者感到心中灼热而痛，用栀子大黄汤主治。

【辨析】

本条论述热盛酒疸的证治。

1.主症　身黄（是湿热郁阻熏蒸所致），心中懊憹或热痛（是中焦蕴热，气机不畅之症）。

2.病因　嗜酒过度。

3.病机　湿热蕴中，气机不畅。

4.治疗方剂　栀子大黄汤。

（1）功能：清解郁热，通腑和胃。

（2）方义：栀子清解郁热，通利小便，导湿热下行；豆豉宣泄郁热，并有和胃之功，与栀子相伍即栀子豉汤，有清宣郁热、除烦躁、止懊憹之效；枳实宽中下气，去胃肠湿热；大黄清热活血，荡涤胃肠。诸药合用，热去湿除，中上二焦气机通畅则诸症可愈。

（3）应用：本方清热除烦，和胃通腑，用于郁热在里而见黄疸、心中懊憹或热痛、身热烦躁、大便难等，属湿热蕴中，气机不畅者。

【按语】

本条只言心中懊憹或疼痛，是突出主症，以方测症，除原方所述之症外，并可见身热、烦躁不眠、大便难、小便不利、苔黄、脉弦数等热盛之脉症。

【原文】

诸病黄家，但利其小便；假令脉浮，当以汗解之，宜桂枝加黄耆汤

主之。方見水氣病中。（16）

【语译】

凡是患黄疸病者，只须通利病人小便；如果脉浮，当用发汗法治疗，宜用桂枝加黄芪汤主治。

【辨析】

本条论黄疸的正治法及黄疸兼表虚的证治。

黄疸的形成多责之湿邪蕴阻熏蒸，小便是湿邪之去路，故治疗黄疸病必须注意通利小便。假如黄疸初起兼有表证，症见恶寒发热、汗出脉浮者，可用桂枝加黄芪汤调和营卫，补气祛湿以治之。

【按语】

（1）桂枝加黄芪汤适用于表虚而内热不重的证候，若表实而内有湿热，可用麻黄连翘赤小豆汤；若表实无汗，内热较重，可用麻黄五味汤（麻黄、葛根、石膏、茵陈、生姜）；若为急黄热盛，则当注意清热解毒，可酌用茵陈蒿汤合黄连解毒汤、五味消毒饮、清瘟败毒饮等化裁。

此外，有医家提出，桂枝加黄芪汤所治黄家为气血不足之虚黄又兼外感，用本方调和营卫，补虚托邪。此说有一定道理，因湿热黄疸初起虽亦可见恶寒发热等症，但多因湿热壅阻营卫所致，治当清热利湿，如前述茵陈蒿汤之证治，此用桂枝、黄芪等性温之品实属不妥。若为寒湿黄疸或虚黄，则可酌用本方。

（2）仲景在本条曰"诸病黄家，但利其小便"。本篇多次指出黄疸病小便不利，《伤寒论》中有"若小便自利者，不能发黄"之说。据此，不少医家认为，由于小便不利，湿邪无从排泄，其从热化则发为湿热阳黄，从寒化则发为寒湿阴黄，小便不利似为黄疸形成之必需条件，这种观点至今仍在沿用。然证之临床，小便不利而不发黄者多矣，如水气、癃闭、淋证等；黄疸病人的小便主要表现为颜色改变而并无不利者亦多矣。根据仲景"脾色必黄，瘀热以行"与"黄家所得，从湿得之"等论述，黄疸病主要责之湿热或寒湿阻滞中焦，瘀阻血分。由于本病多与湿有关，小便为湿邪之去路；而津血关系密切，瘀阻入于血分之邪亦须通过小便排出。故治疗黄疸必须注意保持小便通利，使"黄从小便去"。但通观全篇可知，仲景治疗黄疸并非只此一法，还有清热、活血、补虚、泻下等法。所以，论述黄疸的病机、证治，应综合全篇所论，并结合后世医家的补充发展，只有这样，才能使之更切临床实际。

【原文】

諸黃，豬膏髮煎主之。（17）

豬膏髮煎方：

豬膏半斤　　亂髮如雞子大三枚

上二味，和膏中煎之，髮消藥成，分再服。病從小便出。

【语译】

有些黄疸病病人，可以用猪膏发煎主治。

【辨析】

本条论肠胃燥结的黄疸治法。

本条论证简略，处方中的猪膏利血脉、润燥结、通大便；乱发消瘀结、利小便。二药合用，润燥消瘀，通利二便，促使邪去正复，以愈黄疸。由此可知本方所治黄疸为肠胃燥结，兼有瘀血之证，据《备急千金要方》《外台秘要》的记载，本证还可见少腹急满、大便秘结等。

【按语】

（1）本条"诸黄"之"诸"作"有些"讲为宜，不便作"一切"讲，因本方适用于湿去热存，变为燥结之黄疸，不宜用于湿热黄疸，更不能治疗一切黄疸。

（2）方后曰"病从小便出"，这是因为本病乃肠胃燥结兼瘀血之黄疸，用活血润燥、通利二便的猪膏发煎后，燥结去，津血行，二便通，瘀阻血分之邪当由小便而去。

【原文】

黃疸病，茵陳五苓散主之。一本云茵陳湯及五苓散并主之。（18）

茵陳五苓散方：

茵陳蒿末十分　　五苓散五分方見痰飲中

上二物和，先食飲方寸匕，日三服。

【语译】

黄疸病，可用茵陈五苓散主治。

【辨析】

本条论湿重于热的黄疸治法。

本条只言"黄疸病"而未详述其症，以方测之可知本证是湿热黄疸，湿重于热者，治以茵陈五苓散利湿清热退黄。方中主以茵陈清热利湿，配五苓散化气行水而利小便。

【按语】

（1）黄疸属湿热者当治以苦寒清利之品，本方用治湿热黄疸，方中却用温药桂枝，这是因本证湿重于热，故少用桂枝化气行湿，且茵陈量倍于五苓散，因此不虑本药之温，但用时其量亦不可大。

（2）本条原文所述方与茵陈蒿汤均以茵陈蒿为主药，皆治湿热黄疸，两方证的区别见下表。

茵陈蒿汤证与茵陈五苓散证的区别

方证	茵陈蒿汤证	茵陈五苓散证
病机	湿热并重	湿重于热
症状	身目黄色鲜亮，发热口渴，心烦欲呕，腹胀，便稠，小便短赤	身目黄色虽鲜而不光亮，身热不扬，头身困重，渴不多饮，便溏不爽，小便短少
舌象	舌红，苔黄腻或黄燥	苔白厚腻或黄白相兼
脉象	弦数或滑数	濡缓或弦滑
治则	清泄湿热	利湿清热退黄
用药	茵陈、栀子、大黄	茵陈、猪苓、茯苓、泽泻、白术、桂枝

【原文】

黄疸腹满，小便不利而赤，自汗出，此属表和里实，当下之，宜大黄硝石汤。（19）

大黄硝石汤方：

大黄 黄蘗 硝石各四兩 栀子十五枚

上四味，以水六升，煮取二升，去滓，内硝，更煮取一升，顿服。

【语译】

黄疸病腹部胀满，小便不利而色红，自汗出，这是表无病而里有实热，治疗当用下法，宜用大黄硝石汤主治。

【辨析】

本条论黄疸病热盛里实的证治。

1. 主症　身黄（是湿热郁阻熏蒸所致），腹满，小便不利而赤（是热盛里实之症），自汗出（是里热熏蒸，迫津外泄引起）。

2. 病因　感受湿热毒邪、饮食失宜。

3. 病机　湿热郁蒸，热盛里实。

4. 治疗方剂　大黄硝石汤。

（1）功能：清热泻下。

（2）方义：大黄、硝石峻攻在里在下之瘀热实邪；栀子清解郁热，导热下行，通利小便；黄柏善清下焦湿热。诸药合用，共奏清泻瘀热、利湿退黄之功。

（3）应用：本方清热泻下之力较强，对于急性肝炎、急性胆囊炎、胆结石等证属热盛里实而见黄疸、高热汗出、腹满便秘、小便黄赤、舌苔黄燥、脉数有力者可用本方加减治疗。

【按语】

（1）茵陈蒿汤、栀子大黄汤与大黄硝石汤三方皆用大黄清热活血、荡涤胃肠；用栀子清热解瘀，导热下行，通利水道。三方所治皆为湿热黄疸，症见身目俱黄、黄色鲜明、苔黄、脉数等。此三方证的区别详见下表。

茵陈蒿汤证、栀子大黄汤证、大黄硝石汤证的区别

方证	茵陈蒿汤证	栀子大黄汤证	大黄硝石汤证
病机	脾胃湿热熏蒸	湿热蕴中，气机不畅	湿热郁蒸，热盛里实
症状	纳差呕恶，脘腹胀满，便秘	心中懊恼或热痛	腹满，小便不利而赤，自汗出
治则	清泄湿热	清解郁热，通腑和胃	清热泻下
用药	茵陈蒿六两、栀子十四枚、大黄二两	栀子十四枚、大黄一两、枳实五枚、豆豉一升	大黄四两、黄柏四两、硝石四两、栀子十五枚

（2）大黄硝石汤清热泻下药力较猛，使用本方除见原文所述之症外，还应

见发热、腹部满痛拒按、大便秘结、苔黄燥、脉数有力等症。

【原文】

黄疸病,小便色不变,欲自利,腹满而喘,不可除热,热除必哕。哕者,小半夏汤主之。 _{方见痰饮中。}（20）

【语译】

患黄疸病而小便的颜色不变,想要腹泻,腹部胀满而气喘者,不可用泻热法治疗,否则会因除热而引起呃逆。呃逆者,用小半夏汤主治。

【辨析】

本条论黄疸误治变哕的治法。

黄疸病而小便色不变、欲自利,可知内无湿热,证属虚寒。中虚不运而气滞,故见腹满而喘,其满必时减,喜温喜按,属脾胃虚寒,治当温运脾阳。若误用泻热之法,苦寒之品更伤中阳,胃气受损,其气上逆,而出现呃逆,当用小半夏汤温胃和中、降逆止哕。

【按语】

（1）本证乃脾胃虚寒误下而致哕,治疗先用小半夏汤温胃降逆治其变证,待哕止后仍当继续辨证调治,以除病本。

（2）现在所说的黄疸病,以身黄、目黄、小便黄为特征,本条曰"黄疸病,小便色不变",不同于现在所说的黄疸病,当属虚黄、萎黄之类。

【原文】

诸黄,腹痛而呕者,宜柴胡汤。 _{必小柴胡汤,方见呕吐中。}（21）

【语译】

黄疸病,感到腹中疼痛而呕吐的,宜用柴胡汤治疗。

【辨析】

本条论黄疸病腹痛兼呕吐的治法。

黄疸病在发病过程中出现腹痛呕吐而用柴胡汤,可知其病机为肝胆之邪犯胃所致,可根据其兼症来确定用大柴胡汤还是小柴胡汤;若兼见潮热、便秘、烦热者可用大柴胡汤;没有潮热、便秘而兼见胸胁苦满、口苦目眩、往来寒热者,可用小柴胡汤治疗。

【按语】

（1）大、小柴胡汤并非黄疸病的正治方，是在黄疸病过程中因见少阳证而用之方，使用时可随症化裁，如湿热重者当去人参加茵陈，热盛可加栀子、黄柏等。

（2）所谓诸黄，是指诸黄所并发的柴胡汤证而言，并非柴胡汤能治诸黄，待柴胡汤证解后，再根据具体病情辨证治疗黄疸病。

【原文】

男子黄，小便自利，當與虛勞小建中湯。方見虛勞中。（22）

【语译】

男子发黄，小便自行通利，应当给予治虚劳的小建中汤治疗。

【辨析】

本条论虚劳萎黄的证治。

所论黄家小便自利，后世注家多认为当属脾胃虚弱、气血失荣的萎黄证而非黄疸病。萎黄证不仅见于男子，妇女病后不复或失血后、劳累过度等亦可出现此证。因本证是脾胃虚弱、气血化生不足、机体失养而致全身萎黄，故用小建中汤建立中气，调补阴阳，使气血充盈而萎黄自愈。

【按语】

本篇多处论及黄疸病小便不利，说明黄疸多与湿热有关，本条黄而小便自利，可知非湿热黄疸，不少医家据此认为是萎黄。

附　方

瓜蒂湯：治諸黄。方見暍病中。

《千金》麻黄醇酒湯：治黄疸。

麻黄三兩

上一味，以美清酒五升，煮取二升半，頓服盡。冬月用酒，春月用水煮之。

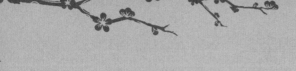

惊悸吐衄下血胸满瘀血病脉证治第十六

一、简释篇名

本篇为《金匮》第16篇，论述惊、悸、吐血、衄血、下血、瘀血病的脉证与治疗。胸满，仅是瘀血的一个症状。由于上述病证皆与心和血脉有关，所以合为一篇讨论。本篇虽将"惊悸"冠首，但重点是论述各种血证。

二、概述内容

本篇原文共17条，方剂5首。

（一）惊

1. 定义、命名　惊是以惊吓气乱为病机，以受惊后病人精神恍惚不安的临床表现为特征的病证。其病因多为受惊，故名曰惊。

2. 主症　精神恍惚，卧起不安。

3. 病因病机　病因是外界刺激，如突受惊吓等；病机是突受惊吓，心无所倚，神无所归，血气逆乱，亦即惊则气乱。

4. 治疗原则　镇惊安神。

5. 与现代医学病名联系　惊的临床表现和部分神经官能症、心律失常等相似。

（二）悸

1. 定义、命名　悸是以心失血养为主要病机，以自觉心中跳动不宁为主要临床特征的病证。根据其主症而命名。

2.主症　自觉心中跳动不安。

3.病因病机　病因是气血亏虚、心失血养，或痰饮阻滞；病机是心失血养或心脉不畅。

4.治疗原则　养心安神或化饮安神为基本治则。

5.与现代医学病名联系　悸的临床表现与心律失常及部分神经官能症等相似。

（三）吐血（包括咯血）

1.定义、命名　吐血是以热伤血络或气不摄血为病机，以吐血的临床表现为特征的病证。根据其主症为吐血而命名。

2.主症　吐血或咯血。

3.病因病机　病因为久病体弱、嗜食辛辣、情志所伤等；病机是中焦虚寒、血失统摄或热伤血络、迫血妄行。

4.治疗原则　温中摄血或泻火止血。

5.与现代医学病名联系　吐血的临床表现和上消化道出血及咯血基本相同。

（四）衄血

1.定义、命名　衄血是以热伤阳络、血溢于上为病机，以血从鼻出为临床特征的病证。因其主症为鼻中流血，故名衄血。

2.主症　鼻中出血。

3.病因病机　病因有劳倦过度、情志不舒、外感热邪、素嗜辛辣等；病机为肾精亏虚、虚火上炎，肝火上扰，热邪上壅于肺，胃热亢盛循经上扰等，以致血不循经而鼻衄。

4.治疗原则　火热亢盛迫血妄行者以清热泻火、凉血止血为基本治则。

5.与现代医学病名联系　鼻中隔偏曲、干燥性鼻炎、血友病等鼻出血时，即属该病范畴。

（五）下血

1.定义、命名　下血是以大肠湿热、损伤阴络或脾阳不足、血失统摄为病机，以血从肛门而出为临床特征的病证。由于血出下窍，故名下血。

2.主症　大便前或后下血。

3.病因病机　病因是素嗜辛辣肥甘或素体脾胃虚寒；病机是湿热蕴结，损伤肠络或中阳不足，血失统摄。

4.治疗原则　清热利湿，凉血止血，或温中摄血。

5. 与现代医学病名联系　下血的临床表现和胃肠道炎症、溃疡等病出现的便血相似。

（六）瘀血

1. 定义、命名　瘀血是以血液运行不畅、瘀积凝滞为病机，以唇萎舌青、脉迟或伏等为临床特征的病证。病由血液瘀滞所致，故名瘀血。

2. 主症　唇萎舌青、脉迟或伏，可见癥积包块、痛处固定等。

3. 病因病机　病因是外伤，情志刺激，感受外邪或久病正虚等；病机是血液运行不畅或瘀结凝滞。

4. 治疗原则　活血化瘀。

5. 与现代医学病名联系　肝硬化出现的肝脾肿大、子宫肌瘤等都属于瘀血的范畴。

三、辨析原文

【原文】

寸口脉動而弱，動即爲驚，弱則爲悸。（1）

【语译】

寸口部位的脉象动而弱，脉动是惊证，脉弱则是悸证。

【辨析】

本条从脉象论惊和悸的病机。

惊和悸是两种不同的病证，外有所触则惊，内有所伤则悸。

惊多从外来，悸多由内生。本条是以脉动和脉弱来分述惊和悸的不同病机。

所谓"动脉"，是脉动如豆，厥厥动摇不定之象，是惊吓的常见脉象。由于外界刺激，如突受惊吓，使心无所倚，神无所归，血气逆乱（即"惊则气乱"），以致出现精神恍惚不定，卧起不安之症，脉亦动摇不定，故曰"动即为惊"。

所谓"弱脉"，是细软无力，重按乃见的脉象，悸病血不足，心神失养，以致病人常感心中动悸，不能自主，脉亦细软无力。故曰"弱则为悸"。

【原文】

師曰：尺脉浮，目睛暈黃[①]，衄未止；暈黃去，目睛慧了[②]，知衄今

止。（2）

【校勘】

"尺"，俞桥本亦作"夫"。《医宗金鉴》同，其余诸家注本均作"尺"，当从后者。

【词解】

①目睛晕黄：有两种情况，一是望诊时可见病人眼白发黄，围绕黑眼珠有黄晕；二是病人自觉视物昏黄不清。②目睛慧了：也有两种情况，一是医生复诊时发现病人目睛清明；二是指病人自觉视物明晰清楚。

【语译】

老师说：尺部脉浮，眼睛发黄，视物不清，衄血不止；目睛晕黄退去，视物清晰，知道吐血将止。

【辨析】

本条从脉症判断衄血的预后。

尺脉以候肾，肾寓相火，其脉应微沉，今反见浮脉，为肾阴亏虚，火无水制，相火内动，不能蛰藏于肾之征；肝开窍于目，主藏血而内寄相火，目睛晕黄，视物不清，是阴虚火动、肝热上扰所致；衄血兼见以上症状，可知其为肝肾阴虚，相火内动，损伤阳络，迫血妄行所致；阴液未复，虚火不降则血难宁，衄血不止。若晕黄退去，眼睛明亮，视物清楚，说明肾阴已复，相火已降，肝热已平，火降血宁，故知衄血将止。既然阴复、火降、血宁，则尺脉应微沉而静，不会再呈浮象。

【原文】

又曰：從春至夏衄者太陽，從秋至冬衄者陽明。（3）

【语译】

老师又说：从春季到夏季发生衄血的属于太阳，从秋季到冬季发生衄血的属于阳明。

【辨析】

本条论述不同季节衄血的病机。

春夏阳气在外，表热居多，表邪不从汗解，易郁而致衄血。故春夏衄血者多属太阳；秋冬阳气在里，里热居多，里热上逆易致出血，故秋冬衄血者多属阳明。

【按语】

本条指出春夏衄血者多属太阳表热，秋冬衄血者多属阳明里热，然春夏衄血亦有阳明里热证，秋冬衄血亦有太阳表热证，不可拘泥。学习本条应重点领会"天人相应"的精神实质，临证时应注意自然气候变化对人体生理、病理的影响，因时制宜，从而进行有效的治疗。

【原文】

衄家不可汗，汗出必额上陷①，脉紧急，直视不能眴②，不得眠。（4）

【校勘】

本条原文亦见于《伤寒论·太阳篇》第86条，"可"下有"发"字。

汗出必额上陷，脉紧急：《脉经》为"汗出必额上促急而紧"。

【词解】

①额上陷：谓额旁皮肤凹陷不起。②眴（shùn 舜）：指眼球转动。

【语译】

平素常有衄血的病人不可用发汗法，汗出以后必然引起额旁皮肤凹陷，脉搏紧张拘急的现象，两眼直视，眼珠固定不能灵活转动，不能安稳入睡。

【辨析】

本条论衄家禁汗及误汗的变证。

衄家即平日经常衄血的病人。素有衄血之人，阴血已伤，虽有表证，治亦不可用发汗之法。因血汗同源，阴血伤而再发汗必致阴血更伤，经脉、目睛及心神均失其濡养，即出现额上两旁的皮肤陷而不起、脉紧急、目直视、不得安睡等症。

【按语】

（1）本条曰"衄家不可汗"，亦即《灵枢·营卫生会》"夺血者无汗"之意。

（2）对于"额上陷，脉紧急"，有的注家断句为"额上陷脉紧急"，《医宗金鉴》注曰："诸脉失养则额角上陷中之脉，为热所灼，故紧且急也。"额上陷指额旁凹陷处，即太阳穴处，王冰谓"在额两旁，动应于手"。由于阴血亏虚之人误汗更伤阴血，经脉失于濡养，故见额旁凹陷处之脉紧急。此说可供参考。

【原文】

病人面無色，無寒熱。脉沉弦者，衄；浮弱，手按之絕者，下血；煩欬者，必吐血。（5）

【校勘】

面无色：《脉经》《诸病源候论》《备急千金要方》《外台秘要》等皆作"面无血色"，当从之。

【语译】

病人的颜面没有红润光泽的血色，没有恶寒发热症状。脉象沉弦的，流鼻血；脉象浮弱，用手重按就感觉不到脉象的，大便下血；心烦咳嗽的，一定是吐血。

【辨析】

本条论衄血、下血及吐血的脉症。

"脏腑经络先后病脉证第一"云"色白者，亡血也"；《灵枢·决气》云"血脱者，色白，夭然不泽"。"血痹虚劳病脉证并治第六"云"男子面色薄者，主渴及亡血"。可见面无血色是血脱之象。本条用"病人"二字冠首，在于强调本条所论乃经常衄血、吐血及下血之人。这类病人，因出血过多，气血虚少，不能上荣于面，故面无血色。"无寒热"说明病非由于外感，而是属于内伤。"面无血色、无寒热"实为本条之纲领。

肾脉沉，肝脉弦，内伤血脱之人，脉见沉弦，多为肝肾阴虚，阳气亢逆，上刑肺金，血随气涌，故知衄血；若脉浮而弱，按之即绝者，则为虚阳浮于上，阴血亏于下，阳不摄血，故血自下；若脉浮弱而症见心烦咳嗽，是为虚火上扰心肺，心肺之络被灼伤，故见吐血。

【原文】

夫吐血，欬逆上氣，其脉數而有熱，不得卧者，死。（6）

【语译】

吐血病人，咳嗽而气上逆，他的脉象数，而且身上发热，不能平卧的，是死证。

【辨析】

本条论吐血的预后。

吐血病人若见咳逆上气，脉数身热，不得平卧，多是阴血亏虚，不能敛藏阳气而致虚阳浮越，阴阳欲将离绝之征，病情严重，预后不良。

【按语】

本条所论吐血伴见咳嗽气逆、不能平卧，似当属于咯血，脉数、身热是有热之征；咳嗽咯血若伴见午后潮热、舌红少苔、脉细数，是为阴虚火旺、灼伤肺络，治当用百合固金汤类养阴清热止血；若脉数有力，则多为肺热壅盛或肝火犯肺，治当用泻白散、黛蛤散类泻热止血；若咯血量多而见咳嗽气逆、呼吸迫促、不能平卧、脉数浮大无根，则是气随血脱的危候，急当用独参汤等益气固脱，否则立致危殆。

【原文】

夫酒客^①欬者，必致吐血，此因極飲過度所致也。（7）

【词解】

①酒客：长期喝酒的人。

【语译】

长期喝酒的人发生咳嗽，必然导致吐血，这是饮酒过度所致。

【辨析】

本条论酒客咳嗽吐血的病机。

酒性辛热，长期喝酒，可致湿热内生，酒热蕴积于胃，上熏于肺，肺失肃降故发生咳嗽，酒热上熏肺络，加之咳嗽内伤，就会发生吐血，这是因为过度饮酒而致的吐血病证。

【按语】

嗜酒之辈吐血不一定皆有咳嗽，也有因肺胃络伤而吐血的。

肺络伤而吐血多兼咳嗽，血中挟痰；胃络伤吐血多挟有食物残渣，嗜酒之人无论咳吐出血或呕吐出血，多因酒热内盛，损伤肺胃之络而致。后世多主张用泻心汤泄其胃热，以止上溢之血，可供参考。也可用"黄疸病脉证并治第十五"的栀子大黄汤治疗。

【原文】

寸口脉弦而大，弦則爲减，大則爲芤，减則爲寒，芤則爲虚，寒虚相擊，此名曰革，婦人則半産漏下，男子則亡血。（8）

【按语】

本条即前"血痹虚劳病脉证并治第六"中第12条。因本篇此条是论虚寒失血的脉证与病机，故原文最后删去"失精"二字。可参考"血痹虚劳病脉证并治第六"关于本条的辨析。

【原文】

亡血不可發其表，汗出即寒慄而振。（9）

【语译】

失血的病人，不能发汗解表。误用发汗，就会怕冷而全身战栗。

【辨析】

本条原文论亡血误汗的变证。

失血之人，气血亏损，易招外邪，虽有表证，亦不可径用汗法攻其表。亡血之人阴血已伤，再用汗法不仅更伤阴血，阳气亦随之而伤，以致出现恶寒战栗。失血病人见恶寒战栗，是阴血阳气俱伤之证。

【按语】

本条原文与第4条原文都是论述亡血不可汗，由于病人体质不同，所以误汗后出现的变证亦不相同，素体阴虚者误汗，阴液更损；阳气本虚者误汗，阳气更伤。因此，二者虽同为亡血误汗，其变证则有偏于伤阴与伤阳的不同。

【原文】

病人胸满，唇痿舌青，口燥，但欲漱水不欲嚥，無寒熱，脉微大來遲，腹不满，其人言我满，爲有瘀血。（10）

【语译】

病人胸部胀满，口唇枯萎而不润泽，舌质发青，口中干燥，只想饮水而不想把水咽下去，没有恶寒发热，脉象微大而迟，其腹部并不胀满但病人自己却说胀满，这是因为有瘀血。

【辨析】

本条论瘀血的脉证。

胸满：瘀血阻滞，气机壅塞。

唇萎舌青：瘀血内阻，血不上荣。

口燥，但欲漱水不欲咽：血瘀气阻，津不上承故口燥；病由瘀血内阻而非热盛津亏，故但欲漱水不欲咽，与口渴欲饮者不同。

无寒热：病非外感表证。

脉微大来迟：脉象虽大，但脉势不足，往来涩滞迟缓，此为血瘀运行不畅之征。

腹不满，其人言我满：病非宿食、水气等蓄积，故病人腹部外形并无胀满；因血行不畅，气机亦滞，故病人自觉胀满。

综合上述症状，均为瘀血内阻而致，故断言"为有瘀血"。

【原文】

病者如热状，烦满，口乾燥而渴，其脉反無热，此爲陰伏，是瘀血也，当下之。（11）

【校勘】

阴伏：《脉经》《诸病源候论》《金匮要略心典》《古今医统正脉全书》等皆作"阴伏"，为是。

【语译】

病人像有热的样子，有心烦、胸满、口中干燥而渴等热状，他的脉反而不见数大等热证之象，这是热伏于阴，为有瘀血，应当攻下。

【辨析】

本条论热伏阴分的瘀血脉证及治法。

病人出现心烦、胸满、口舌干燥而渴等有热之证，然其脉并无热象，这是郁热结伏于阴分，古人称为"阴伏"，亦是一种瘀血病证。因而瘀于内，气为之不利，故见胸满；血瘀气阻则津不上承，又血瘀日久可化热伤津，故口中干燥而渴；血行不畅，心神失养，血瘀生热，瘀热上扰，故见心烦。对于这种瘀血内停，郁久化热，郁热结伏于阴分的"阴伏"病证，治当用下法去其瘀热。

【按语】

（1）本篇第 10 条原文与本条原文均论瘀血，第 10 条原文云"口燥，但欲漱水不欲咽"，本条则曰"口干燥而渴"，这是因为第 10 条原文所述瘀血尚未化热，而本条原文所述瘀血日久已经化热，正如曹颖甫所说："辨瘀血之脉证，前者但有瘀血，后者则为久瘀而兼热郁之证。"

（2）瘀血化热之阴伏，仲景指出治"当下之"，但未出方，《医宗金鉴》指出"宜桃核承气汤、抵当汤、丸之类"，可参考，然下法只是治瘀血的方法之一，而非只此一法，对于瘀血病证应四诊合参，详辨病机，采取相应治法，不能拘于"下之"一法。

【原文】

火邪者，桂枝去芍藥加蜀漆牡蠣龍骨救逆湯主之。（12）

桂枝救逆湯方：

桂枝三兩（去皮）　甘草二兩（炙）　生薑三兩　牡蠣五兩（熬）　龍骨四兩　大棗十二枚　蜀漆三兩（洗去腥）

上爲末，以水一斗二升，先煮蜀漆，減二升，内諸藥，煮取三升，去滓，溫服一升。

【语译】

由于火劫而致热邪的病，用桂枝去芍药加蜀漆牡蛎龙骨救逆汤主治。

【辨析】

本条论火劫致惊的治方。

"火邪"本身并非病名，而是因为使用熏、熨、烧针等法所发生的病变，古人把这些病变的因素称为火邪，如《伤寒论》第 114 条曰："太阳病，以火熏之，不得汗，其人必躁，到经不解，必清血，名为火邪。"第 119 条又曰："太阳伤寒者，加温针必惊也。"第 112 条曰："伤寒脉浮，医以火迫劫之，亡阳。必惊狂，卧起不安者，桂枝去芍药加蜀漆牡蛎龙骨救逆汤主之。"太阳病使用熏、熨、烧针等火劫之法，若病人不得汗则火邪内扰而见狂躁、便血等症时，治当清热凉血。若病人汗出过多，一则阴液伤不能敛阳，二则阳气随汗而外泄，以致心阳损伤，症见烦躁、惊狂、卧起不安等，治用桂枝去芍药加蜀漆牡蛎龙骨救逆汤。方中桂枝、甘草配伍，辛甘养阳，以复心阳；同时桂枝与生姜、大枣合用，既可助心阳、和气血，又能和营卫；佐以龙骨、牡蛎镇惊安神，兼能摄纳浮阳；蜀漆在此配桂枝温经通阳逐邪。诸药合用，助心阳，安心神，定惊悸，散邪气，适用于心阳损伤之惊狂。

本方不仅用于火劫致惊，还可用于癫痫、癔病及其他神经官能症等出现心烦、惊狂、睡卧不安者。

【原文】

心下悸者，半夏麻黄丸主之。（13）

半夏麻黄丸方：

半夏　麻黄等分

上二味，末之，炼蜜和丸小豆大，饮服三丸，日三服。

【语译】

心下悸动的，用半夏麻黄丸主治。

【辨析】

本条论水饮致悸的治方。

1. 主症　心下悸（是饮邪内动所致）。

2. 病因　饮邪。

3. 病机　水气凌心，饮盛阳郁。

4. 治疗方剂　半夏麻黄丸。

（1）功能：通阳化饮，降逆。

（2）方义：半夏化饮降逆；麻黄宣发阳气。阳气不能过发，停饮不易速去，故作蜜丸服用，缓以图之。饮邪去，阳气通则悸自定。

【按语】

本条所论心下悸与本篇首条"弱则为悸"病机不同，此为饮邪而彼为正虚。此外，本条所论心下悸，多数注家认为是心悸，因胃中停饮上逆于胸所致，并可见呕、喘等症，故用半夏化饮降逆和胃，麻黄宣发胸阳。也有注家认为本条心下悸非为心悸，乃水停心下（中焦）而内动之心下动悸，即"痰饮咳嗽病脉证并治第十二"所说"水停心下，甚者则悸"，饮邪上逆可见胸闷、咳喘等，治用半夏降逆化饮，麻黄宣肺利水，除饮止咳。临床上，无论心悸还是心下悸，凡饮邪上逆者，皆可用本方随症加减治疗。

【原文】

吐血不止者，柏葉湯主之。（14）

柏葉湯方：

柏葉　乾薑各三兩　艾三把

上三味，以水五升，取馬通汁一升，合煮取一升，分溫再服。

【语译】

吐血不止的，用柏叶汤主治。

【辨析】

本条论吐血属于虚寒的治方。

1. 主症　吐血不止（因胃络伤而血上溢）。

2. 病因　中阳素虚。

3. 病机　中焦虚寒，气不摄血。

4. 治疗方剂　柏叶汤。

（1）功能：温中止血。

（2）方义：柏叶降逆，收涩止血；干姜、艾叶温阳守中；马通汁（即白马粪以水化滤其汁）引血下行。诸药合用，使阳气复能摄血则吐血止。

（3）应用：本方用于中气虚寒之吐血不止、面色萎黄、舌淡少华、脉虚无力者。此外，还可用于中气虚寒而致的吐血、便血、崩漏等各种血证。

【按语】

（1）本条述证简略，以方测症，本方证除见吐血不止外，并见面色萎黄或苍白、神疲、舌淡、脉虚无力等。方中马通汁现已少用，多用儿童小便代之，应用时加入阿胶效果更好。为了加强本方的止血效果，可将侧柏叶、干姜、艾叶三药炒炭应用。

（2）本条文所论之吐血不止，其或因实热吐血日久转为虚寒；或因劳倦、久病等致脾胃虚寒，统血无权而血上溢。阴血阳气关系密切，吐血不止，易致阴血阳气俱虚，故治疗此类病证不宜皆用温药，而应阴阳兼顾。本方侧柏叶、马通汁性寒，干姜、艾叶性温，是为寒热并用，阴阳兼顾之方。

【原文】

下血，先便後血，此遠血也，黃土湯主之。（15）

黄土湯方：亦主吐血、衄血。

甘草　乾地黄　白术　附子（炮）　阿膠　黄芩各三兩　竈中黄土半斤

上七味，以水八升，煮取三升，分温二服。

【语译】

下血，大便在先，血液在后，这称为远血，用黄土汤主治。

【辨析】

本条论虚寒便血的证治。

1.主症　大便下血，先便后血（脾虚不能统血而血下渗所致）。

2.病因　脾胃虚寒。

3.病机　脾胃虚寒，血失统摄。

4.治疗方剂　黄土汤。

（1）功能：温中止血。

（2）方义：方中灶心黄土（即伏龙肝）温中涩肠止血为主药；附子、白术温阳健脾，以复统摄之权为辅药；佐以干地黄、阿胶滋阴养血；更配苦寒之黄芩与生地黄、阿胶共同制约白术、附子温燥之性；使以甘草和药调中；诸药合用，刚柔相济，温阳止血而不伤阴，滋阴养血而不碍脾，共奏温中止血之功。本方不仅能治下血，亦可用于吐血、衄血属脾胃虚寒失于统摄者。

（3）应用：现多用本方治疗慢性胃肠道出血及功能性子宫出血属于脾阳不足、血失统摄者。如胃纳差，阿胶可改为阿胶珠，以减其滋腻之性；气虚甚者可加党参益气摄血；出血多者酌加三七、白及、炮姜、艾叶等止血。若缺灶心黄土者，可用赤石脂代之。

【按语】

（1）本条论述亦较简略，只言下血，先便后血，以方测症，可知为脾胃虚寒失于统摄之下血。临床并见血色暗淡、四肢不温、面色萎黄、腹痛隐隐、喜暖喜按、神疲倦怠、舌淡苔白、脉沉细无力等。

（2）本条原文与上条原文均为中焦虚寒失血，临床皆可见形寒倦怠、面色萎黄、舌淡、脉细无力等，上条原文为血上溢之吐血，本条原文为血下渗之下血，故治疗虽均以温中止血为大法，但用药有所侧重，吐血病偏于上，故用偏于温中上之干姜以降逆，并用引血下行之柏叶、马通汁；下血病偏于下，故用偏于温中下之灶心黄土、白术、附子；黄土汤中并用阿胶、干地黄，可知出血日久，兼有血虚。

（3）从柏叶汤、黄土汤两方用药配伍可以看出，仲景补虚具有阴阳兼顾之特点，这对临床治疗有重要意义，阴阳气血密切相关，阳气虚不能统血则血溢出，出血不止致阴血亦亏，故治疗时不可偏执一方，在温阳的同时，少佐凉润、甘寒之品，以兼顾阴阳。

【原文】

下血，先血后便，此近血也，赤小豆当归散主之。方见狐惑中。（16）

【语译】

下血，血在先，大便在后，这称为近血，用赤小豆当归散主治。

【辨析】

本条论湿热便血的证治。

1. 主症　大便下血，先血后便（湿热蕴于大肠，损伤肠络所致）。

2. 病因　嗜食辛辣肥甘等。

3. 病机　湿热蕴结大肠，损伤肠络。

4. 治疗方剂　赤小豆当归散。

（1）功能：清热利湿，活血止血。

（2）方义：赤小豆清热利湿解毒，当归活血止血。二药合用，以去蕴结于大肠之湿热毒邪，使血行归经则近血可止。

（3）应用：本方多用于肠风、脏毒或痔疮下血等属湿热蕴结大肠者。

【按语】

（1）本方所治下血，是湿热蕴结大肠、脉络损伤而致之近血。后世称此为"脏毒""肠风下血"，临床见先血后便、血色鲜红、兼有脓液，大便不畅，苔黄腻，脉数等，治用本方清热利湿，活血止血。本条与上条下血属脾胃虚寒者证治不同，应注意辨别之。

（2）本条原文所论下血，先血后便，称为近血；上条原文所论下血，先便后血，称为远血，所谓近血、远血是相对而言，先血后便，血来自大肠下段或肛门，因距肛门近，故称为近血；先便后血，血来自胃肠，距肛门较远，故称为远血。

【原文】

心氣不足，吐血、衄血，瀉心湯主之。（17）

瀉心湯方：亦治霍亂。

大黄二兩　黄連　黄芩各一兩

上三味，以水三升，煮取一升，頓服之。

【语译】

心气不足，吐血、衄血，用泻心汤主治。

【辨析】

本条论热盛吐衄的证治。

1. 主症　吐血衄血（热盛迫血上溢所致）。

2. 病因　嗜食辛辣，素体阳盛。

3. 病机　热盛迫血妄行。

4. 治疗方剂　泻心汤。

（1）功能：泻热降火止血。

（2）方义：本方重用大黄导火热下行，具釜底抽薪之效；佐以黄连、黄芩苦寒泻火，使火热下降。三药合用，苦寒清泻，直折热势，使火降、热去、血宁，则血自止。

（3）应用：多用于上消化道出血证属热盛迫血妄行者。

【按语】

（1）本方治热盛吐衄，临床表现应伴见面赤、烦躁、呼吸气粗、口干燥而渴、便秘、舌红、脉数等。柏叶汤证与泻心汤证的区别见下表。

柏叶汤证与泻心汤证的区别

方证	柏叶汤证	泻心汤证
病机	中焦虚寒，气不摄血	热盛，迫血妄行
症状	吐血不止，形寒神疲，面色萎黄，舌淡脉弱	吐血衄血，心烦口渴，面赤，便秘，舌红脉数
治则	温中止血	泻热，降火止血

（2）本条"心气不足"，本书之蓝本释为"心中阴气不足"。《备急千金要方·卷十三·心脏》作"心气不定"，当从之。若为心之阴气不足，阴虚火旺而吐衄，治当滋阴降火，当用玉女煎之类，而本方是用大苦大寒之品，苦寒直折，可见其病机为火热盛而非阴气不足，故从《备急千金要方》"心气不定"之说。所谓心气不定，是指火热盛，上扰心神，以致心气不定，症见烦躁不安等。

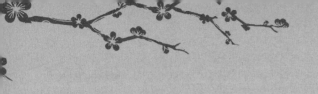

呕吐哕下利病脉证治第十七

一、简释篇名

本篇为《金匮》第 17 篇，论呕吐、哕、下利病的脉证与治疗。此三病均属胃肠道疾病，且可互相影响，或合并发生，故合为一篇。

二、概述内容

本篇原文共 47 条（含附录 2 条），方剂 21 首（含附方 1 首）。

（一）呕吐（本篇包括胃反）

1. 定义、命名　呕吐是以胃气上逆为病机，以食物或痰涎等由胃中上逆从口而出的临床表现为特征的病证。一般以有声无物为呕、有物无声为吐，因临床呕与吐常合并发生，故合称呕吐。

2. 主症　呕吐宿食痰涎。

3. 病因病机　病因是脾胃素虚、饮食不节、外邪侵袭等；病机是胃失和降，其气上逆。

4. 治疗原则　和胃降逆。

5. 与现代医学病名联系　呕吐的临床表现和胃炎、贲门痉挛、幽门痉挛、胃和十二指肠溃疡、胃神经官能症、肝炎、胰腺炎、胆囊炎及某些急性传染病等以呕吐为主症者相似。

（二）哕

1. 定义、命名　哕即呃逆，是以胃失和降、气逆上冲为病机，以气逆喉间，呃呃连声，声短而频，不能自止的临床表现为特征的病证，俗称打嗝。命名根据其病机。《说文解字》曰："哕，气牾也。"

2. 主症　气逆上冲，喉间呃呃连声，不能自止。

3. 病因病机　饮食不节、情志不和、脾肾阳虚等皆可致胃失和降、胃气上逆动膈而哕。

4. 治疗原则　和胃降逆。

5. 与现代医学病名联系　哕的临床表现和膈肌痉挛相同，此外还可包括胃肠神经官能症、胃炎、胃扩张等以哕为主症者。

（三）下利

1. 定义、命名　本篇之下利包括泄泻和痢疾两病。前者是以脾虚不能升清为主要病机，以大便次数增多、粪质稀薄的临床表现为特征的病证；后者则以邪壅肠中、气血阻滞为主要病机，以大便次数增多、腹痛、里急后重、下利赤白脓血的临床表现为特征的病证。根据其大便利下的主症而命名。

2. 主症　大便次数增多，粪质稀薄；痢疾者伴见腹痛，里急后重，下利脓血。

3. 病因病机　泄泻多因饮食失宜、脾肾阳虚、感受外邪等导致脾胃运化失常。痢疾则多因湿热或毒邪外侵，或食入秽浊等，使邪壅肠中，气血阻滞。

4. 治疗原则　泄泻以健脾止泻为基本治则；痢疾以清热止痢为基本治则。

5. 与现代医学病名联系　泄泻的临床表现和急、慢性肠炎，肠结核，肠功能紊乱，结肠过敏等以腹泻为主症者相似。痢疾的临床表现和急、慢性细菌性痢疾，急、慢性阿米巴肠病，慢性非特异性溃疡性结肠炎等相似。

三、辨析原文

【原文】

夫呕家有痈脓，不可治呕，脓尽自愈。（1）

【语译】

素有呕吐的病人，如呕出物中混有脓液，治疗不可止呕，脓液排尽则呕吐自止。

【辨析】

本条论述内有痈脓之呕不可止呕。

引起呕吐的原因很多，本条所论之呕吐，其呕出物中混有脓液，说明体内有痈脓，痈溃脓出，治当求本，不可见呕止呕。呕吐脓液是正气驱邪外达之征，若误用止呕药物，违背正气驱邪的自然趋势，不但呕吐不止，反会留邪为患。"脓尽自愈"，并非不采取治疗措施，坐等痈脓呕尽而愈，应当消痈排脓，促使脓尽，呕则自愈。

【按语】

学习本条，当举一反三，除胃有痈脓治当祛邪，不可治呕外，凡因痰、水、宿食等有形实邪停留而致呕吐者，皆当以去邪为治，邪去其呕可止。《金匮》治病求本的精神由此可见一斑。

【原文】

先嘔却渴者，此爲欲解。先渴却嘔者，爲水停心下，此屬飲家。
嘔家本渴，今反不渴者，以心下有支飲故也，此屬支飲。（2）

【语译】

先有呕吐而后口渴的，这表示疾病将要解除。先有口渴而后呕吐的，是水饮停留于心下，这是属于水饮病。

呕吐的病人本当口渴，现在反而不渴的，是因为心下有饮邪停留的缘故，这是属于支饮病。

【辨析】

本条论水饮致呕的辨证。

先呕后渴、先渴后呕、呕而不渴三种情况说明水饮致呕的辨证要点是辨口渴。

（1）先呕后渴：饮停于胃，胃气上逆作呕。本条原文之呕吐既是胃气上逆之病，又是正气驱邪外出之征，呕吐可排出停于胃内之饮邪，水饮去，胃阳复则见口渴，故曰先呕后渴为病欲解。

（2）先渴后呕：饮停心下，津不上承，故见口渴，渴而饮水，则心下停饮更多，饮邪上逆致呕，故曰先渴后呕为水停心下之饮家。所谓饮家，即素有停饮之人。

（3）呕而不渴：经常呕吐之人，津液耗伤，当见口渴，今呕而不渴，是因水饮内停心下之故，故曰"此属支饮"。

【按语】

本条重在辨证，故未出治法。饮停心下之呕吐，可参照前"痰饮咳嗽病脉证并治第十二"的小半夏汤或小半夏加茯苓汤治疗。

【原文】

问曰：病人脉數，數爲熱，當消穀引食，而反吐者何也？師曰：以發其汗，令陽微，膈氣^①虛，脉乃數，數爲客熱^②，不能消穀，胃中虛冷故也。

脉弦者虛也。胃氣無餘，朝食暮吐，變爲胃反^③。寒在於上，醫反下之，今脉反弦，故名曰虛。（3）

【词解】

①膈气：指胸中宗气。②客热：指虚热或假热。③胃反：又称"反胃"，是以朝食暮吐、暮食朝吐、宿谷不化为主症的病证。因其食入反出，故名胃反。

【语译】

问：病人脉现数象，脉数是有热，食物应当易消化，饥而引食，而反呕吐的，是什么原因？老师说：因为发汗，导致阳气衰微，膈气虚弱，脉现数象是客热之征，不能消化饮食，是胃中虚冷的缘故。

脉呈弦象者属虚，由于胃气虚弱，早晨吃的东西到了晚上又吐出来，这就是胃反。寒在上部，医生反用下法治疗，现在脉象反呈弦象，所以说属于虚证。

【辨析】

本条论虚寒胃反的症状和病机。

1. 主症　呕吐，朝食暮吐，脉数或弦。

2. 病机　中焦虚寒，客热上浮是其病机。数脉多主热，病人呕吐而脉数，若为胃热当消谷善饥，若谷不能消反见呕吐，是因病人发汗后损伤阳气而致，胃中虚寒，纳化无力，故谷不能消反见呕吐；中上二焦阳气不足，客热上浮，故见脉数，必数而无力。

弦脉主病较多，如肝胆病、寒疝、痰饮、痛证等。脉弦与朝食暮吐并见，是土虚木乘之象。中上二焦阳气不足，医生反用下法再伤中阳，以致中阳衰微，而成朝食暮吐的胃反病，土虚木乘则脉弦，必沉取无力或迟缓。

【原文】

寸口脉微而數，微則無氣，無氣則榮虛，榮虛則血不足，血不足則胸中冷。(4)

【语译】

寸口部的脉微而数，微表示卫气虚，卫气虚则营亦虚，营虚则血不足，血不足则胸中寒冷。

【辨析】

本条从脉象论胃反气血俱虚的病机。

"寸口"是指两手的寸、关、尺脉，脉微即脉数无力，此数非有热，是气虚营血少所致。营卫气血相互资生，气虚营血易亏，营卫气血俱虚，以致宗气不足，则见胸中寒冷。

【按语】

一般来说，数脉多见于热证。然本条原文所述与上条原文所述之脉数皆非热证，而是虚寒证。临床上，胃热呕吐，其脉多数，必数而有力，伴见口渴、舌红、苔黄等；虚寒呕吐，脉亦可数，然必数而无力，且伴口中不渴、舌淡、苔白滑等。

【原文】

趺陽脉浮而澀，浮則爲虛，澀則傷脾，脾傷則不磨，朝食暮吐，暮食朝吐，宿穀不化，名曰胃反。脉緊而澀，其病難治。(5)

【语译】

趺阳部位的脉象浮而涩，浮表示虚，涩表示脾伤，脾伤不能运化水谷，早晨吃进去的饮食傍晚吐出，傍晚吃进去的饮食次日早晨吐出，停留在胃中的食物不能消化，这就叫胃反。如果脉象紧而涩的，其病较难治疗。

【辨析】

本条从脉象论胃反的病机和预后。

趺阳脉以候脾胃之气，趺阳脉浮而涩，表示脾胃之气损伤。

胃主受纳、腐熟水谷,脾主运化,脾胃俱虚,所进饮食不得腐化,停滞胃中,终致上逆反出,此为胃反之病机。

脉紧主寒,涩主津伤,脉紧而涩,表示既有阳气不足之寒,又有津伤血亏之燥,阴阳俱虚,这种情况多见于胃反后期,上见呕吐不食、朝食暮吐,下见大便燥结、干如羊屎,病情较重,治疗不易。

【按语】

以上3条都是论胃反呕吐的病因、病机、脉症和预后。由于病机均为胃中虚寒,故温养胃气为其主要治法。

【原文】

病人欲吐者,不可下之。(6)

【语译】

病人想吐的,不可用攻下法。

【辨析】

本条论欲吐的治疗禁忌。

欲吐,是病人将要吐而未吐,多是病邪在上,正气有驱邪上出之势,《内经》曰:"其高者,因而越之。"治当用吐法,因势利导,促使病邪由上排出。若误用下法,则逆正气驱邪的自然趋势,可致正虚邪陷,病非但不愈或可引起其他变证。

【按语】

病人欲吐的病机不一,治法亦异。若为有形实邪停留胃中,正气欲驱邪上出,治当因势利导,采用吐法,勿用下法;若为正虚欲吐,当扶正止呕;若为邪结于肠,下不通而上呕,治当通下以止呕等。总之,病人欲吐的治法不可执一而论,当随症而定。

【原文】

哕而腹满,视其前后①,知何部不利,利之即愈。(7)

【词解】

①前后:指大小便。

呃逆而腹部胀满的,应审察其大小便情况,知道何部不通利,利之呃逆则愈。

【辨析】

本条论呃逆实证的治法。

呃逆有虚有实,本条呃逆与腹满并见,当诊其二便,若有大便不通或小便不利,可知为实邪内阻而气机上逆,治当通利二便,以除腹满、止呃逆。

【按语】

(1)本条详于症而未出治方,后世有主张小便不利、哕而腹满用猪苓汤、五苓散等;大便不通畅哕而腹满的可用承气汤类,供参考。

(2)通利大便或小便而止呃逆之法,只适用于实邪内阻者而不适用于虚证。尤其是大病、久病之后,病之晚期出现呃逆,多是元气衰败、胃气将绝之征,病情重,预后差,不可妄利。

(3)本条原文与前条原文所述皆为胃气上逆,然前条原文曰"不可下之",本条原文则曰"利之即愈"。这是因为前者病偏于上,有形实邪停留胃中,正气欲驱邪由上而出,故不可用下法而应用吐法,促使邪由上出;本条原文提到哕而腹满,二便不利,可知病偏于下,实邪阻于下焦,下窍不通而气上逆,故治当通利下窍,使邪由下而去,气不上逆则哕可止。虽然吐、下之法不同,然治病求本、因势利导的精神则一矣。

【原文】

呕而胸满者,茱萸汤主之。(8)

茱萸汤方:

吴茱萸一升　人参三两　生薑六两　大枣十二枚

上四味,以水五升,煮取三升,温服七合,日三服。

【校勘】

茱萸汤方:《伤寒论》中"茱萸汤方"有"吴"字。

【语译】

呕而胸部胀满的,用茱萸汤主治。

【辨析】

本条论胃虚寒凝呕吐的证治。

1.主症　呕吐（是胃虚寒饮内停，饮邪上逆，胃失和降），胸满（为寒饮上乘胸阳，胸阳不展所致）。

2.病因　胃虚有寒。

3.病机　胃虚寒凝，胃气上逆。

4.治疗方剂　吴茱萸汤。

（1）功能：温中补虚，散寒降逆。

（2）方义：吴茱萸暖脾胃、降逆气；生姜温胃散寒、降逆止呕；人参、大枣温中益气补虚。四药合用，温中补虚，降逆止呕，使中气得温补，寒饮之邪去，气机和而呕吐胸满之症除矣。

【原文】

乾嘔①，吐涎沫②，頭痛者，茱萸湯主之。方見上。（9）

【词解】

①干呕：有声无物之呕。②吐涎沫：口吐清涎、白沫。

【语译】

病人干呕，口吐清涎白沫，兼有头痛者，用吴茱萸汤主治。

【辨析】

本条论胃虚停饮挟肝气上逆的证治。

1.主症　干呕、吐涎沫（因胃虚寒饮上逆），头痛（肝气挟阴寒之邪循经上冲所致）。

2.病因　胃虚有寒。

3.病机　胃虚寒凝，挟肝气上逆。

4.治疗方剂　吴茱萸汤（参见本篇第8条）。

【按语】

本条原文与上条原文所述均以呕吐为主症，病机皆为胃虚寒饮上逆，所不同的是本条原文兼有寒循肝经上犯之头痛，吴茱萸散寒降逆，不仅温中焦，亦能暖肝肾，故胃虚寒饮上逆或兼肝寒上犯者皆可用之。本方以呕吐涎沫、舌淡苔白滑、脉迟为辨证要点，可兼见头痛、胸满、心下痞满、嘈杂吞酸、四肢不温、下利、烦躁不安等症。据资料报道，本方可用治急性胃肠炎、胃和十二指肠溃疡、心脏病、高血压、肝炎、妊娠恶阻、胃癌、偏头痛、梅尼埃综合征、神经官能症等出现上述脉症者。

【原文】

呕而肠鸣，心下痞者，半夏泻心汤主之。（10）

半夏泻心汤方：

半夏半升（洗）　黄芩　乾姜　人参各三两　黄连一两　大枣十二枚　甘草三两（炙）

上七味，以水一斗，煮取六升，去滓，再煮取三升，温服一升，日三服。

【语译】

呕吐而肠中有声，心窝部位感到痞满的，用半夏泻心汤主治。

【辨析】

本条论寒热错杂呕吐的证治。

1. 主症　呕吐（胃气上逆所致），肠鸣（是脾失健运），心下痞（为中焦气滞之症）。

2. 病因　寒热互结中焦。

3. 病机　寒热互结，中焦痞阻，升降失常。

4. 治疗方剂　半夏泻心汤。

（1）功能：开结除痞，调中和胃。

（2）方义：半夏辛开散结，苦降止呕，以除痞满、呕逆；辅以干姜温中散寒；黄芩、黄连苦寒泄热；佐以人参、大枣补益中气；使以甘草补脾胃而调诸药。诸药相配，寒热并用，调和胃肠，以愈此寒热错杂之证。

（3）应用：本方应用较广，凡属中焦虚弱，寒热失调，脾胃不和而致的呕吐、下利、心下痞闷等，皆可用之。

【按语】

本方在《伤寒论》中原为柴胡汤证误下成痞者设。邪在少阳，本应和解，误用寒凉泻下，伤其中气，寒凉伤中，热邪内陷，寒热互结，阴阳不调，升降失常，而致痞塞不通。本条"呕而肠鸣，心下痞"，虽未言误下，但亦是寒热互结、中虚不运之证，二者病机相同，故均以半夏泻心汤开结除痞、和胃降逆治疗。

【原文】

乾嘔而利者，黃芩加半夏生薑湯主之。（11）

黃芩加半夏生薑湯方：

黃芩三兩　甘草二兩（炙）　芍藥二兩　半夏半升　生薑三兩　大棗十二枚

上六味，以水一斗，煮取三升，去滓，溫服一升，日再夜一服。

【語譯】

病人干呕并有下利的，用黄芩加半夏生姜汤主治。

【辨析】

本条论干呕与热利并见的证治。

1. 主症　干呕（乃胃气上逆），下利（是热迫大肠）。

2. 病因　肠有热邪。

3. 病机　热扰大肠，胃失和降。

4. 治疗方剂　黄芩加半夏生姜汤。

（1）功能：清热止利，和胃降逆。

（2）方义：黄芩清热止利；芍药缓急和阴止痛；半夏降逆止呕；生姜、大枣降逆和中而理脾胃；甘草调和诸药。六药合用，去胃肠之热邪，调胃肠之功能，热去气和，诸症可愈。

（3）应用：本方用于肠炎、痢疾等，症见泄利腹痛、呕吐，并有口苦咽干、舌红、脉弦数者。

【按语】

（1）黄芩加半夏生姜汤证与半夏泻心汤证的区别，见下表。

黄芩加半夏生姜汤证与半夏泻心汤证的区别

方证	黄芩加半夏生姜汤证	半夏泻心汤证
病机	热扰大肠，胃失和降，热迫大肠为主	寒热互结，中焦痞阻，升降失常，胃气上逆为主
症状	下利或有赤白、腹痛、肛门灼热为主，干呕为次	呕吐、心下痞为主，肠鸣、下利为次
治则	清热止利，和胃降逆	开结除痞，调中和胃

方证	黄芩加半夏生姜汤证	半夏泻心汤证
用药	黄芩、芍药、炙甘草、半夏、生姜、大枣	半夏、黄芩、干姜、人参、黄连、炙甘草、大枣

（2）本条既属热利，为何还用半夏、生姜等温药？因为一则用其可降逆和胃止呕；二则可制黄芩苦寒，防其太过伤中。若病人热重，当增清热药量，若无呕吐，可去半夏、生姜。

（3）以方测症，本方还可见腹痛、下利热臭等。临床上凡干呕而暴注下迫的热泻，或干呕而下利脓血的热痢，均可酌用本方。

（4）《伤寒论》第 172 条云："太阳与少阳合病，自下利者，与黄芩汤；若呕者，黄芩加半夏生姜汤主之。"可与本条互参。

【原文】

诸呕吐，谷不得下者，小半夏汤主之。方见痰饮中。（12）

【语译】

多种呕吐而饮食不能下的病证，用小半夏汤主治。

【辨析】

本条论寒饮呕吐的证治。

凡是呕吐，其病机总由胃失和降、胃气上逆所致。胃主纳谷，以降为顺，胃气上逆则呕而不食，引起胃气上逆的原因很多。本条原文所述呕吐见"谷不得下"，治用小半夏汤，可知其为胃寒停饮所致，故用小半夏汤散寒化饮，降逆和胃，以止呕吐。

【按语】

（1）以方测症，本条原文所述病症尚有口不渴、心下痞满等症，若兼头眩、心悸，可用小半夏加茯苓汤治疗。

（2）本条原文中之"诸"泛指一切。虽言诸呕吐用小半夏汤治疗，然小半夏汤非能治一切呕吐。但是本方具较强的和胃、降逆作用，是治呕吐之要药。本方适当加味可治多种呕吐，如热加黄芩、黄连；寒甚加吴茱萸；虚加人参……故仲景治呕总不离半夏、生姜两味。从这个意义上讲，"诸"可作"一切"解。

【原文】

呕吐而病在膈上,後思水者,解①,急與之。思水者,猪苓散主之。(13)

猪苓散方:

猪苓　茯苓　白术各等分

上三味,杵爲散,飲服方寸匕,日三服。

【词解】

①解:指病情暂时缓解。

【语译】

呕吐病在膈上,吐后想要喝水,为疾病渐愈之征,赶快给病人喝水。如果喝了水仍然口渴想喝水的,用猪苓散主治。

【辨析】

本条论停饮呕吐的调治方法。

1.主症　呕吐(是胃中停饮上逆引起),后思水(呕吐后欲饮水,为饮去阳复之征),思水(思水过饮,中阳不运,饮邪复停,津不上承所致)。

2.病因　膈上停饮,呕后饮多。

3.病机　中气未复,新饮复停。

4.治疗方剂　猪苓散。

(1)功能:健脾利水。

(2)方义:猪苓、茯苓淡渗利水,茯苓并有健脾之功;白术健脾燥湿。三药合用,健脾利水,脾气健、水湿行,呕渴可止。

(3)应用:本方利水健脾,主治水饮内停而见呕吐、口渴,水入即吐、小便不利;亦可用于水湿内停而见泄泻、小便不利者。

【按语】

本条原文述呕后思水与本篇第2条中"先呕却渴者,此为欲解"意同,饮去阳复,思水润之,故当"急与之",此时应"少少与饮,令胃气和则愈"(《伤寒论·太阳病篇》)。若因思水而饮水过多,易致饮邪复停,治用猪苓散健脾利水。

【原文】

呕而脉弱,小便復利,身有微热,見厥者,難治,四逆湯主之。(14)

四逆湯方:

附子一枚（生用）　乾薑一兩半　甘草二兩（炙）

上三味，以水三升，煮取一升二合，去滓，分温再服。强人可大附子一枚，乾薑三兩。

【语译】

呕吐而脉微弱，小便又通利，身微热，四肢逆冷的，较难治疗，可用四逆汤主治。

【辨析】

本条论虚寒呕吐、阴盛格阳的证治。

1.脉症　呕吐（为阴寒上逆），脉弱（示正虚），身微热，厥（是阴盛于内，格阳丁外），小便复利（是肾气不固之症）。

2.病因　素体阳虚，寒气内盛。

3.病机　阴盛格阳，阳气欲脱。

4.治疗方剂　四逆汤。

（1）功能：回阳救逆。

（2）方义：附子回阳救逆、温阳散寒；干姜温阳、散寒、通脉；炙甘草扶正安中，既能缓解附子毒性，又能增附子、干姜回阳之效。三药合用，功专效宏，可达回阳救逆之功，故名四逆汤。

（3）应用：本方是回阳救逆的代表方，以四肢厥逆、神疲欲寐、畏寒蜷卧、舌淡苔白滑、脉沉迟细弱为辨证要点。对于各种疾病发展到阳气虚脱的阶段常有卓越疗效，如心源性休克、中毒性休克、失血性休克及大吐大泻、急性热病汗出过多而引起循环衰竭等，皆可用本方挽救。若阴液亦竭，可用本方加人参，名四逆加人参汤。

【按语】

本证乃阴盛格阳之危重病证，急当回阳救逆，然呕吐不是本方主症，且其呕吐亦绝非一般降逆之法所能奏效。

【原文】

呕而發熱者，小柴胡湯主之。（15）

小柴胡湯方：

柴胡半斤　黃芩三兩　人參三兩　甘草三兩　半夏半斤　生薑三

两　大枣十二枚

上七味，以水一斗二升，煮取六升，去滓，再煎取三升，温服一升，日三服。

【语译】

呕吐并见发热的，用小柴胡汤主治。

【辨析】

本条论少阳邪热迫胃致呕的证治。

1.主症　呕吐（少阳邪热迫胃，胃气上逆所致），发热（邪在少阳，多为往来寒热）。

2.病因　外感邪热或肝郁化热。

3.病机　少阳邪热犯胃，胃失和降。

4.治疗方剂　小柴胡汤。

（1）功能：清解少阳，和胃降逆。

（2）方义：柴胡清解少阳、疏畅气机；黄芩助柴胡清少阳邪热；半夏、生姜和胃降逆；人参、大枣补中扶正；甘草调和诸药，又有扶正之功。诸药合用，清解少阳邪热，调理胆胃气机。使邪热去，气机和，脾胃健，胃气降则呕吐发热自除。

（3）应用：小柴胡汤治疗少阳邪热犯胃之呕吐发热，并可见胸胁苦满、胃脘痞满、口苦咽干、纳差等症。临床对于各种杂证如疟疾、黄疸、产后或经期感风邪、热入血室等见有口苦、咽干、目眩、往来寒热者，皆可选用本方。

【按语】

小柴胡汤与四逆汤的方证皆有呕而发热之症，为便于临床运用，用下表比较之。

小柴胡汤证与四逆汤证的区别

方证	小柴胡汤证	四逆汤证
病机	阳气上冒，胃气上逆	阴盛格阳
症状	脉微弱，呕不能食，大便坚，头汗出	呕吐，脉弱，身微热，厥
治则	扶正祛邪，和利枢机	回阳救逆

【原文】

胃反嘔吐者，大半夏湯主之。《千金》云：治胃反不受食，食入即吐。《外臺》云：治嘔，心下痞鞕者。（16）

大半夏湯方：

半夏二升（洗完用） 人参三兩 白蜜一升

上三味，以水一斗二升，和蜜揚之二百四十遍，煮藥取升半，溫服一升，餘分再服。

【语译】

胃反呕吐者，用大半夏汤主治。

【辨析】

本条论中虚胃反的证治。

1.主症 朝食暮吐，暮食朝吐，宿谷不化（是中焦虚弱，饮食不化，胃气上逆所致）。

2.病因 脾胃素虚，饮食不节。

3.病机 中虚气逆，食不消化。

4.治疗方剂 大半夏汤。

（1）功能：和胃降逆，补虚润燥。

（2）方义：半夏降逆止呕；人参、白蜜补虚润燥。

（3）应用：本方所治胃反，不仅气虚，阴亦不足，临床除胃反呕吐外，并见形体消瘦、大便燥结、神疲乏力、舌淡红、脉细等。若病人一派虚寒之象而无阴亏之征，则可用丁蔻理中汤之类。

【按语】

从本方重用半夏，似属脾虚失运、阴亏失濡而痰饮阻滞之胃反证，其呕吐物除不消化之食物外，应多有涎沫，故重用半夏和胃降逆，化饮散结。若气阴两亏不兼饮邪，则不宜重用半夏。

【原文】

食已即吐者，大黄甘草汤主之。《外臺》方，又治吐水。（17）

大黄甘草湯方：

大黄四兩 甘草一兩

上二味，以水三升，煮取一升，分温再服。

【语译】

饮食后随即呕吐的，用大黄甘草汤主治。

【辨析】

本条论胃肠实热呕吐的证治。

1. 主症　食入即吐（是胃肠实热阻滞，腑气不通，胃气上逆所致）。

2. 病因　嗜食辛辣，热壅胃肠。

3. 病机　胃肠积热上冲，胃失和降。

4. 治疗方剂　大黄甘草汤。

（1）功能：泻热降逆。

（2）方义：大黄荡涤胃肠实热，推陈致新；甘草缓急调胃，以防伤中。二药合用，去邪而不伤正，使壅于胃肠之实热去，胃气和降而呕吐可止。

（3）应用：呕吐凡因胃热便秘、腑气不通者，皆可用本方治疗。

【按语】

（1）大黄甘草汤治食已即吐，饮食入胃立即吐出；大半夏汤治朝食暮吐、暮食朝吐，饮食进入人体后停留时间较长。两方的证治区别如下表。

大黄甘草汤证与大半夏汤证的区别

方证	大黄甘草汤证	大半夏汤证
病机	胃肠积热上冲，胃失和降	中虚气逆，食不消化
症状	食入即吐	朝食暮吐，暮食朝吐，宿谷不化
治则	泻热降逆	和胃降逆，补虚润燥

（2）本篇第6条原文述："病人欲吐者，不可下之。"本条原文讲"食已即吐"则用大黄甘草汤下之，这是因为第6条所述的有形之邪停留于胃，病位偏上，邪欲上越，治当因而越之，故不用下法；本条原文所述则为邪壅肠胃、腑气不通，病位偏下，故当引而竭之，所以采用下法。

（3）此"食已即吐"与本篇第12条原文小半夏汤证的"呕吐，谷不得下"看是近似，但二者不同：本条原文所述因于实热，并见口渴、大便秘结、舌红苔黄、脉数等；第12条原文所述因于寒邪，并见唾多清水、口不渴、苔白腻、脉弦滑等，二者不难辨别。

【原文】

胃反，吐而渴欲饮水者，茯苓泽泻汤主之。（18）

茯苓泽泻汤方：《外台》云：治消渴脉绝，胃反吐食之。有小麦一升。

茯苓半斤　泽泻四两　甘草二两　桂枝二两　白术三两　生薑四两

上六味，以水一斗，煮取三升，内泽泻，再煮取二升半，温服八合，日三服。

【语译】

胃反，呕吐、口渴欲饮水的，用茯苓泽泻汤主治。

【辨析】

本条论胃有停饮，反复呕吐的证治。

1.主症　反复呕吐（因胃有停饮，其气上逆），渴欲饮水（是饮停不化，津不上承）。

2.病因　胃有停饮。

3.病机　水饮上泛，胃失和降，其气上逆。

4.治疗方剂　茯苓泽泻汤。

（1）功能：化饮利水，和胃降逆。

（2）方义：茯苓、泽泻、白术健脾去饮；桂枝通阳化饮；生姜、甘草降逆和中。诸药合用，使水饮去，脾胃和，则呕渴止。

（3）应用：本方可用于胃炎、肠炎、幽门梗阻、胃扩张等症见呕吐、口渴、心下痞满、胃脘有振水音、尿少，苔白腻或白滑者。

【按语】

（1）本条原文中"吐而渴欲饮水"，与五苓散证水逆消渴的病机相似。

茯苓泽泻汤与五苓散两方皆用茯苓、桂枝、白术等，二方证的区别如下表。

茯苓泽泻汤证与五苓散证的区别

方证	茯苓泽泻汤证	五苓散证
病机	水饮上泛，胃失和降，其气上逆	中焦阳衰，下焦水逆
症状	反复呕吐，渴欲饮水	小便不利，消渴水逆

方证	茯苓泽泻汤证	五苓散证
治则	偏治中焦，化饮利水，和胃降逆	偏治下焦，温阳化气行水
用药	茯苓、泽泻、桂枝、白术、生姜、甘草	泽泻、猪苓、茯苓、桂枝、白术

（2）茯苓泽泻汤、小半夏汤、猪苓汤皆治饮停于胃之证，三方证的区别如下表。

茯苓泽泻汤证、小半夏汤证、猪苓汤证的区别

方证	茯苓泽泻汤证	小半夏汤证	猪苓汤证
病机	水饮上泛，胃失和降，其气上逆	胃寒饮停上逆	水热互结，热伤阴津
症状	反复呕吐，渴欲饮水	口不渴，呕吐谷不得下	渴欲饮水，小便不利
治则	化饮利水，和胃降逆	降逆蠲饮止呕	育阴清热利水
用药	茯苓、泽泻、桂枝、白术、生姜、甘草	半夏、生姜	猪苓、茯苓、阿胶、滑石、泽泻

（3）本条所说的"胃反"是反复呕吐之互辞，仅是一个症状，乃因饮停于胃，胃气上逆所致，饮停不能化津上承，故渴欲饮水，饮水更助饮邪而呕，如此呕吐、口渴终不能止，反复发作，故曰"胃反"，这与中虚不磨致朝食暮吐、暮食朝吐、宿谷不化的胃反病不同。

【原文】

乾嘔，吐逆，吐涎沫，半夏乾薑散主之。（19）

半夏乾薑散方：

半夏　乾薑各等分

上二味，杵爲散，取方寸匕，漿水一升半，煎取七合，頓服之。

【语译】

干呕、吐逆、吐涎沫的，用半夏干姜散主治。

【辨析】

本条论中阳不足，寒饮内盛的呕逆证治。

1.主症　干呕，吐逆，吐涎沫（三者可同时发生，亦可单独出现）。

2.病因　中阳素虚，内有寒饮。

3.病机　中阳不足，寒饮内盛，胃气上逆。

4.治疗方剂　半夏干姜散。

（1）功能：温中化饮，降逆止呕。

（2）方义：半夏燥湿消涎，降逆止呕；干姜温中散寒，和胃化饮；浆水煮取，取其甘酸调和中气；顿服使药力集中而取效捷速。

（3）应用：胃寒呕吐，或干呕，或吐涎沫，畏寒喜热，舌淡苔白，口不渴，脉沉迟者，可用本方治疗。

【按语】

本方与吴茱萸汤均治干呕、吐涎沫，两方证的区别如下表。

半夏干姜散证与吴茱萸汤证的区别

方证	半夏干姜散证	吴茱萸汤证
病机	中阳不足，寒饮内盛，胃气上逆	胃虚寒凝，胃气上逆
症状	干呕，吐涎沫	干呕，吐涎沫，头痛
治则	温中化饮，降逆止呕（专温中焦脾胃）	温中补虚，散寒降逆（肝胃同治）

【原文】

病人胸中似喘不喘，似呕不呕，似哕不哕，彻心中愦愦然无奈[①]者，生薑半夏湯主之。（20）

生薑半夏湯方：

半夏半斤　生薑汁一升

上二味，以水三升，煮半夏取二升，内生薑汁，煮取一升半，小冷，分四服，日三夜一服。止，停後服。

【词解】

①彻心中愦愦然无奈：形容病人整个胸中烦乱懊侬之甚，有无可奈何之感。彻，通的意思。

【语译】

病人胸中气塞，好像喘却又不喘，想要呕吐又不呕吐，想要呃逆又不呃逆，整个胸中烦闷懊侬，有无可奈何之感的，用生姜半夏汤主治。

【辨析】

本条论寒饮搏结中上二焦的证治。

1. 主症　似喘不喘（是胸阳不展），似呕不呕，似哕不哕（乃胃气不和），彻心中愦愦然无奈（因寒饮搏结中上二焦，气机升降出入失常）。

2. 病因　寒饮内停。

3. 病机　寒饮搏结，气机不畅。

4. 治疗方剂　生姜半夏汤。

（1）功能：散寒逐饮。

（2）方义：半夏化饮降逆；生姜汁散寒结、利气机。二药合用，使寒饮去，气机畅其病则愈。方后强调"小冷"，以防寒饮内盛，格拒热药而呕吐不纳，此即《素问·五常政大论》中"治寒以热，凉而行之"之意。为防一次饮药多而不能纳运，故"分四服"，小量频服，以期通过药物的持续作用，使寒饮渐散。

（3）应用：寒饮内停，阳气被阻，症状如原文所述的舌苔白腻、脉弦滑者；咳嗽哮喘、胸中痞闷、舌苔白腻、脉弦滑有力者，皆可用本方随症加减治疗。

【按语】

小半夏汤、半夏干姜散、生姜半夏汤三方皆由半夏和姜组成，均治寒饮呕吐证，但因三方的剂型、炮制、分量、服法各有特点，作用亦有侧重，所治之证并不完全相同，三方证的区别如下表。

小半夏汤证、半夏干姜散证、生姜半夏汤证的区别

方证	小半夏汤证	半夏干姜散证	生姜半夏汤证
病机	饮邪上逆	中阳不足，寒饮内停	寒饮搏结，气机不畅
症状	呕吐，谷不得下，不渴	干呕，吐涎沫	似喘不喘，似呕不呕，似哕不哕，彻心中愦愦然无奈
治则	化饮降逆	温中化饮，降逆止呕	散寒逐饮
用药	半夏、生姜	半夏、干姜	半夏、生姜汁
服法	分温再服	顿服之	小冷，分四服

【原文】

乾呕、哕，若手足厥者，橘皮汤主之。（21）

橘皮汤方：

橘皮四两　生薑半斤

上二味，以水七升，煮取三升，温服一升，下咽即愈。

【语译】

干呕、呃逆，如果手足逆冷的，用橘皮汤主治。

【辨析】

本条论胃寒气逆干呕而哕的证治。

1. 主症　干呕，哕（是胃寒气上逆之症），手足厥（因中阳不达四肢）。

2. 病因　寒邪犯胃。

3. 病机　寒闭胃气，中阳不运，胃失和降。

4. 治疗方剂　橘皮汤。

（1）功能：行气降逆，散寒止呕。

（2）方义：橘皮理气和胃；生姜散寒降逆。合而用之，通阳气、散寒邪、和胃气而除干呕、哕逆、手足厥冷之症。

（3）应用：呕吐恶心，呃逆噫气，心下痞满，不能饮食，或四肢微厥，脉沉有力，属胃中寒冷者。

【按语】

本条的"手足厥"，以方测症是中阳不能伸展所致，仅表现为轻度的寒冷感，脉多沉而有力，与阴盛阳微、四肢厥逆，兼见形寒脉微者不同，故不用理中、四逆之类，而用橘皮汤通阳和胃治之。

【原文】

哕逆者，橘皮竹茹汤主之。（22）

橘皮竹茹汤方：

橘皮二升　竹茹二升　大枣三十个　生薑半斤　甘草五两　人参一两

上六味，以水一斗，煮取三升，温服一升，日三服。

【语译】

患呃逆的人，用橘皮竹茹汤主治。

【辨析】

本条论胃虚有热的哕逆证治。

1. 主症 哕逆（是胃虚有热，其气上逆）。

2. 病因 吐下或久病之后，或平素胃虚有热。

3. 病机 胃虚有热，气逆上冲。

4. 治疗方剂 橘皮竹茹汤。

（1）功能：补虚清热，和胃降逆。

（2）方义：橘皮理气和胃、降逆止呕；竹茹清胃安中；人参、甘草、大枣补益中气；生姜和胃止呕。诸药合用，清而不寒，补而不滞，使中气得补，虚热可除，胃气和降而哕逆自愈。

（3）应用：橘皮竹茹汤用于久病体弱，或吐下后，或妇女妊娠期等胃虚有热、气逆上冲之哕逆，证以哕逆、舌嫩红、脉虚数为辨证要点，临床可伴见虚烦、少气、口干等症。若胃阴不足，见口渴、舌红少苔、脉细数者，可加入麦冬、石斛、枇杷叶、芦根等；若胃气不虚，可去人参、甘草、大枣，加柿蒂，名曰新制橘皮竹茹汤。

【按语】

本方与橘皮汤均用橘皮、生姜治哕逆，两方证的区别如下表。

橘皮竹茹汤证与橘皮汤证的区别

方证	橘皮竹茹汤证	橘皮汤证
病机	胃虚有热，气逆上冲	寒闭胃气，中阳不运，胃失和降
症状	哕逆，少气，口干，脉虚数	干呕，哕，手足厥
治则	补虚清热、和胃降逆	行气降逆，散寒止呕
用药	橘皮、竹茹、人参、甘草、大枣、生姜	橘皮、生姜

【原文】

夫六府氣絶於外者，手足寒，上氣，脚缩；五藏氣絶於内者，利不禁，下甚者，手足不仁。（23）

【语译】

六腑之气由外而绝的，手足寒冷，气冲，脚挛缩；五脏之气由内而绝的，下利不止，下利严重的，手足麻木不仁。

【辨析】

本条从脏腑功能虚衰论呕吐、哕、下利的病机和预后。

六腑为阳，主表，气行于外；五脏为阴，主里，气行于内，这是脏腑的生理特点。六腑之气绝于外，五脏之气绝于内，是指脏腑的病理现象。六腑以胃为主，胃气衰，则其余五腑之气亦衰。五脏以肾为本，肾气衰则其余四脏之气亦衰。

胃阳衰，阳气不能外达以温煦四肢，则手足寒；胃失和降则呕吐呃逆；上焦不能受气于中焦，宗气随之虚弱，故上气喘促；筋脉失于温养则脚挛急蜷缩。

五脏以肾为本，肾阳衰，则诸脏气亦衰。脾肾气衰，脏气不能固藏而下利不禁，下利过甚，阴气衰竭，四肢失养，以致麻木不仁。

【按语】

本条原文所言"六腑气绝于外"及"五脏气绝于内"虽未明确指出源于何病，但因其夹叙于本篇之中，故知其病发生于呕吐、哕、下利，是属脾胃病变。脾气不升则下利，胃气不降则呕吐、哕逆。脾胃升降失序是呕吐、哕、下利诸病总的病机。

下利初起，病多在脾与胃肠，利久不愈，则多关于肾。故本条将脏腑病机联系起来阐述，作为下文论述下利的开端。

【原文】

下利①脉沉弦者，下重②；脉大者，爲未止，脉微弱數者，爲欲自止，雖發熱不死。（24）

【词解】

①下利：本条指痢疾。②下重：即里急后重。

【语译】

下利病人，脉象沉弦，多有里急后重；脉大的，是下利未止；脉微弱而数的，为利将自止，虽有发热，不会死亡。

【辨析】

本条以脉象判断下利的转归、预后。

沉脉主里，弦脉主痛、主急。下利而脉沉弦，为病邪入里，阻滞气机，气机不畅，而见里急后重，腹痛；下利脉大，为热邪内盛，病进之象，故云"未止"。若脉微弱而数，是邪气渐衰，阳气渐复，故云"为欲自止"，虽有发热，而必不甚，且不久将退，故曰"不死"。

【按语】

《素问·通评虚实论》有"肠澼身热而死"之说，肠澼亦是下利一类疾病。下利身热是病情重的表现，而本条却说下利"虽发热不死"。说明对下利发热预后的判断应四诊合参，综合分析。下利病人，脉微弱而数，可见正气已虚，若此时邪亦不盛，发热不甚，脉证相符，邪去正气可渐复，预后较好。若脉虽微弱而数，然邪盛热甚，正不胜邪或因正气大虚而见肢冷身凉，则病情较重，预后不良。

【原文】

下利，手足厥冷，無脈者，灸之不溫，若脈不還，反微喘者，死。少陰負趺陽①者，爲順也。（25）

【词解】

①少阴负趺阳：少阴脉比趺阳脉弱小的意思。少阴，指诊太溪脉，主候肾；趺阳，指诊冲阳脉，主候脾胃。

【语译】

下利而手足厥冷，摸不到脉搏，用灸法治疗后，手足厥冷不温，脉搏还是摸不到，反而微喘的，预后不良。如果少阴脉弱于趺阳脉的，为顺证。

【辨析】

本条论下利危候的顺逆。

下利而手足厥冷、无脉，可知正气大伤。阳虚不能固守、温煦，故下利不止、手足厥冷；阴亏不能充脉，阳虚无力推动，故脉沉弱不见。艾灸之仍手足不温而无脉，可知正虚之甚。若病人反见微喘，更是阴气下竭，阳气上脱，阴阳欲将离决之征，故曰"死"。如果虽少阴脉不见，但趺阳脉尚存，趺阳以候脾胃之气，脾胃为后天之本，气血生化之源，有胃气则生，故断其为顺证。

【按语】

下利不止，手足厥冷而无脉，多是正气大伤之重证，除用灸法外，当酌用四逆汤、附子理中汤等急救回阳。

【原文】

下利有微热而渴、脉弱者，今自愈。(26)

下利脉數，有微热汗出，今自愈；設脉緊，爲未解。(27)

下利脉數而渴者，今自愈；設不差，必清膿血，以有热故也。(28)

下利脉反弦、發热、身汗者，自愈。(29)

【校勘】

今：《伤寒论》都作"令"。

清：尤在泾注本作"圊"。宜从。

【语译】

下利有轻微发热、口渴、脉弱的，将自愈。

下利脉数、轻度发热、汗出，将自愈；如果脉紧，是病还未解除。

下利脉数而口渴的，将自愈；假如不愈，必然大便中带脓血，这是因为有热的缘故。

下利脉象反弦、发热、身上出汗的，将自愈。

【辨析】

以上4条论虚寒下利的病情进退。

上述"下利"是虚寒证候，故有手足厥冷，甚至无脉，此类病证多以阳气的恢复程度来判断病情的好转或加剧；如见口渴、微热、汗出、脉数等则为阳气恢复之征，病势向愈之兆；如阳复太过，阴寒虽减，内热转增，热伤阴分，可见下利脓血；脉紧主寒，邪未去，故曰"未解"。

【按语】

对下利的预后，主要根据邪正消长的情况来判断，正衰邪盛则病进，邪去正复则病愈。原文所述判断预后的脉证，仅是举例，临证只有四诊合参、全面分析，才能做出正确判断。

【原文】

下利氣者，当利其小便。(30)

【语译】

下利而频频矢气的，当用利小便的方法治疗。

【辨析】

本条论气利的证治。

下利气，是指下利而频频矢气，气随利失，故称气利。本证是因脾虚不运，湿滞气阻、蕴郁肠道所致，除下利矢气外，多见肠鸣腹胀、小便不利等兼症，治用利小便之法，分利肠中湿邪，导湿从膀胱而去，湿去气行而气利自止。此即喻嘉言所谓"急开支河"之法，利小便而实大便。如下利日久，气陷不举，伴有脱肛者，当予补益升提之法。

【原文】

下利，寸脉反浮數，尺中自濇者，必圊膿血。（31）

【语译】

下利，寸脉反浮数，尺中脉涩的，必然大便带有脓血。

【辨析】

本条从脉象论下利脓血的病机。

下利多属里证，脉不当浮，若为寒证则脉不当数，今下利而脉浮数，故云"反"。浮数之脉见于寸口，是为阳热偏盛；尺中自涩，则为阴血不足。阳热偏盛，伤及血分，热蒸肉腐，化而为脓，故便脓血，此即痢疾。

【原文】

下利清穀①，不可攻其表，汗出必脹满。（32）

【词解】

①下利清谷：指大便清稀、完谷不化。

【语译】

下利完谷不化的病人，不能使用解表药发汗，汗出必致腹中胀满。

【辨析】

本条论虚寒下利的治禁。

"脏腑经络先后病"云："下利清谷不止，身体疼痛者，急当救里。"本条原文是对这一原则的重申。下利清谷，为脾肾阳虚之征，纵有表证，因里虚为急为重，当以温里为先，故不可用发汗法。若不顾里虚而误用发汗解表之法，汗出则阳气益虚，脾肾健运和温化之力更差，因而发生腹部胀满。

【原文】

下利脉沉而迟，其人面少赤，身有微热，下利清谷者，必鬱冒①，汗出而解，病人必微热。所以然者，其面戴阳②，下虚故也。（33）

【校勘】

必微热：《伤寒论》第366条和《医统正脉》本均为"必微厥"。

【词解】

①郁冒：指郁闷昏眩。②其面戴阳：虚阳上浮，病人面色带红。

【语译】

下利脉沉迟，病人面色微红，身上轻微发热，下利清稀，完谷不化的，必然郁闷昏眩，汗出而愈，病人必微热。这是面部戴阳而下部虚的缘故。

【辨析】

本条论虚寒下利而虚阳浮越的病机变化。

下利清谷，脉沉迟是脾肾虚寒之证；身有微热，面色稍赤则是阴盛格阳之象。若阳气虽虚，但未尽浮露，尚能与阴邪抗争，正邪相争则郁冒，正气胜邪则汗出而解，解后手足当温。"所以然者，其面戴阳，下虚故也"，说明面赤戴阳的病机在于下虚，即脾肾阳虚。

【按语】

本条原文与上条原文所述均为下利清谷，然上条曰"汗出必胀满"，本条则曰"必郁冒，汗出而解"。同是汗出，病机却不同。上条原文所讲是误用解表发汗而汗出，结果阳气更伤，无力温运而腹部胀满；本条原文所讲则是正邪相争，正气胜邪，阳回寒散，阴阳相和，故郁冒汗出而解。

【原文】

下利後脉絶，手足厥冷，晬時①脉還②，手足温者生，脉不還者死。（34）

【校勘】

脉不还：《备急千金要方》作"不还不温"。

【词解】

①晬（zuì 醉）时：此指一昼夜，又称一周时。②脉还：脉绝复出。

【语译】

下利后摸不到脉搏，手足冰冷，一昼夜之内脉象复出，手足转温的可治，脉搏仍摸不到的就会死。

【辨析】

本条从下利后的脉证判断其预后。

"下利后脉绝，手足厥冷"是阴竭阳衰之危候，其转归预后可视阳气存亡与否而定。经过一昼夜，经气一周，脉象渐复，手足转温，是阳气来复，生机有望；若经一昼夜而仍不起，手足不温，则是其阳已绝，生机难复，故曰"死"。

【按语】

本证脉绝、手足厥冷，常发生于暴注下利之后，霍乱病亦多有之，宜急用白通、四逆辈急救回阳。如服药后脉渐出，手足转温，多能向愈；若脉暴出，或脉绝不出，肢冷不温，多属不治。

【原文】

下利，腹胀满，身體疼痛者，先温其裏，乃攻其表。温裏宜四逆湯，攻表宜桂枝湯。（35）

四逆湯方：方見上。

桂枝湯方：

桂枝三兩（去皮） 芍藥三兩 甘草二兩（炙） 生薑三兩 大棗十二枚

上五味，呚咀，以水七升，微火煮取三升，去滓，適寒温服一升。服已，须臾，啜稀粥一升，以助藥力，温覆令一時許，遍身漐漐微似有汗者，益佳，不可令如水淋漓。若一服汗出病差，停後服。

【语译】

下利而腹部胀满，浑身疼痛的，应先温其里，再治其表。温里可用四逆汤，治表可用桂枝汤。

【辨析】

本条论虚寒下利兼有表证的证治。

1. 主症 下利，腹胀满（是脾肾阳虚，失于温运），身体疼痛（因外感风邪，邪正相搏于肌表所致）。

2. 病因　脾肾阳虚，复感风寒。

3. 病机　脾肾阳虚，外感风寒，表里皆寒。

4. 治疗方剂　治里用四逆汤（见本篇第 14 条），解表用桂枝汤。

（1）功能：解肌发表，调和营卫。

（2）方义：桂枝散风寒之邪，芍药敛阴和营，使桂枝辛散而不致伤阴，二药同用，一散一收，调和营卫，使表邪得解，里气以和；生姜助桂枝以解表邪；大枣助白芍以和营阴；炙甘草调和诸药，且得桂枝辛甘养阳，得白芍甘酸化阴。诸药合用，使邪气去而正不伤，共成解肌发表，调和营卫之功。

服法中指出服药后啜热稀粥，一是助药力以取汗，二是益胃气以化精微，鼓邪外出。"温覆"取其协助出汗。但汗出不宜过多，因多汗能伤正气，故应微汗出，不可令大汗淋漓。服一剂药而汗出病愈，就应当停止服药，以免损伤正气。

（3）应用：本方主治外感风寒表虚证，症见发热头痛、汗出恶风、鼻鸣干呕、脉浮缓等。还广泛用于杂病、病后、产后等因营卫不和而致时而微寒、时而微热、汗出、脉缓等。本方亦可治妊娠恶阻属于营卫不和、气血不调者。

【原文】

下利，三部脉皆平，按之心下堅者，急下之，宜大承氣湯。（36）

【语译】

下利，寸、关、尺三部脉现平和之象，用手按心下感觉坚硬的，当迅速用攻下之法，宜用大承气汤。

【辨析】

本条论述下利属实的证治。

1. 主症　下利，按之心下坚（是食滞热邪壅结，胃肠传化失常），三部脉皆平（示正气未虚）。

2. 病因　饮食失宜，感受外邪。

3. 病机　热结旁流，正气未虚。

4. 治疗方剂　大承气汤。（参见"痉湿暍病脉证治第二"）

【按语】

"痰饮咳嗽病脉证并治第十二"的甘遂半夏汤、木防己汤及"水气病脉证并治第十四"的桂枝去芍药加麻黄细辛附子汤、枳术汤和本条大承气汤均治"心下坚"，各方证的区别如下表。

大承气汤证、甘遂半夏汤证、木防己汤证、
桂枝去芍药加麻黄细辛附子汤证与枳术汤证的区别

方证	大承气汤证	甘遂半夏汤证	木防己汤证	桂枝去芍药加麻黄细辛附子汤证	枳术汤证
病机	阳明热盛灼津，筋脉失养	正邪相搏，正气有驱邪外出之势	饮结正虚，兼有郁热	阳虚寒饮凝结	脾弱气滞，饮停于胃
症状	下利、按之心下坚	欲自利、利反快	心下痞坚、面色黧黑	心下坚满、手足逆冷	心下坚满
治则	通腑泻热，急下存阴	攻逐水饮	行水散结，补虚清热	温经散寒，通利气机	行气散结，健脾利水

【原文】

下利脉迟而滑者，實也，利未欲止，急下之，宜大承氣汤。（37）

【语译】

下利脉象迟而滑的，是实证，下利无停止的趋势，当急用下法，宜用大承气汤。

【辨析】

本条论下利属实的证治。

1.主症　下利，利未欲止（是食滞胃肠，腑气不和，热结旁流），脉迟（邪阻气滞之象），脉滑（食滞内结之象）。

2.病因　饮食失宜，感受外邪等。

3.病机　阳明腑实，热结旁流。

4.治疗方剂　大承气汤。（参见"痉湿暍病脉证治第二"）

【原文】

下利脉反滑者，當有所去，下乃愈，宜大承氣汤。（38）

【语译】

下利脉象反滑的，当攻去实邪，用下法才能痊愈，宜用大承气汤。

【辨析】

本条再论实热下利的证治。

1. 脉症　下利（是食滞胃肠，腑气不和，热结旁流），脉滑（食滞内结之象）。

2. 病因　饮食失宜，感受外邪等。

3. 病机　阳明腑实，热结旁流。

4. 治疗方剂　大承气汤。（参见"痉湿暍病脉证治第二"）

【原文】

下利已差，至其年月日時復發者，以病不盡故也，當下之，宜大承氣湯。（39）

大承氣湯方：見痙病中。

【语译】

下利已经痊愈，以后到了曾经患下利的时期又复发的，是病邪未尽之故，当用下法，宜用大承气汤。

【辨析】

本条论余邪未尽，下利复发的证治。

1. 主症　下利已差，至其年月日时复发（邪去未尽，因故复发）。

2. 病因　气候的影响、饮食失当、劳倦等。

3. 病机　邪去未尽，壅滞胃肠，因故复发。

4. 治疗方剂　大承气汤。（参见"痉湿暍病脉证治第二"。）

【按语】

以上4条原文皆论实证下利的证治。由于邪滞胃肠，腑气不和，故心下坚而下利；脉平、脉迟、脉滑皆为邪滞于内，正邪相搏、邪盛正气不衰之象。至于"下利已差，至其年月日时复发"，多是因下利时误用涩药止利，或治不彻底，以致邪去未尽，余邪留恋胃肠。每遇季节气候变化，或饮食失调、劳倦内伤等因素的影响，再次发生下利，类似现在所称的休息痢。

以上4条原文所论之实证，虽当用下法，但是否用大承气汤，应根据具体病情而定，故仲景曰"宜"不曰"主"。大承气汤乃攻下峻剂，非体质壮实、邪实内盛者不可轻用，其所治下利，是热结旁流、下利臭秽，伴见腹痛按之硬满、舌苔黄燥、脉滑或沉实有力的实证。学习原文重在领会实质，对实证下利应遵其法而不拘其方。

【原文】

下利讝語者，有燥屎也，小承氣湯主之。（40）

小承氣湯方：

大黃四兩　厚樸二兩（炙）　枳實（大者）三枚（炙）

上三味，以水四升，煮取一升二合，去滓，分溫二服。得利則止。

【语译】

下利有谵语的，是有燥屎内停，用小承气汤主治。

【辨析】

本条论实热下利的证治。

1. 主症　下利（因燥屎内结，腑气不和），谵语（胃肠实热上扰神明所致）。

2. 病因　饮食失宜，感受外邪。

3. 病机　热结胃肠，热结旁流，上扰神明。

4. 治疗方剂　小承气汤。

（1）功能：轻下热结。

（2）方义：大黄荡涤胃肠实热积滞；枳实、厚朴行气导滞，既能消痞除满，又助大黄泻下热结。三药合用，攻下胃肠热结，其力较为轻缓。

（3）应用：小承气汤为治阳明腑实证之轻剂。主治热结胃肠、潮热汗出，甚则神昏谵语，脘腹痞满，不大便或热结旁流，舌苔黄厚而干或老黄，脉滑数有力者。临床对于急性肝炎、胆系感染、肠梗阻等急腹症，以及痢疾、肠炎、肺炎、哮喘、中风等病出现上述症状的，可用本方加减治疗。

【按语】

（1）小承气汤所治下利与大承气汤一样，是为热结旁流之利。下利臭秽黄水或清水，涩滞不爽，伴见潮热，腹痛按之硬满、苔黄燥、脉沉或沉实有力等。其攻下之力较大承气汤为缓，宜于热结胃肠程度较轻者。

（2）小承气汤与"腹满寒疝宿食病脉证治第十"的厚朴三物汤、"痰饮咳嗽病脉证并治第十二"的厚朴大黄汤皆由厚朴、大黄、枳实三药组成，但其分量、炮制、煎服法、作用不同，三方证的区别如下表。

小承气汤证、厚朴三物汤证、厚朴大黄汤证的区别

方证	小承气汤证	厚朴三物汤证	厚朴大黄汤证
病机	热积重于气滞	气滞重于热积	热积、气滞俱重
治则	轻下热结	行气除满，泻热通便	泻实除满
用药	厚朴二两、大黄四两、枳实大者三枚	厚朴八两、大黄四两、枳实五枚	厚朴一尺、大黄六两、枳实四枚
煎服法	合煎，分温而服，得力则止	后纳大黄，温服一升，以利为度	合煎，分温再服

【原文】

下利，便脓血者，桃花汤主之。（41）

桃花汤方：

赤石脂一斤（一半剉，一半筛末） 乾薑一两 粳米一升

上三味，以水七升，煮米令熟，去滓，温七合，内赤石脂末方寸匕，日三服；若一服愈，餘勿服。

【语译】

下利，大便有脓血的，用桃花汤治疗。

【辨析】

本条论虚寒下利脓血的证治。

1. 主症 下利，便带脓血（因脾胃虚寒，气血下陷，滑脱不禁）。

2. 病因 久利不止。

3. 病机 脾胃虚寒，气血下陷。

4. 治疗方剂 桃花汤。

（1）功能：温中，涩肠，固脱。

（2）方义：赤石脂涩肠固脱（因其色赤似桃花，又名桃花石），为本方主药；干姜温中散寒；粳米养胃和中，助赤石脂、干姜以厚胃肠。诸药合用，共奏涩肠止痢固脱之功，方后曰：赤石脂一半用末，调入汤液冲服，目的在于加强本方涩肠固脱的作用。

（3）应用：桃花汤温中涩肠，宜于虚寒久利，本病以久痢不愈，腹痛喜温喜按，舌淡苔白、脉迟弱等为辨证要点。本方不仅可治虚寒痢、久泻，亦可

用治虚寒带下。若气虚可加人参、白术，阳虚甚可加桂枝、附子；腹痛甚可加桂枝、白芍。

【按语】

（1）本方与黄土汤均治虚寒便血，两方证的区别如下表。

桃花汤证与黄土汤证的区别

方证	桃花汤证	黄土汤证
病机	脾胃虚寒，气血下陷	脾胃虚寒，血失统摄
症状	下利，便带脓血	大便下血，先便后血
治则	温中，涩肠，固涩	温中止血
用药	赤石脂、干姜、粳米	甘草、干地黄、白术、附子、阿胶、黄芩、灶心黄土

（2）对于本条便带脓血的病机，亦有注家认为是寒凝日久或寒湿阻滞，气滞血瘀，络伤营腐，可供参考。

【原文】

热利下重者，白头翁汤主之。（42）

白头翁汤方：

白头翁二两　黄连　黄蘗　秦皮各三两

上四味，以水七升，煮取二升，去滓，温服一升；不愈，更服。

【语译】

热性下利里急后重的，用白头翁汤主治。

【辨析】

本条论热利下重的证治。

1.主症　热利下重即因热而利、里急后重（湿热交结于肠，腐灼肠道脉络，恶秽之物欲出不得所致）。

2.病因　外感湿热，饮食不洁等。

3.病机　湿热蕴结，气血阻滞。

4.治疗方剂　白头翁汤。

（1）功能：清热凉血，燥湿止痢。

（2）方义：白头翁清热解毒、凉血止痢；黄连、黄柏、秦皮协助白头翁清热解毒、燥湿止痢。诸药合用，去湿热毒邪，以止热痢。

（3）应用：为急性细菌性痢疾的常用有效方剂。若腹痛后重明显，可用本方加木香、槟榔、玄胡等；腹痛拒按、苔厚腻可加枳实、山楂；热毒重，下利脓血、壮热口渴、烦躁舌绛者加生地黄、牡丹皮、金银花等。

【按语】

（1）本条之"热利"，是指因热而利。既为热利，必有热象，如发热、口渴、舌红苔黄、脉数等，下重即里急后重，本条之"热利下重"即今之热性痢疾，临床以腹痛、里急后重、下利脓血、舌红苔黄、脉弦数为辨证要点。

（2）白头翁汤与桃花汤均治下利便脓血，两方证的区别如下表。

白头翁汤证与桃花汤证的区别

方证	白头翁汤证	桃花汤证
病机	湿热蕴结，气血阻滞	脾胃虚寒，气血下陷
症状	下利，腹痛，里急后重，便下脓血色鲜，发热，舌红苔黄，脉数	久痢不愈，腹痛喜温喜按，舌淡苔白、脉迟弱
治则	清热凉血，燥湿止痢	温中，涩肠，固脱

【原文】

下利後更煩，按之心下濡者，爲虛煩也，梔子豉湯主之。（43）

梔子豉湯方：

梔子十四枚　香豉四合（綿裹）

上二味，以水四升，先煮梔子，得二升半，内豉，煮取一升半，去滓，分二服，温進一服，得吐則止。

【语译】

下利后心更烦，按之心下濡软的，属于虚烦，用栀子豉汤主治。

【辨析】

本条论下利后虚烦的证治。

1. 主症　下利后心烦（是余热郁于胸膈，上扰心神所致），按之心下濡（非有形实邪，乃无形邪热）。

2.病因 下利后，有余热。

3.病机 余热扰心。

4.治疗方剂 栀子豉汤。

（1）功能：宣泄余热，除烦。

（2）方义：栀子清心除烦，善清瘀郁之热；豆豉宣泄胸中郁热。二药配合，清余热、止虚烦。

（3）应用：栀子豉汤证以热郁胸膈而致的胸中懊侬、心烦失眠、身热或胸痛为辨证要点。本证常见于病后余热未尽者，临床见到肝炎、急性食道炎、神经官能症、自主神经功能紊乱等病出现上症时，可用本方加减治疗。

【按语】

本方后云"得吐则止"，有些注家据此认为本方是涌吐剂，然本证仲景明言为虚烦，内无实邪，且栀子、豆豉并无涌吐之功，故服后不一定得吐。当然，若胸膈、胃脘有停滞之痰、食，温温欲吐者，服本方借其宣泄之力，也可能吐出痰食。

【原文】

下利清谷，裏寒外热，汗出而厥者，通脉四逆湯主之。（44）

通脉四逆湯方：

附子（大者）一枚（生用） 乾薑三兩（强人可四兩） 甘草二兩（炙）

上三味，以水三升，煮取一升二合，去滓，分温再服。

【语译】

下利不消化食物，属于里寒外热，汗出而手足冷的，用通脉四逆汤治疗。

【辨析】

本条论虚寒下利，阴盛格阳的证治。

1.主症 下利清谷（是脾肾阳虚，阴寒内盛，水谷不化所致），汗出而厥（是阴从利而下竭，阳从汗而外脱，阴阳之气不相顺接所致），里寒外热（阴盛格阳之征）。

2.病因 脾肾之阳俱虚，或饮食失宜，或由吐下等。

3.病机 阴盛格阳，里寒外热。

4. 治疗方剂　通脉四逆汤。

（1）功能：回阳救逆。

（2）方义：附子温下焦以回阳；干姜温中焦以助运，从而使脉通厥回；又恐干姜、附子温燥伤阴，故用甘草扶正安中。

（3）应用：本方主治下利清谷，里寒外热，手足厥逆，脉微欲绝者。急性肠炎、霍乱等病出现上述症状时宜用本方治疗。

【按语】

本条原文与本篇第14、第34条原文所述均为阴盛格阳，但本条原文所述病情重于另两条。本条原文所述下利清谷、四肢厥冷与身微热、汗出并见，阴阳欲将离决之势更加明显，方名"通脉四逆汤"，可知其脉沉微欲绝，故用急救回阳的四逆汤加大附子、干姜用量，增强温里回阳救逆之力。

【原文】

氣利①，訶梨勒散主之。（45）

訶梨勒散方：

訶梨勒十枚（煨）

上一味，爲散，粥飮和②，頓服。<small>疑非仲景方。</small>

【词解】

①气利：指下利滑脱，大便随矢气而排出。②粥饮和：用米粥之汤饮调和。

【语译】

矢气时大便随之而出的，用诃梨勒散主治。

【辨析】

本条论虚寒性肠滑气利的证治。

1. 主症　大便随矢气而出。

2. 病因　中气素虚，久利不愈。

3. 病机　中气下陷，气虚不固。

4. 治疗方剂　诃梨勒散。

（1）功能：涩肠固脱。

（2）方义：诃梨勒即诃子，煨用则专于涩肠固脱，对久泻、久利以致滑脱不禁者有效，饮粥和服，取其益肠胃而健中气。

（3）应用：本方为固涩之剂，不仅可用于肠滑气利，也可用于虚脱不禁之久咳、久泻等。诃子专于固涩，若有寒象应配干姜、肉豆蔻等，久利正虚则应配益气之品如人参、白术、黄芪等。

【按语】

（1）本方与桃花汤均为固涩之剂，皆治虚证下利滑脱，两方证的区别如下表。

诃梨勒散证与桃花汤证的区别

方证	诃梨勒散证	桃花汤证
病机	中气下陷，气虚不固	脾胃虚寒
症状	大便随矢气而出	下利、便带脓血
治则	涩肠固脱	温中、涩肠固脱
用药	煨诃子	赤石脂、干姜、粳米

（2）本条原文与本篇第31条原文均论治气利，然此为气虚滑脱之久利，症见利随气失、滑脱不禁，治用涩肠固脱之剂；而彼则为湿阻气滞之利，症见下利矢气、肠鸣、小便不利，治用通利小便之法。

附　录

（1）吐後，渴欲得水而貪飲者，文蛤湯主之；兼主微風，脉緊，頭痛。

文蛤湯方：

文蛤五兩　麻黄　甘草　生薑各三兩　石膏五兩　杏仁五十枚　大棗十二枚

上七味，以水六升，煮取二升，温服一升，汗出即愈。

（2）下利肺痛，紫参湯主之。

紫参湯方：

紫参半斤　甘草三兩

上二味，以水五升，先煮紫参，取二升，内甘草，煮取一升半，分温三服。疑非仲景方。

附 方

《千金翼》小承氣湯：治大便不通，噦數讝語。方見上。

原 文

《外臺》黃芩湯：治乾嘔下利。

黃芩　人參　乾薑各三兩　桂枝一兩　大棗十二枚　半夏半升

上六味，以水七升，煮取三升，溫分三服。

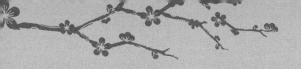

疮痈肠痈浸淫病脉证并治第十八

一、简释篇名

本篇为《金匮》第18篇，论述痈肿、肠痈、金疮、浸淫疮的脉证与治疗。因这四种病均属外科疾患，故合为一篇论述。

二、概述内容

本篇原文共8条，方剂6首（其中1首有方无药）。

（一）痈肿

1. 定义、命名　痈肿是以热邪壅塞、营卫阻滞为病机，以局部红肿、热痛、成脓为主症的病证。痈者壅也，因本病为热毒壅塞、气血不通所致，其外形有肿胀，故名痈肿。

2. 主症　局部红肿、热痛、成脓。

3. 病因病机　外感邪毒、内伤七情、嗜食辛辣肥甘等为病因。病机是热邪壅塞、营卫阻滞。

4. 治疗原则　清热解毒，活血排脓。

5. 与现代医学病名联系　痈肿的临床表现和急性化脓性炎症相类似。

（二）肠痈

1. 定义、命名　肠痈是以肠道气滞血瘀、痈肿内结为病机，以发热恶寒、少腹肿痞、腹皮紧急、疼痛拒按为主症的疾病。因痈肿发于肠，故名肠痈。

2. 主症　发热恶寒、少腹肿痞、腹皮紧急、疼痛拒按。

3.病因病机　饮食不节，劳伤过度，外邪侵袭，情志所伤等为病因，肠道气滞血瘀，痈肿内结是病机。

4.治疗原则　脓未成者逐瘀攻下，荡热解毒；脓已成者清热解毒，排脓消痈。

5.与现代医学病名联系　肠痈的临床表现和阑尾炎、阑尾脓肿等病相似。

（三）金疮

1.定义、命名　疮是以金刃等的创伤为病因，以皮肉筋脉等损伤为临床表现特征的病证。命名根据其病因，金，指刀斧等有刃的工具；疮，古作"创"，指外伤，因本病为金刃所伤，故名金疮。

2.主症　皮肉破烂，甚者伤筋动骨，伤口疼痛流血。

3.病因病机　使用金刃工具创伤皮肉筋脉等而成本病。

4.治疗原则　以及时包扎止血止痛为基本原则。

5.与现代医学病名联系　本病即外伤病。

（四）浸淫疮

1.定义、命名　浸淫疮是以湿热火毒损伤皮肤为病机，以皮肤瘙痒，搔破流水，蔓延成片，痒痛难忍的临床表现为特征的病证。因其患处浸淫蔓延故名之，如巢元方说："以其渐渐增长，因名浸淫也。"

2.主症　患处瘙痒不止，搔破流水，蔓延成片，痒痛难忍。

3.病因病机　多因素有心火脾湿，复感外邪，以致湿热毒邪郁于肌肤而成本病。

4.治疗原则　清热燥湿，解毒。

5.与现代医学病名联系　浸淫疮的临床表现和急性泛发性湿疹、传染性湿疹样皮炎等相似。

三、辨析原文

【原文】

諸浮數脉，應當發熱，而反洒淅惡寒，若有痛處，當發其癰。（1）

【校勘】

《注解伤寒论·辨脉法》中"应当发热"无"应"字；"若有痛处"后有"饮

食如常者"5字;"当发其痈"作"蓄积有脓也"。

【语译】

凡是浮数的脉象,应当有发热的症状,但病人反而怕冷,好像冷水洒身一样,如果再有疼痛的地方,应当发生痈肿。

【辨析】

本条论痈肿初起的脉证和病机。

脉浮主表,脉数主热,浮数之脉系表热之象。病当发热恶寒且以发热为重,仲景曰其"反洒淅恶寒",是指明恶寒突出,症状不尽相合。如果病人身体某处有固定痛点,应考虑将发痈肿。

《灵枢·痈疽》曰:"寒邪客于经络之中则血泣,血泣则不通,不通则卫气归之,不得复反,故痈肿。"指出了气血阻滞是导致痈肿发生的主要病机。气血阻滞、阳气不行故恶寒;不通则痛、气血瘀滞之处发生疼痛;血瘀化热则脉数。

【按语】

(1)痈肿初起,病人脉浮数、恶寒,与外感表证相似,所不同的是有局部疼痛的症状,与外感多见全身痛有别。

(2)有的医家单纯从文字上着眼,以为痈肿初起只恶寒不发热,证之临床,痈肿初起至溃破,其间都可出现局部或全身发热,对此可参照学习下条原文。

(3)"当发其痈"一句,有的医家认为是指"治当发散痈肿",此说可供参考。痈肿初起,尤其是发于头面、颈部的痈肿,伴见恶寒发热等表证者,治有解表发散一法。但是此与单纯外感表证不同,治当注意行气活血、清热解毒,以促使痈肿消散。

【原文】

师曰:诸癰腫,欲知有膿無膿,以手掩腫上,熱者爲有膿,不熱者爲無膿。(2)

【语译】

老师说:一切痈肿疾患,要了解有脓还是无脓,可用手按在痈肿部位上面,有热感的是有脓,没有热感的是无脓。

【辨析】

本条论痈肿有脓与否的简便辨别方法。

本条文意浅显，是古人辨别痈肿有脓与否的简便方法。《灵枢·痈疽》曰："营卫稽留于经脉之中，则血泣而不行，不行则卫气从之而不通，壅遏而不得行，故热，大热不止，热盛则肉腐，肉腐则为脓。"可见营卫阻滞，壅遏化热，热盛肉腐为痈肿化脓之病机。故用手掩肿上，热者为热盛肉腐成脓之征，无热感者反映壅热未盛，故为无脓。

【按语】

以触诊有无热感辨别脓之有无，只是辨脓方法之一，临床不能仅凭此作诊断。后世医家进一步从痈肿的软与硬、陷与起、痛与不痛、皮肤颜色变与不变等多方面综合进行诊断，来辨别有脓无脓，补充了本条的不足，如陆渊雷说："辨脓法，不可但凭热不热，更有软硬陷起，及痛不痛，色之变不变，皆须参合详审。"陈实功说："轻按热甚便痛者，有脓且浅且稠；重按微热方痛者，有脓且稀且深，按之陷而不起者脓未成，按之软而复起者脓已成。"

【原文】

肠癰之爲病，其身甲错①，腹皮急，按之濡，如腫狀，腹無積聚②，身無熱，脉數，此爲肠内有癰膿，薏苡附子敗醬散主之。（3）

薏苡附子敗醬散方：

薏苡仁十分　附子二分　敗醬五分

上三味，杵爲末，取方寸匕，以水二升，煎减半，顿服。小便當下③。

【词解】

①其身甲错：即肌肤甲错，形容皮肤粗糙，像鳞甲交错样，大多由于营气滞涩、皮肤失养所致。②积聚：此处指包块。③小便当下：此句恐有错，故不解。

【语译】

肠痈之病，身上皮肤粗糙如鳞甲交错，腹壁紧张，触按濡软，好像肿的形状，但腹中没有积聚，身上不发热，脉象数，这是肠内生了痈脓，当用薏苡附子败酱散主治。

【辨析】

本条论肠痈脓已成的证治。

1. 主症　身甲错（因营血郁滞，肌肤失养），腹皮急、如肿状（痈脓内结于肠，气血郁滞所致），按之濡（示腹无积聚包块，痈已成脓），身无热（是痈已成脓，阳气渐伤），脉数（脓成正虚之象，脉数当无力）。

2. 病因　饮食不节，劳伤过度，外邪侵袭，情志所伤。

3. 病机　痈脓内结，阳气不足。

4. 治疗方剂　薏苡附子败酱散。

（1）功能：排脓消痈，振奋阳气。

（2）方义：薏苡仁排脓消痈；败酱草清热解毒、破瘀排脓；附子振奋阳气、辛散郁滞。三药合用，清热排脓而不伤阳气，通阳扶正而不助热毒，共奏排脓消痈、通阳扶正之功，使脓、瘀去，阳气复，则肠痈可愈。"顿服"者，是使其药力快捷也。

（3）应用：本方可用于胸、腹腔的化脓性疾患，痈肿成脓溃破，人体阳气已伤者。以病程较久，正气虚弱，不发热而脉数无力为辨证要点。还可用于阳虚寒湿之带下证，症见带下清稀，腰以下有冷感者。

【原文】

　　腸癰者，少腹腫痞，按之即痛如淋，小便自調，時時發熱，自汗出，復惡寒。其脈遲緊者，膿未成，可下之，當有血。脈洪數者，膿已成，不可下也。大黃牡丹湯主之。（4）

　　大黃牡丹湯方：

　　大黃四兩　牡丹一兩　桃仁五十個　瓜子半升　芒硝三合

　　上五味，以水六升，煮取一升，去滓，內芒硝，再煎沸，頓服之。有膿當下；如無膿，當下血。

【语译】

　　肠痈病人，少腹部肿胀而痞满，用手按肿处，则疼痛如淋病那样，但小便正常，身上时时发热，自汗出，又怕冷。脉象迟紧的，是还没有成脓，可以用下法，用大黄牡丹汤主治，服药后大便中当有血，如果脉象洪数的，表示脓已成，就不能用下法治疗。

【辨析】

本条论肠痈脓未成的证治。

1. 主症　少腹肿痞，按之即痛如淋（由热毒内聚，营血瘀结肠中，经脉不通所致），小便自调（因病在肠中非膀胱气化失常），时时发热，自汗出，复恶寒（正邪相争，营卫郁滞不和所致），脉迟紧（是热伏血瘀而脓未成之象）。

2. 病因　饮食不节，劳伤过度，外邪侵袭，情志所伤。

3. 病机　热聚于肠，营卫瘀结，经脉不通。

4. 治疗方剂　大黄牡丹汤。

（1）功能：荡热逐瘀。

（2）方义：大黄荡涤肠间瘀热；牡丹皮清热、凉血活血；芒硝软坚散积，助大黄荡涤瘀热；桃仁活血散瘀，并能通便；冬瓜仁排脓散结。诸药合用，荡热逐瘀，散结消肿，使壅结于肠间之热毒瘀血从大便而下，痛肿得消而诸症去。

（3）应用：

1）原文"脉洪数者，脓已成，不可下也"，然方后则云"有脓当下"，故无论肠痈已成脓或脓成未溃，凡证属肠间热壅血瘀者皆可用本方治疗，但若脓溃正虚，则不宜用。

2）本方常用治急性阑尾炎及附件炎、盆腔炎、结肠炎、肛门周围脓肿等证属热壅血瘀者。但对重型急性化脓性或坏疽性阑尾炎、阑尾炎合并腹膜炎、婴儿急性阑尾炎、妊娠阑尾炎合并弥漫性腹膜炎等不宜使用本方。

【按语】

（1）本条原文与上条原文皆论肠痈，两方证的区别见下表。

大黄牡丹汤证与薏苡附子败酱散证的区别

方证	大黄牡丹汤证	薏苡附子败酱散证
病机	热聚于肠，营卫瘀结，经脉不通	脓成正虚
症状	少腹肿痞，按之即痛如淋，时时发热，自汗出，复恶寒，脉迟紧	身甲错，腹皮急如肿状，按之濡，脉数
治则	荡热逐瘀	排脓消痈，振奋阳气

（2）大黄牡丹汤中之瓜子，不少注家认为是冬瓜子，谓其有排脓去积之效。但也有人认为冬瓜子主要作用是利尿，利小便则实大便，实热壅聚肠间之肠痈用冬瓜子会使腑气更加不通，因此主张用润肺、化痰、滑肠之瓜蒌子，可供参考。

【原文】

问曰：寸口脉浮微而濇，法当亡血，若汗出，設不汗者云何？答曰：若身有瘡①，被刀斧所傷，亡血故也。（5）

【校勘】

寸口脉浮微而涩：该句《脉经》中无"浮"字。

【词解】

①瘡：古作"创"，此处指金创，即被刀斧等金属利器所伤。

【语译】

问：寸口部位的脉象浮微而涩，应当有失血或出汗的现象。如果不出汗，是什么原因呢？答道：倘若身上有金创，是被刀斧等利器所伤而失血的缘故。

【辨析】

本条论金疮的脉症。

寸口脉浮微乃阳气虚，涩为血不足，脉浮微而涩，说明阳气虚失于固护，阴血亏不能内守。血汗同源，故这种脉象多见于失血、多汗之人。出现此脉而无汗出，可见于金刃所伤、失血较多的病人。

【原文】

病金瘡，王不留行散主之。（6）

王不留行散方：

王不留行十分（八月八日採） 蒴藋①細葉十分（七月七日採） 桑東南根（白皮）十分（三月三日採） 甘草十八分 川椒三分（除目及閉口②者，去汗） 黄芩二分 乾薑二分 芍藥二分 厚朴二分

上九味，桑根皮以上三味，燒灰存性，勿令灰過，各別杵篩，合治之爲散，服方寸匕，小瘡即粉之③，大瘡但服之，產後亦可服。如風寒，桑東根勿取之。前三物，皆陰乾百日。

【词解】

①蒴藋（shuò diào 朔掉）：蒴藋分草本和木本两种，这里是指草本，又名接骨草，其花名陆英。②除目及闭口：指去掉椒仁及未成熟的川椒。目，指川椒仁；闭口，指未成熟的尚未张口的川椒，即闭口川椒。③粉之：将药制

成粉剂外敷。

金疮病人，用王不留行散主治。

【辨析】

本条论金疮的治法。

1. 主症　外伤出血，肿痛（因肌肤经脉损伤，血不循经）。

2. 病因　金属利器等所伤。

3. 病机　肌肤经脉损伤，气血运行失常。

4. 治疗方剂　王不留行散。

（1）功能：活血止血，止痛消肿。

（2）方义：王不留行止血止痛；蒴藋细叶活血化瘀、消肿止痛，并能加快骨折愈合；桑东南根白皮有补合金疮，续绝通脉之功。三药阴干，烧灰存性，尤能入血分而止血。甘草益气解毒，缓急止痛；川椒、干姜通阳行瘀；黄芩、芍药清热和阴；厚朴行滞利气。诸药合用，寒温相配，阴阳兼顾，可以化瘀血，续绝伤，止血消肿定痛。

（3）应用：凡金疮出血、肿痛者皆宜用之，内服、外敷均可。产后亦可服用，取其祛瘀止血之功。

【原文】

排膿散方：

枳實十六枚　芍藥六分　桔梗二分

上三味，杵為散，取雞子黃一枚，以藥散與雞黃相等，揉和令相得，飲和服之，日一服。

排膿湯方：

甘草二兩　桔梗三兩　生薑一兩　大棗十枚

上四味，以水三升，煮取一升，溫服五合，日再服。

【辨析】

此两方原附于王不留行散之后，均未载明主治，但从其方名及组成来看，均为排脓之剂，并不拘于何种痈脓。

排脓散即"妇人产后病脉证治第二十"中的枳实芍药散加桔梗、鸡子黄。

方中枳实行气导滞；芍药养血活血；桔梗理气排脓；鸡子黄滋养心脾，补虚解毒。诸药合用，理气活血排脓，兼可养血生肌，用治痈脓已成者。

排脓汤即"肺痿肺痈咳嗽上气病脉证治第七"中的桔梗汤加生姜、大枣。方中甘草清热解毒；桔梗利气排脓；生姜、大枣调和营卫，并有和中、发散之意。诸药合用，使营卫调和，气行毒解。疮痈未成脓者服之易消，已成脓者服之则脓易排，对于上部痈脓而脓成未溃，或初溃脓汁未尽，微有寒热者，较为适宜。

以上两方，均以排脓命方，只桔梗一味相同，可见桔梗为排脓之要药。

【原文】

浸淫瘡①，從口流向四肢者可治，從四肢流來入口者不可治。（7）

【词解】

①浸淫疮：指湿热浸淫瘙痒多水的一种皮肤病，与后世所说的"黄水疮"相似。浸，浸渍之意；淫，蔓延之谓。

【语译】

浸淫疮这种病，从口向四肢流散的可治；从四肢向口蔓延的不易治。

【辨析】

本条论浸淫疮的预后。

浸淫疮虽是一种皮肤病，但与脏腑有关，其形成主要由于心火脾湿凝滞，加之复感风邪。若浸淫疮起自口渐向四肢蔓延，说明邪气由内向外，故曰可治；若起自四肢而渐向口蔓延，则表示邪气内传而渐归脏腑，故曰"不可治"。疮疡一类病的预后大致如此。

【原文】

浸淫瘡，黄連粉主之。方未見。（8）

【语译】

浸淫疮，可用黄连粉主治。

【辨析】

本条论浸淫疮的治法。

浸淫疮主要因湿热火毒而致，故用清热解毒燥湿的黄连粉治疗，内服、外敷均可。

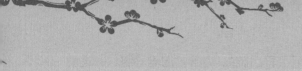

跌蹶手指臂肿转筋阴狐疝蚘虫病脉证治第十九

一、简释篇名

本篇为《金匮》第 19 篇，论述跌蹶、手指臂肿、转筋、阴狐疝、蚘虫（蛔虫）等五种病的脉证与治疗，其中以蛔虫病为重点。这五种病证各有特征，且论述内容较少，既不便于归类又不能各自成篇，故在论述杂病之后合为一篇讨论。

二、概述内容

本篇原文共 8 条，方剂 5 首（其中 1 首有方无药）。

（一）跌蹶病

1. 定义、命名　跌蹶病是以太阳经脉损伤为病机，以足背强直，行动不便为特征的病证。根据其主症命名，"跌"即足背，"蹶"指僵直。

2. 主症　足背强直，行动不便，只能前进，不能后退。

3. 病因病机　本病因外感寒湿；病机是太阳经脉损伤，气血运行不畅，筋脉屈伸不利。

4. 治疗原则　舒筋通络。

5. 现代医学病名联系　有的认为"跌"应为"趺"，如果跌蹶再和"手指臂肿"动结合起来看，帕金森病的临床表现与之有相似之处。

（二）手指臂肿

1. 定义、命名　手指臂肿是以风痰阻滞经络为病机，以手指、臂部肿胀、震颤为主症的病证。命名根据其主症。

2.主症　手指、臂部肿胀、震颤。

3.病因病机　病因是摄生不慎，如五志过极、嗜食肥甘等；病机是风痰阻滞经络。

4.治疗原则　祛风除痰，疏通经络。

5.与现代医学病名联系　帕金森病的临床表现与之相似。

（三）转筋

1.定义、命名　转筋是以筋脉扭转为病机，以四肢（尤其下肢）拘挛作痛为主症的病证。本病是根据其病机而命名的。

2.主症　四肢（尤其下肢）拘挛作痛，病情严重者可从两腿牵引小腹疼痛。

3.病因病机　本病多因外感湿浊；病机是湿浊化热内蕴，筋脉失养。

4.治疗原则　清热利湿。

5.与现代医学病名联系　腓肠肌痉挛和本病有相似之处。

（四）阴狐疝

1.定义、命名　阴狐疝是以寒凝肝经，疏泄失常为病机，以阴囊时大时小为主症的病证。疝气时上时下，像狐那样出没无定，故名之。

2.主症　阴囊偏大偏小，时上时下。

3.病因病机　本病多因外感寒邪；病机是寒凝肝经，疏泄失常。

4.治疗原则　温散寒邪，疏肝理气。

5.与现代医学病名联系　阴狐疝的临床表现和腹股沟斜疝等相似。

（五）蛔虫病

1.定义、命名　本病是以蛔虫内扰，脏腑不安为病机，以腹痛、吐涎的临床表现为特征的病证。本病是根据其病因（感染蛔虫）而命名。

2.主症　腹痛、吐涎。

3.病因病机　病因是饮食不洁，感染蛔虫；病机是蛔虫内扰，脏腑不安。

4.治疗原则　驱蛔、安蛔、缓痛。

5.与现代医学病名联系　本篇蛔虫病与现代医学的蛔虫病病名相同。

三、辨析原文

【原文】

師曰：病趺蹶①，其人但能前，不能却，刺腨②入二寸，此太陽經傷也。（1）

【词解】

①趺蹶：指下肢强直，行动障碍，只能向前走，不能向后退的疾病。趺同"跗"，即足背；蹶，《说文解字》谓"蹶，僵也"。②腨（shuàn 涮）：即小腿肚。《说文解字》曰："腨，腓肠也。"

【语译】

师说：患趺蹶的病人，其人只能向前走，不能后退，针刺小腿肚穴位，进针二寸深，这是足太阳经脉受伤引起的。

【辨析】

本条论趺蹶的病机及证治。

1. 主症　足背强直，行动不便，只能前进，不能后退（因太阳经脉损伤，气血不畅所致）。

2. 病因　外感寒湿。

3. 病机　太阳经脉受伤，气血运行不畅。

4. 治疗方法　针刺腨部穴位。

功能：疏通经络气血。

【按语】

（1）文中"刺腨入二寸"，系倒装句，应在"此太阳经伤也"之后。

（2）"刺腨入二寸"，根据临床，是针刺小腿部的腧穴，如承山穴一般直刺1~2寸。

（3）本条的"趺"字，《金匮要略论注》《医宗金鉴》等俱改作"跌"。言本证是由跌伤所引起，虽文意较为明显，但本篇以趺蹶与手指臂肿并列，表明同属四肢疾病，故以"趺"字为妥。

【原文】

病人常以①手指臂腫動，此人身體瞤瞤者，藜蘆甘草湯主之。（2）

藜蘆甘草湯方：未見。

【词解】

①常以：以，助动词，常以，即时常。

【语译】

病人时常手指及臂部肿胀、抖动，而且身体肌肉跳动的，用藜芦甘草汤主治。

【辨析】

本条论手指臂肿的证治。

1. 主症　手指、臂部肿动，肌肉跳动（因风痰阻滞经络，攻走流窜，气血不畅所致）。

2. 病因　摄生不慎。

3. 病机　风痰阻滞经络。

4. 治疗方剂　藜芦甘草汤。

（1）功能：涌吐风痰。

（2）方义：藜芦涌吐风痰；甘草解藜芦之毒而护胃，使吐不伤中。二药合用，使风痰去而正不伤。

【按语】

本证是风痰为患。风性主动、善行数变，风邪为患可见震颤动摇；湿胜则肿，痰湿凝滞，可见关节肿胀。藜芦甘草汤方虽未见，但从二药功效推测，属于涌吐之剂，用于风痰壅积之证。临床除见手指、臂部肿胀颤动及身瞤外，常兼见胸脘痞闷、恶心、呕吐痰涎、苔腻、脉滑等。目前临床上对此种病证常用导痰汤（胆南星、枳实、半夏、陈皮、甘草、茯苓、姜、大枣）或茯苓丸（半夏、茯苓、枳壳、风化硝、姜汁），比较稳妥。

【原文】

轉筋①之爲病，其人臂脚直，脉上下行②，微弦。轉筋入腹③者，雞屎白散主之。（3）

雞屎白散方：

雞屎白

上一味爲散，取方寸匕，以水六合，和，温服。

和，温服:《外台秘要》等作"煮三沸，顿服之，勿令病者知之"。

【词解】

①转筋:俗称抽筋，是一种筋脉拘挛作痛的病证，多见于小腿肚部位。②脉上下行:形容脉象强直有力而无柔和之象。③转筋入腹:即痛自两腿牵引少腹作痛。

【语译】

转筋这种病，病人的上、下肢强直，脉象劲而有力，微弦。转筋牵引到腹部的，用鸡屎白散主治。

【辨析】

本条论转筋的证治。

1. 主症　四肢尤其下肢拘挛疼痛，牵引少腹作痛，脉上下行，微弦（皆湿热阻滞，筋脉失养之征象）。

2. 病因　外感湿浊。

3. 病机　湿浊化热内蕴，筋脉失养。

4. 治疗方剂　鸡屎白散。

（1）功能:清热利湿。

（2）方义:本方药仅鸡屎白一味，利水、泄热以去湿热之邪，邪去正复，筋脉得养则屈伸自如，诸症可愈。

（3）应用:本方可治破伤风，即将鸡屎白晾干研成细末，成人每次10克，每日2次，不效可加倍，小儿酌减量。

【按语】

（1）转筋可由多种原因所致。如《灵枢·阴阳二十五人第六十四》曰"血气皆少则喜转筋"，指出血气不足、筋脉失养易发生转筋，治宜活血舒筋，可用四物汤加薏苡仁、木瓜等。

（2）霍乱病可见转筋，俗谓吊脚痧。王孟英仿鸡屎白散意，用晚蚕砂、陈木瓜、薏苡仁、大豆黄卷、黄连、制半夏、黄芩、通草、吴茱萸、焦栀子组成蚕矢汤，用治湿热霍乱转筋颇效。

（3）转筋若因正虚失养，寒邪侵袭诱发，宜用芍药甘草附子汤温阳和血，缓急止痛。

【原文】

陰狐疝氣①者，偏有小大，時時上下，蜘蛛散主之。（4）

蜘蛛散方：

蜘蛛十四枚（熬焦） 桂枝半兩

上二味爲散，取八分一匕，飲和服，日再服，蜜丸亦可。

【词解】

①阴狐疝气：病名，简称"狐疝"。疝气时上时下，像狐那样出没无定，故名。

【语译】

阴狐疝气这种病，阴囊偏大偏小，时上时下，用蜘蛛散主治。

【辨析】

本条论狐疝的证治。

1.主症 阴囊偏大偏小，时上时下（因肝经疏泄失常所致）。

2.病因 外感寒邪。

3.病机 寒凝肝经，疏泄失常。

4.治疗方剂 蜘蛛散。

（1）功能：温经散寒，疏肝理气。

（2）方义：蜘蛛直达少腹及前阴，破结开郁为主药；佐以桂枝温经散寒，助阳气，通经脉。两药配伍，入厥阴破郁结，散寒气，促使肝经疏泄复常则阴狐疝气可愈。

（3）应用：急性睾丸痛和小儿腹股沟斜疝等辨证属寒凝肝经者，可用本方。方中蜘蛛有毒，用时宜慎。

【按语】

（1）本条所述"偏有小大"是由于下坠之物时上时下所致。每因起立或走动时有物坠入阴囊，卧时则缩入腹内，轻者仅有坠胀感，重者由阴囊牵引少腹剧痛。后世对本病常用疏肝理气药，如川楝子、延胡索、木香、小茴香、香附、乌药之类，取得一定疗效。

（2）阴狐疝也有因劳累过度，气虚下陷而成者，治当益气升提，不宜使用本方。

（3）阴狐疝气与今之小肠脱出相似，实非睾丸本体受病，而疝则是睾丸本体肿大，虽亦偏有大小，但不时上时下。

（4）阴狐疝气和寒疝虽皆因寒而致，均可见痛，但狐疝时有下坠之物入于阴囊，以致阴囊偏有大小，其痛为阴囊牵引腹痛；而寒疝并无阴囊偏有大小之症，临床以绕脐痛为主症，病不涉及睾丸。

【原文】

问曰：病腹痛有蟲，其脉何以别之？師曰：腹中痛，其脉当沉，若弦，反洪大，故有蚘蟲。（5）

【语译】

问：如何根据病人的脉象来鉴别一般腹痛和虫扰腹痛呢？老师回答说：一般腹痛的脉象当沉或弦，若脉反洪大，是有蛔虫。

【辨析】

本条论蛔虫腹痛的脉诊。

蛔虫病以腹痛为主症，但腹痛可出现于多种疾病。一般说来，里寒腹痛，脉多沉或弦，若腹痛而脉洪大，临床又无热象，当考虑蛔虫病。但并不能仅凭脉象诊断腹痛为蛔虫所致，必须与其他症状合参才能确诊。如经常脐腹疼痛，口吐清涎，眼白睛有蓝色斑点，下唇黏膜有半透明状颗粒，舌面有红点，面部有白斑，鼻孔瘙痒，龋齿、贪食而不消化或有异嗜，大便不调等。还可结合实验室检查大便中有无蛔虫卵来帮助诊断。

此外，脉洪大只是蛔虫病的脉象之一，并非所有蛔虫病皆见洪大之脉。

【原文】

蚘蟲之爲病，令人吐涎，心痛①，發作有時②，毒藥③不止，甘草粉蜜湯主之。（6）

甘草粉蜜湯方：

甘草二兩　粉一兩　蜜四兩

上三味，以水三升，先煮甘草，取二升，去滓，内粉、蜜，攪令和，煎如薄粥，温服一升，差即止。

【词解】

①心痛：此处指心腹部疼痛。②发作有时：指蛔虫上窜则吐涎心痛发作，蛔虫下伏则痛止。③毒药：此指有毒性的杀蛔虫药。

【语译】

患了蛔虫病，会使人口吐涎沫，心腹部疼痛，时作时止，如果用有毒性的杀虫药杀虫仍不能控制其症状，用甘草粉蜜汤主治。

【辨析】

本条论蛔虫病的证治。

1. 主症　吐涎（蛔虫内扰，津液上泛所致），心痛（是蛔虫内扰，气机逆乱引起），发作有时（因蛔动则发，蛔静则安）。

2. 病因　饮食不洁，感染蛔虫。

3. 病机　蛔虫内扰，脏腑不安。

4. 治疗方剂　甘草粉蜜汤。

（1）功能：安蛔缓痛。

（2）方义：蛔虫病腹痛时作，用杀虫药其痛不止，则当以安蛔缓痛为治。虫得甘则缓，方中甘草、蜂蜜味甘缓急止痛；米粉与之同用，共起养胃和中之功。三药配伍，使虫安伏而不内扰，以缓解腹痛之症。

（3）应用：用于蛔虫病发作腹痛剧烈者。

【按语】

甘草粉蜜汤方中之粉，仲景未明确指出究属何物，后世说法不一，有谓为铅粉者，因铅粉毒性较大，故特别强调"差即止"。

"毒药不止"是用了一般杀虫药未取效，故须用杀虫之力峻猛的铅粉。若系米粉，则量不至于如此之小。

粉，有谓米粉者，认为已用毒药而痛未止，不会再用有毒之铅粉，只宜甘平养胃，方后"煎如薄粥"一语，可为米粉之明证。实践证明，本病在剧烈腹痛时，服用杀虫剂后痛势不减，如继续服用杀虫药，痛必更剧，甚至变生他病。此时只宜用甘草、米粉及白蜜安蛔缓痛，解毒和胃。"差即止"即指出本方为暂用的安蛔之剂，待痛势缓和后，再相继用杀虫之品。

以上两种说法，各有所据，似可并存。临床应根据具体情况选药，如用以缓痛安胃当用米粉，如用以杀虫治本则当用铅粉，而铅粉为剧毒药，用时宜慎。

【原文】

蚘厥①者，当吐蚘，令病者静而復時煩，此爲臟寒②，蚘上入膈，故煩。須臾③復止，得食而嘔，又煩者，蚘聞食臭④出，其人當自吐蚘。（7）

蚘厥者，烏梅丸主之。（8）

烏梅丸方：

烏梅三百個　細辛六兩　乾薑十兩　黄連一斤　當歸四兩　附子六兩（炮）　川椒四兩（去汗）　桂枝六兩　人參　黄蘗各六兩

上十味，異搗篩，合治之⑤，以苦酒漬烏梅一宿，去核，蒸之五升米下，飯熟，搗成泥，和藥令相得，内白中，與蜜杵二千下，丸如梧子大，先食飲服十丸。日三服，稍加至二十丸。禁生冷滑臭等食。

【词解】

①蚘厥：因蛔虫内扰而致腹痛剧烈、手足逆冷的病证。②脏寒：内脏虚寒。③须臾：指很短的时间。④食臭：指食物的气味。⑤异搗筛，合治之：指将方内各药分别捣末过筛后再混合在一起。

【语译】

蛔厥病人应当呕吐蛔虫，现在病人安静而时有心烦，这是由于内脏寒冷，蛔虫上窜入膈，所以心烦。一会儿烦止，进食后又呕吐心烦的，因蛔虫闻到食物气味后上窜，故病人呕吐蛔虫。

患蛔厥病的，用乌梅丸主治。

【辨析】

上两条论蛔厥的证治。

1. 主症　心腹痛（因蛔虫扰动，气机逆乱引起），心烦（是蛔虫上扰胸膈所致），得食则呕，吐蛔（是蛔虫内扰，随胃气上逆所致），手足不温（是蛔扰气血逆乱，四肢失于温养），时发时止（蛔动则发，蛔安则止）。

2. 病因　脏气虚寒，感染蛔虫。

3. 病机　正气虚弱，蛔虫内扰，阴阳失调，气机逆乱。

4. 治疗方剂　乌梅丸。

（1）功能：扶正安蛔。

（2）方义：本证是因正气虚弱，脏腑功能失调，寒热错杂，以致蛔虫内扰而成。故重用乌梅酸以安蛔，尤以苦酒（即醋）浸渍乌梅，其力更强；蛔因寒而动，故用干姜、川椒、细辛、附子温阳去寒，使脏温蛔安，且细辛、川椒之味又有伏蛔之用；得苦则安，黄连、黄柏清热燥湿，亦有安蛔作用；人参、当归补益气血，养中安脏。诸药相合，寒热并用，攻补兼施，使脏腑阴阳协调，蛔虫得安而诸症自愈。

（3）本方用于胆道蛔虫病及慢性痢疾属于寒热错杂者，有较好疗效。此外，还可用于妇科病，如痛经、崩漏、带下病等，神经精神性疾病如癔病、自主神经功能紊乱、血管神经性头痛等，以及慢性胃肠炎、胃溃疡等证属寒热错杂者。

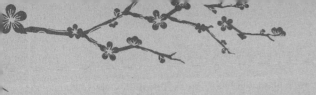

妇人妊娠病脉证并治第二十

一、简释篇名

本篇为《金匮》第20篇，专论妇人妊娠期间常见病的脉证与治疗，故篇名为妇人妊娠病脉证并治。

二、概述内容

本篇原文共11条（含附录1条），方剂9首（其中1首有方无药）。本篇论述妇人妊娠期间的常见病主要有以下五种。

（一）妊娠呕吐

1.定义、命名　妊娠呕吐是妇女在妊娠期间，以中焦失和、胃气上逆为病机,以呕吐为临床特征的病证。因呕吐发生在妊娠期,并与妊娠有关,故名之。

2.主症　呕吐。

3.病因病机　病因为妊娠后受胎气影响；病机为中焦失和，胃气上逆。

4.治疗原则　调和脾胃。

5.与现代医学病名联系　妊娠呕吐的临床表现和妊娠剧吐的病证相似。

（二）妊娠腹痛

1.定义、命名　妊娠腹痛是妇女在妊娠期间，以气血失调为病机，以腹部疼痛为临床特征的病证。因腹痛发生在妊娠期，并与妊娠有关，故名之。

2.主症　腹痛。

3.病因病机　病因是素体阳虚，或饮食不节，或情志不舒；病机是胎气影响，气血不和，阴阳失调。

4.治疗原则　调阴阳，和气血。

5.与现代医学病名联系　妊娠腹痛的临床表现和先兆流产等相似。

（三）妊娠下血

1.定义、命名　妊娠下血是妇女在妊娠期间，以血不循经为病机，以子宫出血为临床特征的病证。因下血发生在妊娠期，故名之。若兼腹痛则称为胞阻，其命名含义为：①胞脉阻滞，如《金匮要略心典》曰："胞阻者，胞脉阻滞，血少而气不行也。"②胞胎化育受阻，如《医宗金鉴》曰："胞阻者，胞中气血不和，而阻其化育也。"

2.主症　子宫出血。

3.病因病机　病因是体内有瘀，或冲任虚寒等；病机是血不循经。

4.治疗原则　消积化癥，调补冲任。

5.与现代医学病名联系　妊娠下血的临床表现与先兆流产、难免流产、不全流产、宫外孕等相似。

（四）妊娠小便难

1.定义、命名　本病是妇女在妊娠期间，以膀胱气化失常为病机，以小便难为临床特征的病证。因本病发生于妊娠期，并与妊娠有关，故名之。

2.主症　小便淋漓不爽，或有热感。

3.病因病机　病因为孕后血虚，胎气影响，兼有热邪等；病机为血虚气滞、热郁下焦，以致膀胱气化失常。

4.治疗原则　养血利气，清热利尿。

5.与现代医学病名联系　妊娠小便难的临床表现与妊娠期尿路感染等相似。

（五）妊娠水气

1.定义、命名　妊娠水气是妇女在妊娠期间，以胎阻气机、气化失常、水湿内停为病机，以身重、小便不利等为临床特征的病证。因水肿发生在妊娠期，并与妊娠有关，故名之。

2.主症　身重，小便不利。

3.病因病机　病因为孕后胎压膀胱，胎气影响；病机为胎阻气机、气化失常，水湿内停。

4.治疗原则　通窍利水。

5.与现代医学病名联系　妊娠水气的临床表现与妊娠期高血压疾病相似。

三、辨析原文

【原文】

師曰：婦人得平脉①，陰脉②小弱，其人渴，不能食，無寒熱，名妊娠，桂枝湯主之。方见下利中。於法六十日當有此證，設有醫治逆者，却一月③，加吐下者，則絕之④。（1）

【词解】

①平脉：指平和无病的脉象。②阴脉：指尺脉。③却一月：误治1个月。④则绝之：就绝其医药，停止误治。

【语译】

老师说：妇人脉象平和，尺脉小弱，口渴，不能进食，没有恶寒发热，这是妊娠，用桂枝汤治疗。一般在妊娠六十日可见上述脉症。假如医生不知是妊娠给予误治，误治一个月，又增加呕吐、腹泻的，就绝其医药，停止误治。

【辨析】

本条论妊娠的诊断、妊娠恶阻的证治以及误治后的症状和处理。

1.主症　平脉（示无他病），尺脉小弱（因初孕血聚养胎，阴血相对不足之象），渴，不能食（乃胎气影响，脾胃不和所致），无寒热（此非外感之病）。

2.病因　胎气影响。

3.病机　胎气影响，脾胃不和，阴阳失调。

4.治疗方剂　桂枝汤。

功能：调阴阳，和脾胃。

"方义""应用"参见"呕吐哕下利病脉证治第十七"。

5.误治的症状及处理

（1）症状：渴，不能食，呕吐，腹泻。

（2）处理：绝其医药，停止误治。

【按语】

（1）本条重点是论述早期妊娠的诊断。凡育龄妇女，平素月经正常，现停经 60 日，并见渴不能食，应考虑早孕。

（2）妊娠初期，血聚养胎，胎气未盛，其脉可见尺部小弱，随着胎气旺盛，尺脉可现滑象，此即《内经》所谓："妇人手少阴脉动甚者，妊子也。"

（3）关于妊娠呕吐：又名妊娠恶阻。乃妊娠后胎气上逆，阴阳气血一时失调，脾胃不和，出现呕吐，不能食者大部分可逐渐自行缓解，不必治疗，较重者需用药调治。桂枝汤调阴阳、和脾胃，适用于妊娠初期阴阳不调，见胃气虚弱脾胃失和者。若胃虚有热，烦渴喜饮，本方则不宜用。

（4）历代医家对原文中的"却一月""则绝之"认识不同，如"却一月"有的释为妊娠 1 个月，有的释为误治 1 个月；"则绝之"有的释为绝其医药，有的释为断绝其妊娠，等等。若从原文整体看，再结合临床实际，其义则明，即"却一月"指误治 1 个月；"则绝之"，就绝其医药，停止误治。依据原文顺序分析如下：原文"妇人得平脉，阴脉小弱，其人渴，不能食，无恶寒，名妊娠"指出妇女初孕时有"渴，不能食"的反应。又说"于法六十日当有此证"，进一步指出妊娠反应一般是在妊娠 2 个月（即停经 60 日）出现。此时，假如医生不知是妊娠反应而进行治疗，一定是误治。那么原文"却一月"自然就是指误治 1 个月。"加吐下者"是说误治 1 个月，"渴，不能食"之症非但不减，而且又增加了呕吐和腹泻，孕妇的正气受损一定较重，此时当如何？原文明确指出"则绝之"，意即停止误治，绝其医药。此时又当如何？是调养保胎，还是流产以绝胎元？应随症处之。

【原文】

妇人宿有癥病①，经断未及三月，而得漏下不止，胎动在脐上者，为癥痼害②。妊娠六月动者，前三月经水利时，胎也。下血者，后断三月，衃③也。所以血不止者，其癥不去故也，当下其癥，桂枝茯苓丸主之。（2）

桂枝茯苓丸方：

桂枝　茯苓　牡丹（去心）　桃仁（去皮尖，熬）　芍药各等分

上五味，末之，炼蜜和丸，如兔屎大，每日食前服一丸。不知，加至三丸。

【词解】

①癥病：病名，是腹内推之不移，痛有定处的积块。②癥痼害：指癥病痼疾的危害。③衃（pēi胚）：指紫黑晦暗的瘀血；又作"癥痼"的互辞。

【语译】

妇人素有癥病，月经停止不到3个月，子宫出血不止，胎动在脐上的，这是癥病为害。妊娠6个月有胎动的，妊娠前3个月月经正常，这是胎。下血的，是经断3个月的瘀血。所以下血不止，是癥病未除的缘故，应当去其癥，用桂枝茯苓丸主治。

【辨析】

本条论癥、胎的鉴别及癥病下血的证治。

（一）癥、胎的鉴别

癥：宿有癥病，经断未及3个月，漏下不止，血色紫暗，胎动在脐上。

胎：平素月经正常，停经6个月，胎动的。

（二）癥病下血的证治

1.主症　经断未及3个月，漏下不止（是瘀血内阻，血不循经），胎动在脐上（非胎也，是瘀血内阻，气血不和）。

2.病因　瘀血。

3.病机　瘀血内阻，血不循经。

4.治疗方剂　桂枝茯苓丸。

（1）功能：消瘀化癥。

（2）方义：桂枝温通血脉；牡丹皮、桃仁活血化瘀；芍药养血和血；茯苓益脾和中。诸药合用，化瘀消癥，去邪护正，使瘀血渐去，血能循经而出血可止。制为蜜丸，并从小剂量开始，意在缓消瘀血。癥病下血，若用活血之剂，恐量大力猛，使出血量增多，甚则气随血脱，当忌之。

（3）应用：本方临床常用于子宫肌瘤、卵巢囊肿、子宫内膜炎、附件炎、宫外孕等妇科疾病；此外还可用于前列腺肥大、慢性肝炎、甲状腺肿等。上述病证凡病机为瘀血内阻者，皆可酌用本方加减治疗。

【按语】

（1）本条文意欠顺，有的注家认为是癥胎互见，即宿有癥病又兼受孕，并因癥病而致妊娠后下血，以"有故无殒"作为使用本方的理论根据。然证之临床，素有癥病又受孕者较为少见，故本条解释为癥胎鉴别及癥病下血的治法，似较恰当。

（2）癥病以腹部可扪及质地较硬的包块，并有胀痛或刺痛，痛处固定为临床特征。其有属内科病者，亦有属妇科病者。本条所论是妇科病，桂枝茯苓丸所治之癥病下血，其人平素多有月经失调、痛经等，下血一般量不多，淋漓不尽，血色紫暗有块，小腹疼痛拒按，或有包块，舌紫暗或有瘀点，脉象多涩。

【原文】

妇人懷娠六七月，脉弦發熱，其胎愈脹①，腹痛惡寒者，少腹如扇②，所以然者，子臟開③故也，當以附子湯温其臟。方未見。（3）

【词解】

①其胎愈胀：指腹胀加重。妊娠后期常腹胀，所以叫"胎胀"。②少腹如扇：少腹阵阵作冷，如被扇风之状。③子脏开：即子宫不能司闭藏之令。子脏，即子宫。开，《说文解字》曰"张也"。

【语译】

妇人妊娠六七个月时，脉弦，腹胀加重，腹部疼痛而怕冷，少腹寒冷如被扇风之状，这是因为子宫不能司闭藏之故，应当用附子汤温暖子宫。

【辨析】

本条论妊娠阳虚寒盛胎胀腹痛的证治。

1. 主症　妊娠六七个月，脉弦（是阴寒内盛，妊娠经脉气血不和之象），发热（是虚阳外浮，其热必微），腹胀（因寒盛和胎气影响、气机不畅），腹痛恶寒，少腹如扇（乃阳虚寒盛，失于温煦）。

2. 病因　素体阳虚，或感外寒。

3. 病机　阳虚寒盛，宫寒腹胀。

4. 治疗方剂　附子汤。

（1）功能：温阳散寒，暖宫安胎。

（2）方义：虽未见方药，但从"附子汤温其脏"可知本方为温阳散寒之剂。

【按语】

（1）本条之"腹痛恶寒者，少腹如扇"是辨证重点，也是阳虚寒盛腹痛的特征。

（2）本方仅有方名未见药物，后世有人主张用《伤寒论》附子汤（炮附子二枚，茯苓、芍药各三两，白术四两，人参二两）。附子有堕胎之弊，是妊娠忌用药，但阳虚寒盛之妊娠腹痛，又常用其温阳祛寒，以固胎气，此即《内经》"有故无殒"之意。然临证用其，必须辨证精确。若有寒但不盛者，宜用仙茅、淫羊藿、巴戟天之类，而不用大辛大热的附子。

【原文】

师曰：妇人有漏下者，有半產後因續下血都不絕者，有妊娠下血者。假令妊娠腹中痛，爲胞阻①，膠艾湯主之。（4）

芎歸膠艾湯方：一方加乾薑一兩，胡洽治婦人胞動無乾薑。

芎藭　阿膠　甘草各二兩　艾葉　當歸各三兩　芍藥四兩　乾地黄四兩

上七味，以水五升，清酒三升，合煮，取三升，去滓，内膠，令消盡，溫服一升，日三服。不差，更作。

【词解】

①胞阻：病名，指妊娠期下血，伴见腹痛的病证，或称胞漏。

【语译】

老师说：妇人有因漏下而月经不止的，有因半产后持续出血不止的，有妊娠下血的。假如妊娠下血腹痛的，是胞阻，用胶艾汤主治。

【辨析】

本条论妇人三种下血的证治。

1.主症　漏下、半产后下血不止、妊娠下血、腹痛（皆为冲任虚寒，阴血失守之病）。

2.病因　素体虚弱，或感外寒、劳伤、半产等。

3.病机　冲任虚损，血虚兼寒。

4.治疗方剂　胶艾汤。

（1）功能：调补冲任，固经安胎。

（2）方义：当归、川芎、芍药、干地黄养血活血；阿胶补血止血；艾叶暖宫止血安胎；甘草调和诸药，且配芍药缓急止痛；清酒宜行药力。诸药合用，补益冲任，养血止血，以治冲任不足之下血。

（3）应用：本方为治妇女崩漏及胎漏的要方。临床对月经过多、血虚腹痛、先兆流产、产后或流产后损伤冲任而下血不绝，以及吐血、便血、尿血等，凡证属血虚兼寒者，皆可酌用本方。方中当归、川芎活血，用于止血时量不宜大，临床治疗时可通过调整方中当归、川芎与干地黄、芍药、阿胶的用量，使本方活血或补血之力有所偏重。

【按语】

胶艾汤用于冲任脉虚偏寒之下血，若为血热妄行或血瘀下血，则不宜用本方。此外，止血安胎须对妊娠的性质加以鉴别，若为病理性妊娠如葡萄胎等，当以堕胎为要，不可盲目保胎。

【原文】

妇人怀妊，腹中疠痛①，当归芍药散主之。（5）

当归芍药散方：

当归三两　芍药一斤　茯苓四两　白术四两　泽泻半斤　芎藭半斤一作三两

上六味，杵为散，取方寸匕，酒和，日三服。

【词解】

①疠（jiǎo 绞）痛：指腹中急痛。《说文解字》曰："疠，腹中急也。"

【语译】

妇人妊娠，腹中急痛，用当归芍药散主治。

【辨析】

本条论妊娠肝脾失调腹痛的证治。

1.主症　妊娠腹中痛（肝虚气郁，湿停血滞所致），足跗浮肿，小便不利（以方测知，为脾虚湿停所致）。

2.病因　脾气素虚，情志不舒。

3.病机　肝脾失调，气血郁滞湿阻。

4.治疗方剂　当归芍药散。

（1）功能：养血调肝，健脾渗湿。

（2）方义：芍药敛养肝血、缓急止痛；当归、川芎养血活血调肝；白术健脾燥湿；茯苓、泽泻淡渗利湿。诸药合用则肝血得补，脾气健运，湿邪下去，气血调和而诸症自愈。本方利水之功较著，以方测症，除原文所述腹痛外，还当有小便不利，足跗浮肿。

（3）应用：据现代药理研究，当归芍药散对子宫平滑肌有双向调节作用，并能调整下丘脑—垂体—卵巢轴的平衡。此外，本方并有降低血液黏度、抑制血小板聚集、改善微循环、降血压、降血脂、抗贫血、抗炎、镇静、利尿、调整自主神经功能等多种作用。

本方临床应用广泛，妇产科常用其安胎、矫正胎位、防止难产、治疗产前产后诸病如妊娠中毒症、产后恶露不尽等，并可治不孕症、月经病、更年期综合征等。内科则可用其治高血压、心绞痛、慢性胃炎、前列腺肥大、胆囊炎、肝硬化腹水等。不论何病，凡病机属肝脾不和、湿停血滞者，皆可酌用本方加减治疗。

日本有医者提倡妊娠期妇女可常服本方，认为该方有保胎、促进顺产及产后母体恢复、婴儿成长的作用。还有将本方作为体质虚弱病人的养生药而长期服用，可资参考。

【原文】

妊娠呕吐不止，乾薑人参半夏丸主之。（6）

乾薑人参半夏丸方：

乾薑 人参各一兩 半夏二兩

上三味，末之，以生薑汁糊爲丸，如梧子大，飮服十丸，日三服。

【语译】

妊娠而呕吐不止，用干姜人参半夏丸主治。

【辨析】

本条论妊娠胃虚寒饮呕吐的证治。

1. 主症 妊娠呕吐不止（是脾胃虚弱，寒饮上逆所致）。

2. 病因 脾胃素虚，内有寒饮，胎气影响。

3. 病机 脾胃虚弱，寒饮上逆，胃失和降。

4. 治疗方剂 干姜人参半夏丸。

（1）功能：温补脾胃，蠲饮降逆。

（2）方义：干姜温中散寒；人参补虚扶正；半夏、生姜汁去饮降逆。诸药合用，去邪而不伤正，使中阳振，寒饮去，胃气降，则呕可止。

（3）应用：妊娠呕吐不止，吐势较剧，呕吐清水涎沫，口不渴，喜热饮，证属胃虚寒饮上逆者，可用本方随症加味治疗。此外，本方还可用于梅尼埃综合征、慢性消化道疾病等以呕吐为主症，辨证属胃虚寒饮上逆者。

【按语】

（1）干姜人参半夏丸中半夏、干姜为妊娠慎用之药，但胃虚寒饮之恶阻，非此不能除。仲景遵《内经》"有故无殒"而用之，且方中有人参，既可补益中气，又可兼制半夏、干姜，如陈修园所说："半夏得人参，不惟不碍胎，且能固胎。"但对素体虚弱，并有半产漏下（即习惯性流产）病史的病人，本方仍应慎用。

（2）干姜人参半夏丸治胃虚寒饮呕吐不止。若药入即吐者，可将药物研成细末，用舌频频舔服，以使病人受纳。

（3）干姜、半夏宜于寒饮呕吐，若属胃热恶阻的可选《温热经纬》的苏连饮（苏叶、黄连）；若胃热呕吐而见阴伤者，可用《外台秘要》方（青竹茹、橘皮、半夏各五两，生姜、茯苓各四两，麦冬、人参各三两），酌加炙枇杷叶、石斛等，疗效甚佳。

（4）本条原文与本篇首条原文所论均为妊娠恶阻，两方证的区别见下表。

桂枝汤证与干姜人参半夏丸证的区别

方证	桂枝汤证	干姜人参半夏丸证
病机	阴阳失调，脾胃不和 （脾胃虚寒较轻）	脾胃虚弱，寒饮上逆，胃失和降 （脾胃虚寒较重，并兼停饮）
治则	调阴阳，和脾胃	温补脾胃，蠲饮降逆

【原文】

妊娠小便難，飲食如故，當歸貝母苦參丸主之。（7）

當歸貝母苦參丸方：男子加滑石半兩。

當歸　貝母　苦參各四兩

上三味，末之，煉蜜丸如小豆大，飲服三丸，加至十九。

【语译】

妊娠后，小便困难，饮食正常，用当归贝母苦参丸主治。

【辨析】

本条论妊娠血虚热郁小便难的证治。

1. 主症　妊娠小便难（是血虚热郁，水道不利所致）。

2. 病因　孕后血虚，兼有热邪。

3. 病机　血虚气滞，热郁下焦，气化失常。

4. 治疗方剂　当归贝母苦参丸。

（1）功能：养血开郁，清热利尿。

（2）方义：当归补血活血润燥；贝母利气解郁并能利湿热，兼治热淋；苦参清热利尿。三药合用，共奏养血开郁，清热利尿之功。

（3）应用：妊娠期尿路感染，妊娠大便难等，辨证为血虚，下焦有湿热者，可用本方随症加减治疗。

【按语】

妊娠小便难，是指妊娠小便频数，淋漓不尽，并伴有疼痛等证，后世称之为子淋。本证的病机是血虚气滞，热郁下焦，气化失常。妊娠以后，血聚养胎，阴血相对亏虚，易生燥热；胎元阻碍，易致气机郁滞，影响膀胱气化；加之热邪郁阻下焦，以致小便淋漓不爽，或尿时涩痛、尿色黄赤，或见便难等。故用本方养血润燥，利气解郁，清热利尿。

【原文】

妊娠有水氣，身重，小便不利，洒淅恶寒①，起即頭眩，葵子茯苓散主之。（8）

葵子茯苓散方：

葵子一斤　茯苓三兩

上二味，杵為散，飲服方寸匕，日三服，小便利則愈。

【词解】

①洒淅恶寒：形容身体恶寒，像冷水浇的一样。

【语译】

妊娠有水气，感觉身体沉重，小便不通利，身体恶寒像冷水浇的一样，起来就觉头晕的，用葵子茯苓散主治。

【辨析】

本条论妊娠有水气的证治。

1. 主症　身重（是水湿内停之症），小便不利（乃胎阻气机所致），恶寒（因湿阻，阳气不能外达），头眩（为湿阻清阳不升引起）。

2. 病因　妊娠后受胎气影响。

3. 病机　胎阻气机，水湿内停。

4. 治疗方剂　葵子茯苓散。

（1）功能：通窍利水。

（2）方义：葵子滑利通窍；茯苓淡渗利湿。二药合用，可使小便通利，水有去路，阳气得以布展，则诸症可愈。

（3）应用：妊娠浮肿见症如原文所述者，可用本方治疗。若兼胀满者可加紫苏梗、砂仁。

【按语】

（1）本条原文与本篇第7条原文所述均为妊娠期间小便异常的证治，两方证的区别见下表。

当归贝母苦参丸证与葵子茯苓散证的区别

方证	当归贝母苦参丸证	葵子茯苓散证
病机	血虚气滞，热郁下焦，气化失常	胎阻气机，水湿内停
症状	妊娠小便难	身重，小便不利
治则	养血开郁，清热利尿	通窍利水

（2）妊娠期妇女常有肢体浮肿，称为"子肿"。如在妊娠后期仅脚部浮肿，无其他不适，可不必治疗，产后其肿自消。本条所论之证，见身重、小便不利、恶寒、头眩，是水停较重。究其病机，并非阳虚而是胎气影响，气化受阻而水停，故治疗勿须温阳，只需利水，小便利、气化行则阳气通而诸症自愈。这就是"通阳不在温，而在利小便"的方法，因葵子性滑利，有滑胎之弊，故用量不宜大，应按方后所嘱："杵为散，饮服方寸匕，日三服，小便利则愈。"

【原文】

婦人妊娠，宜常服當歸散主之。(9)

當歸散方：

當歸　黃芩　芍藥　芎藭各一斤　白術半斤

上五味，杵為散，酒飲服方寸匕，日再服。妊娠常服即易產，胎無苦疾。產後百病悉主之。

【语译】

妇人妊娠期间，宜经常服用当归散。

【辨析】

本条论血虚湿热胎动不安的治法。

妊娠无病，胎儿正常，无需服药。若因血虚湿热而胎动不安，则宜常服当归散。

肝藏血，妊娠血聚养胎，易致血虚生热；脾主运化，与胃同为气血生化之源，妇女妊娠后，所需气血增多，加重脾胃负担，加之胎气影响，易阻气机而致脾胃不健，脾失运化而水湿停滞。妊娠血虚兼有湿热，易影响胎儿的生长发育，此时宜用当归散养血健脾、清热化湿，以安胎元。

当归散用当归、芍药补肝养血；川芎调肝和血，疏血气之滞；白术健脾去湿；黄芩清热。诸药合用，使血虚得补，湿去热清，肝脾调和，则胎元得养而安。方后"常服即易产，胎无苦疾，产后百病悉主之"之论，亦应活看，胎产期间，较易出现血虚湿热的病证，故本方常用，但非肝虚脾弱，血虚湿热之证，则本方不宜。

【按语】

（1）本条原文与本篇第 7 条原文皆为血虚而有湿热之证，两方证的区别见下表。

当归散证与当归贝母苦参丸证的区别

方证	当归散证	当归贝母苦参丸证
病机	肝脾不和，中焦湿热	血虚气滞，热郁下焦，气化失常
症状	胎动不安，纳差口苦	妊娠小便难
治则	养血健脾，清热化湿	养血开郁，清热利尿

（2）当归散与当归芍药散均为安胎之剂，方中皆用当归、芍药、川芎、白术等，两方证的区别见下表。

当归散证与当归芍药散证的区别

方证	当归散证	当归芍药散证
病机	肝脾不和，中焦湿热	肝脾失调，气血郁滞湿阻
症状	胎动不安，纳差口苦	妊娠腹中痛，足跗浮肿，小便不利
治则	养血健脾，清热化湿	养血调肝，健脾渗湿
用药	当归、芍药、川芎、白术、黄芩	当归、芍药、白术、茯苓、川芎、泽泻

【原文】

妊娠養胎，白术散主之。（10）

白术散方：見《外臺》

白术四分　芎藭四分　蜀椒三分（去汗）　牡蠣二分

上四味，杵爲散，酒服一錢匕，日三服，夜一服。但苦痛，加芍藥；心下毒痛，倍加芎藭；心煩吐痛，不能食飲，加細辛一兩，半夏大者二十枚。服之後，更以醋漿水服之；若嘔，以醋漿水服之；復不解者，小麥汁服之。已後渴者，大麥粥服之。病雖愈，服之勿置。

【语译】

妊娠期间养胎，用白术散。

【辨析】

本条论脾虚寒湿胎动不安的治法。

本篇第9条辨析中已言，妊娠无病，无需服药。本条用白术散养胎而无叙证，以方测之，是为脾虚寒湿中阻而致胎动不安之证，临床可见脘腹时痛、呕吐清涎、纳差、白带多、腰疼，甚或阴道下血、苔白滑或腻等，故用白术散温中健脾，去湿安胎。

白术散用白术健脾燥湿；川芎调和肝血；蜀椒温中散寒；牡蛎除湿利水，并能收敛固涩。诸药合用，使寒湿去，脾气健则胎可安。若腹痛较重，加芍药柔肝缓急止痛；心下痛剧则倍川芎调肝活血止痛；心烦、呕吐、胃痛、不能饮食，加细辛、半夏散寒化饮，和胃降逆；吐者可用醋浆水，即米浆水发酵而成，有和胃降逆之效；呕吐不解者加用小麦汁益胃；吐后口渴者，服大麦粥养胃和中。"病虽愈，服之勿置"，是指病愈后，可常服大麦粥以养胃气，而非指常服白术散等药。

【按语】

当归散与白术散均为安胎之剂，方中均用川芎、白术调和肝脾，两方证的区别见下表。

白术散证与当归散证的区别

方证	白术散证	当归散证
病机	脾虚寒湿偏胜	肝脾不和，中焦湿热
症状	脘腹时痛、呕吐清涎、纳差、白带多、腰疼，甚或阴道下血、苔白滑或腻	胎动不安、纳差口苦
治则	温中健脾，去湿安胎	养血健脾，清热化湿
用药	白术、川芎、蜀椒、牡蛎	当归、芍药、川芎、白术、黄芩

附　录

婦人傷胎，懷身腹滿，不得小便，從腰以下重，如有水氣狀，懷身七月，太陰當養不養，此心氣實，當刺瀉勞宮及關元，小便微利則愈。

見《玉函》。

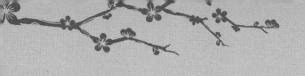

妇人产后病脉证治第二十一

一、简释篇名

本篇为《金匮》第 21 篇，专论妇人产后常见病的脉证与治疗。

二、概述内容

本篇原文共 11 条，方剂 7 首（含 2 首附方）。

产妇在产褥期中所发生与分娩或产褥有关的疾病，称为产后病。本篇首论产后痉病、郁冒和大便难三种病证，继而论述了产后腹痛，上述病证的辨证论治是本篇重点。其次还论述了产后发热、产后下利及产后呕逆等病证。

产后病的病因病机，可归纳为四个方面：一是亡血伤津，由于分娩用力，产后多汗和产伤或失血过多等，易使血亡津伤；二是元气受损，是因产时用力耗气，或产程过长耗气更甚，或失血过多气随血耗，或产后操劳过早所致；三是瘀血内阻，产后余血浊液易生瘀滞，或胞衣残留或感染邪毒等均可致瘀血为病；四是外感六淫或饮食所伤，产后气血俱伤，元气受损，抗病能力减弱，稍有不慎，即易感外邪而致产后诸证。

仲景治疗产后病，考虑到产妇亡血伤津，瘀血内阻，多虚多瘀的特点，既照顾产后正虚，又不拘泥于产后，有是证即用是药，针对具体病情，虚者补，实者攻，体现了《金匮》辨证论治的特点。

三、辨析原文

【原文】

问曰：新产妇人有三病，一者病痉，二者病郁冒，三者大便难，何谓也？师曰：新产血虚，多汗出，喜中风①，故令病痉；亡血复汗，寒多，故令郁冒；亡津液，胃燥，故大便难。（1）

【词解】

①喜中风：指容易感受风邪。

【语译】

问：新产妇人常有三种病：一是痉病，二是郁冒，三是大便困难，这是为什么？老师回答说：由于新产血虚，汗出较多，容易感受风邪，所以发生痉病；产时失血，加上汗出，寒多，所以发生郁冒；津液耗竭，胃肠干燥，所以大便困难。

【辨析】

本条论产后容易发生的三种病证及其病机。

新产妇人容易发生的三种病证是：痉病、郁冒和大便难，即谓产后三大证。产后三大证的形成，内因都是新产亡血伤津，抗病能力减弱，但产妇的体质有差异，感受的外因不同，病机有侧重，故发病情况不同，现分述如下：

1. 痉病　由于新产失血，营卫俱虚，腠理不固，汗出较多，抗病力减弱，易致风邪乘虚而入。因亡血失津，加以风邪入侵，以致筋脉失养而拘急、痉挛，症见颈项强直，四肢抽搐，甚则口噤不开、角弓反张，形成痉病。

2. 郁冒　即郁闷昏冒。因新产妇人"亡血复汗"，既伤津血，又损阳气，寒邪乘虚侵袭。由于正气亏虚，寒闭于内，阳气不能伸展外达，逆而上冲即成郁冒，临床以头眩目瞀，郁闷不舒为主症。

3. 大便难　由于新产失血多汗，津液损伤较重，胃肠失于濡润，因而大便燥结难出。

【按语】

（1）产后痉病常见于以下情况。①产后子痫：除痉病症状外，多有高血压、水肿、蛋白尿，治宜平肝潜阳，用天麻钩藤饮之类；②产伤感染：多伴见高热、腹痛，甚则神昏、谵语，治当清热解毒，酌用五味消毒饮、清营汤等加减；③产后外感：伴恶寒发热、头痛等表证，可参照痉病篇用葛根汤、栝楼桂枝汤等酌加益气养血之品；④气血亏虚：伴见头目眩晕、神疲倦怠、舌淡脉细，治宜益气补血，酌用八珍汤之类；⑤破伤风：轻证用华佗愈风散，重证加用止痉散等；⑥阴血亏而动风：酌用三甲复脉汤加减。临床应辨病分证，采取相应治法。

（2）产后郁冒与产后血晕均可见昏冒，其鉴别见下表。

郁冒与血晕的鉴别

病名	郁冒	血晕
病机	亡血复汗、寒多阳气上冒	失血过多，气随血脱
		恶露不行，瘀血内停，血逆气厥
症状	头汗出、脉微弱、呕不能食、大便坚	面色苍白、天然不泽、目闭口开、手撒肢冷、六脉微细或浮大
		面唇色紫、胸腹胀痛、气粗、两手握拳、牙关紧闭

【原文】

产妇郁冒，其脉微弱，不能食，大便反坚，但头汗出。所以然者，血虚而厥，厥而必冒。冒家①欲解，必大汗出。以血虚下厥，孤阳②上出，故头汗出。所以产妇喜汗出者，亡阴血虚，阳气独盛，故当汗出，阴阳乃复。大便坚，呕不能食，小柴胡汤主之。方见呕吐中。（2）

【词解】

①冒家：指郁冒病人。②孤阳：阴血虚不能敛阳，阳气独行浮越于上。

【语译】

产妇患郁冒，脉象微弱，呕吐不能进食，大便反而干燥，只头部汗出。其原因是由于血虚而气逆，气逆而发生昏厥眩冒。郁冒病人病将解除时，必有全身汗出。因为血虚下厥，孤阳浮于上，所以头汗出。产妇容易出汗的原因，是产后出血多而致亡阴血虚，阳气偏胜，所以应当全身汗出，才能使阴阳恢复平衡协调。大便秘结，呕不能食，用小柴胡汤主治。

【辨析】

本条论产后郁冒兼大便难的病机与治疗。

1.主症　脉微弱（乃津亏血虚之象），呕不能食（因胃气上逆），大便坚（是津亏大肠失濡），头汗出（血虚孤阳上行所致）。

2.病因　产后津血亏虚，感受外邪。

3.病机　阴血亏虚，感受外邪，阳气上冒，胃气上逆。

4.治疗方剂　小柴胡汤。

（1）功能：扶正祛邪，和利枢机。

（2）方义：参见"呕吐哕下利病脉证治第十七"。本证服小柴胡汤后"上焦得通，津液得下，胃气因和，身濈然汗出而解"（《伤寒论》）。

（3）应用：除本条的主症外，余者见"呕吐哕下利病脉证治第十七"的应用。

【按语】

（1）"亡血者无汗"，产后本已血虚津亏，仲景何以言"冒家欲解，必大汗出"？这是因为郁冒但头汗出，是为阴血亏虚，阳气偏盛而上行之征，而服小柴胡汤后，周身津津汗出，是郁闭之寒邪去，偏胜之阳气减，阴阳恢复平衡协调之象，故郁冒随之而解。"必大汗出"并非大发其汗之意，而是指相对于头汗出而言的全身津津汗出。

（2）小柴胡汤所治产后郁冒，除见原文所述郁冒有脉微弱、呕不能食、大便坚、头汗出外，并可见寒热往来等少阳证，治用小柴胡汤扶正祛邪。若产后病人额上冷汗如珠、突然昏厥、面白、呼吸微弱、脉微欲绝，多是失血过多，正虚欲脱之危证，应急用独参汤、参附汤之类固脱，不可误用小柴胡汤。

【原文】

病解能食，七八日更發熱者，此爲胃實，大承氣湯主之。方見痙病中。（3）

【语译】

郁冒解后能进饮食，经过七八日又出现发热，这是胃肠结实证，用大承气汤主治。

【辨析】

本条论郁冒病解后转为胃实的证治。

产后郁冒呕不能食之证，服小柴胡汤后郁冒病解，胃气恢复而能食，示病情向愈。若七八日后又见发热，多因饮食不节而食滞，未尽之余邪与未消之食滞相合，化燥转为胃实之证，除见发热外，并见腹部满痛拒按、大便秘结、脉沉实、苔黄厚等胃家实之证，治用大承气汤荡涤实邪。

【按语】

（1）本条"更发热"，说明上条郁冒证亦有发热，只是上条之发热与外邪有关，多为寒热往来之少阳热，而本条之发热则为里证发热，是为壮热或潮热之阳明热。

（2）仲景对产后血虚之体而用大承气汤，示人治病应掌握病机，如有邪实当攻下，不可贻误病机，所谓"无粮之师，贵在速战也"。但临床应注意，产后之人血虚阴亏，若确属阳明腑实而病人正气不衰者可酌用大承气汤攻下，若邪实而正虚，则应辨其轻重缓急而采用相应之法。若无阳明腑实热证而仅便难，则当养血润肠，不可妄下。

【原文】

産後腹中㽲痛，當歸生薑羊肉湯主之。並治腹中寒疝，虚勞不足。（4）

當歸生薑羊肉湯方：見寒疝中。

【语译】

产后腹中绵绵作痛，用当归生姜羊肉汤主治。本方并可治腹中寒疝作痛与气血虚损劳伤不足等症。

【辨析】

本条论产后血虚里寒的腹痛证治。

1. 主症　产后腹中痛（因产时失血，冲任空虚，经脉失养，或兼寒邪所致），腹中寒疝（即寒疝腹痛，是血虚受寒引起），虚劳不足（乃气血不足之谓）。

2. 病因　失血，感寒。

3. 病机　血虚寒结。

4. 治疗方剂　当归生姜羊肉汤。

功能：养血补虚，散寒止痛。

"方义""应用"参见"腹满寒疝宿食病脉证治第十"。

【按语】

（1）对于腹中疠痛，后世注家认识不一。有将疠读为"xiǔ"，指腹中拘急，绵绵作痛；有读为"jiǎo"，指急痛；有读为"chōu"，指小痛。本条既用当归生姜羊肉汤治疗，以方测症，可知是血虚兼寒之腹痛。血虚之体，兼有阳气不足失于温煦，或有外寒乘虚而入，以致经脉气血不畅，发生腹痛，其痛多为缓痛、隐痛，故而"疠"在此应读为"xiǔ"。当归生姜羊肉汤以补虚为主，兼能散寒，适用于以虚为主兼有寒象之腹痛。若为寒盛腹痛，则当治以散寒为主，则非本方所宜。

（2）当归生姜羊肉汤与当归芍药散均治妇人腹中疠痛，两方证的区别如下表。

当归生姜羊肉汤证与当归芍药散证的区别

方证	当归生姜羊肉汤证	当归芍药散证
病机	血虚寒结	肝脾失调，气血郁滞湿阻，
症状	产后腹中痛，腹中寒疝	妊娠腹中痛，足跗水肿，小便不利
治则	养血补虚，散寒止痛	养血调肝，健脾渗湿

【原文】

产后腹痛，烦满不得卧，枳实芍药散主之。（5）

枳实芍药散方：

枳实（烧令黑，勿太过） 芍药等分

上二味，杵为散，服方寸匕，日三服，并主痈脓，以麦粥下之。

【语译】

产后腹中疼痛，心烦胸满，不能安卧，用枳实芍药散主治。

【辨析】

本条论产后气血郁滞腹痛的证治。

1.主症 产后腹痛（气血郁滞不通所致），烦满不得卧（因气机郁滞而上逆也）。

2.病因 产后恶露不尽，瘀血内停。

3.病机 气血郁滞，气机不畅。

4. 治疗方剂　枳实芍药散。

（1）功能：行气活血止痛。

（2）方义：枳实破气，产后用之，烧黑存性，入血分以行血中之气；芍药和血止痛。两味各等份为散，服"方寸匕"，药少量轻，意在缓治，用大麦粥服药，意在和其胃气。痈脓的形成与气滞血瘀关系密切，本方行气和血，故并主痈脓。

（3）应用：产后、杂病腹痛及痢疾、肠痈等病证属气血郁滞、气机不畅者，均可用本方加减。

【原文】

師曰：産婦腹痛，法當以枳實芍藥散，假令不愈者，此爲腹中有乾血著臍下，宜下瘀血湯主之。亦主經水不利。（6）

下瘀血湯方：

大黃二兩　桃仁二十枚　蟅蟲二十枚（熬，去足）

上三味，末之，煉蜜合爲四丸，以酒一升，煎一丸，取八合，頓服之。新血①下如豚肝。

【校勘】

新血："新"字，《兰台规范》中作"瘀"。

【词解】

①新血：新下之瘀血。

【语译】

老师说：产妇腹中疼痛，按道理当用枳实芍药散治疗，假如服药后腹痛不愈，这是由于瘀血凝结在脐下，宜用下瘀血汤主治。本方还可主治经水不利。

【辨析】

本条论产后瘀血内结腹痛的证治。

1. 主症　产妇腹痛（为血气瘀滞引起），以枳实芍药散不愈（用枳实芍药散治疗不愈，是病重药轻）。

2. 病因　产后瘀血内停。

3. 病机　瘀血内停，着于脐下，气血瘀滞不畅。

4. 治疗方剂　下瘀血汤。

（1）功能：破血逐瘀。

（2）方义：大黄荡逐瘀血，推陈致新；桃仁活血化瘀，润肠通便；䗪虫破血逐瘀。三药力猛，以蜜为丸，防其伤正；酒煎取其行气活血。诸药合用，破血逐瘀之力较强，顿服者，使其一鼓作气，去邪务尽，药后所下色如猪肝之血，即是内结之瘀血。本方除用于瘀血内结的产后腹痛外，并用于瘀血内结之经水不利。

（3）应用：①产后腹痛，恶露不尽，多为血气郁滞，治当以枳实芍药散。用之不效而改用破血逐瘀之下瘀血汤，可知瘀血内结较重。所谓"干血"，是形容瘀血深重。以方测症，其痛如刺而拒按，并可见大便燥结、身热烦闷、舌红、脉沉涩有力等。本方破血逐瘀之力较猛，体虚者当慎用，若用应配党参、黄芪等扶正药。②本方除用于产后恶露不尽、瘀血内结之腹痛及妇女血瘀经水不利外，还常用于慢性肝炎、肝硬化之肝脾肿大等。如有的医者常用本方治肝硬化，认为瘀血蓄积，久病入络者最宜用本方，用后可使血行通畅，瘀无所留，症状减轻，肝功改善。

【按语】

当归生姜羊肉汤、枳实芍药散、下瘀血汤三方皆治产后腹痛，三方证的区别见下表。

下瘀血汤证、当归生姜羊肉汤证、枳实芍药散证的区别

方证	下瘀血汤证	当归生姜羊肉汤证	枳实芍药散证
病机	瘀血内停	血虚寒结	气血郁滞
症状	产妇腹痛，以枳实芍药散不愈	产后腹中痛，腹中寒疝	产后腹痛，烦满不得卧
治则	破血逐瘀	补虚养血，散寒止痛	行气活血止痛

【原文】

產後七八日，無太陽證，少腹堅痛，此惡露①不盡，不大便，煩躁發熱，切脈微實，再倍發熱，日晡時煩躁者，不食，食則讝語，至夜即愈，宜大承氣湯主之。熱在裏，結在膀胱②也。方見痙病中。（7）

【词解】

①恶露：分娩后阴道流出的余血浊液。②膀胱：这里泛指下焦。

【语译】

产后七八日，没有太阳表证，只是少腹坚硬疼痛，这是恶露尚未出尽的缘故。不解大便，烦躁发热，脉象微实，发热更重，日晡时烦躁更甚，不食，食则谵语，到夜晚病情减轻，宜用大承气汤主治。这是热在里，结在下焦所致。

【辨析】

本条论产后瘀血内阻兼阳明里实的证治。

1. 主症　产后少腹坚痛（因恶露不尽，瘀血内阻），不大便，烦躁发热（是热结阳明，里热成实之证），日晡烦躁（为邪在阳明之征），不食，食则谵语（阳明里实，食入助热，上扰心神引起），至夜即愈（至夜阴长阳消，热减病衰之故），脉实（说明邪盛而正不衰）。

2. 病因　产后瘀血内停，素体阳盛、饮食不节等。

3. 病机　瘀血内阻，热结阳明。

4. 治疗方剂　大承气汤。（参见"痉湿暍病脉证治第二"）

【按语】

（1）本证多因产后恶露不尽，瘀血内阻，加之素体阳气偏胜，瘀血化热，耗伤津液，或饮食不节等，以致形成瘀血内阻与热结阳明并见，即"热在里，结在膀胱也"。现病人既无太阳表证，且脉实正气不衰，故可用下法去其实。权衡瘀血内阻与热结阳明，是以热结阳明为急为重，故用大承气汤泻下阳明热结。方中大黄又有活血逐瘀之功，故本方不仅可泻热通便，亦可使内阻之瘀血随着热去便通而下，从而收一举两得之效。若热结去而瘀血仍在，少腹坚痛，恶露不尽，可根据病人正气的盛衰，酌用下瘀血汤、生化汤、失笑散等再治其血。

（2）大承气汤与前述枳实芍药散、下瘀血汤三方均治产后实证腹痛，其区别在于大承气汤所治腹痛除瘀血内阻外，并有热结阳明，且以后者为急为重；枳实芍药散证的病机是血气郁滞；下瘀血汤证的病机是瘀血内结。三方在治疗上也有泻下热结，行气和血与攻逐瘀血之别。

（3）大承气汤在本书中用于治疗痉病、腹满、宿食、下利、产后郁冒变证及产后腹痛等，充分体现了异病同治的原则。

（4）产后瘀血内阻兼热结阳明，治当下其邪，但并非只有大承气汤一方，临床当根据具体病情，随证选方。

產後風，續之數十日不解，頭微痛，惡寒，時時有熱，心下悶，乾嘔汗出。雖久，陽旦證^①續在耳，可與陽旦湯^②即桂枝湯，方見下利中。（8）

【校勘】

产后风：《金匮要略编注》中作"产后中风"。

【词解】

①阳旦证：即太阳中风证。②阳旦汤：有三种说法，一认为即桂枝汤，当从之；二认为是桂枝汤加黄芩；三认为系桂枝汤增桂枝加附子。

【语译】

产后感受风邪，持续数十日不解，轻微头痛，恶寒，时时发热，心下痞闷，干呕，汗出。虽然病久，阳旦证依然存在，可用阳旦汤治疗。

【辨析】

本条论产后中风持续不愈的证治。

1.主症　产后头微痛，恶寒，时时有热，汗出（是风邪在表，营卫不和之症），心下闷，干呕（因胃气失和所致）。

2.病因　产后中风。

3.病机　风邪在表，营卫不和。

4.治疗方剂　阳旦汤（即桂枝汤）。（参见"呕吐哕下利病脉证治第十七"）

【按语】

本条所论是产后外感风邪的太阳表证，由于产后营卫皆虚，易感风邪，致太阳中风表证，正气不能驱邪外出，但邪亦不甚，而仍停留在表，致营卫不和，影响胃气的和降而见心下痞闷、干呕等症。因里证不重，病偏在表，故用阳旦汤祛风解肌，调和营卫，表气和则胃气降，诸症自愈。

【原文】

產後中風發熱，面正赤，喘而頭痛，竹葉湯主之。（9）

竹葉湯方：

竹葉一把　葛根三兩　防風　桔梗　桂枝　人參　甘草各一

两　附子一枚（炮）　大枣十五枚　生薑五两

　　上十味，以水一斗，煮取二升半，分温三服，温覆使汗出。颈项强，用大附子一枚，破之如豆大，煎藥揚去沫，嘔者，加半夏半升洗。

【语译】

　　产后感受风邪，发热，面色红赤，气喘而头痛，用竹叶汤主治。

【辨析】

　　本条论产后中风兼阳虚的证治。

　　1.主症　产后发热，头痛（因产后外感风邪，病邪在表，营卫不和），面赤而喘（为虚阳上浮之征）。

　　2.病因　产后体虚，外感风邪。

　　3.病机　产后中风，阳气不足。

　　4.治疗方剂　竹叶汤。

　　（1）功能：扶正解表。

　　（2）方义：竹叶、葛根、防风、桔梗、桂枝宣散外邪；大枣、生姜调和营卫；人参、附子益气扶阳；甘草调和诸药；诸药合用有扶正祛邪之功。若寒湿邪气阻滞太阳经脉而见颈项强，可加附子温经散寒去湿，若胃气上逆则呕吐，可加半夏和胃降逆。

　　（3）应用：本方为扶正解表之剂，适用于体虚外感，阳气不足，而见发热恶寒、头身疼痛、面赤而喘、四肢欠温、舌淡润、脉弱无力者。

【按语】

　　（1）对于体虚外感，临证应四诊合参，辨明外感、正虚的轻重缓急，根据具体病情决定治法，不可一概而论。如病人正气已衰，虚阳浮越而见面白颧红如妆，身热反欲加衣被，呼吸短促，肢冷汗出，脉微欲绝，则当回阳救逆，扶正固脱，即使兼有表证也不可辛散解表，以免正气亡脱。

　　（2）小柴胡汤、大承气汤、桂枝汤、竹叶汤皆治产后发热，四方证的区别见下表。

竹叶汤证、小柴胡汤证、大承气汤证、桂枝汤证的区别

方证	竹叶汤证	小柴胡汤证	大承气汤证	桂枝汤证
病机	产后中风，阳气不足	阴血亏虚，感受外邪，阳气上冒，胃气上逆	阳明热盛灼津，筋脉失养	胎气影响，脾胃不和，阴阳失调
症状	产后发热，头痛，面赤而喘	头汗出，呕不能食，大便坚，脉微弱	胸满，口噤，卧不着席，脚挛急，龂齿	渴，不能食，无寒热
治则	扶正解表	扶正祛邪，和利枢机	通腑泻热，急下存阴	调阴阳，和脾胃

【原文】

妇人乳中虚①，烦乱②呕逆，安中益氣，竹皮大丸主之。（10）

竹皮大丸方：

生竹茹二分　石膏二分　桂枝一分　甘草七分　白薇一分

上五味，末之，枣肉和丸，弹子大，以飲服一丸，日三夜一服。有热者，倍白薇；烦喘者，加柏實一分。

【词解】

①乳中虚：指哺乳期间，中气虚弱。②烦乱：心烦意乱。

【语译】

妇女在哺乳期内，中气虚弱，心烦意乱，呕吐气逆，应当安中益气，用竹皮大丸主治。

【辨析】

本条论产后虚热烦呕的证治。

1.主症　妇人哺乳期烦乱（是虚热内扰神明所致），呕吐气逆（为中虚热忧，胃气上逆之症）。

2.病因　产后哺乳。

3.病机　气血不足，虚热内扰。

4.治疗方剂　竹皮大丸。

（1）功能：安中益气，清热降逆。

（2）方义：竹茹、石膏清热除烦，降逆止呕；白薇清虚热；重用甘草补中

益气，兼能清热，并伍桂枝辛甘化气；枣肉补益中焦。诸药合用，使虚热去，烦乱止，呕逆除，中气复，正渐盛。若虚热较重，症见手足心热或午后潮热等，倍白薇以清虚热；心肺阴虚，心烦气喘，加柏子仁、沙参等养心润肺，除烦定喘。

（3）应用：本方适用于产后气血不足，虚热内生，胃气上逆而虚烦干呕者，亦可用于神经性呕吐属于虚火上逆者。

【原文】

产后下利虚极①，白头翁加甘草阿胶汤主之。（11）

白头翁加甘草阿胶汤方：

白头翁二两　黄连　蘗皮　秦皮各三两　甘草　阿胶各二两

上六味，以水七升，煮取二升半，内胶，令消尽，分温三服。

【词解】

①虚极：即虚弱之甚。产后本已气血两虚，又患下利再伤阴血，故谓虚极。

【语译】

产后下利，正气虚极，用白头翁加甘草阿胶汤主治。

【辨析】

本条论产后热利伤阴的证治。

1.主症　产后下利（下利指痢疾，因湿热壅滞大肠，传化失司所致）。

2.病因　产后饮食不洁等。

3.病机　产后血虚，湿热下注，大肠传化失司。

4.治疗方剂　白头翁加甘草阿胶汤。

（1）功能：清热止利，养血和中。

（2）方义：白头翁清热止利；甘草和中；阿胶养血。诸药合用，正邪兼顾，以愈产后下利虚极之证。

（3）应用：本方主治产后血虚而患痢疾，症见下痢脓血、里急后重、腹痛者，亦适用于素体血虚而患热痢或热痢伤阴血者。

【按语】

本条是指痢疾，以方测症，当有腹痛、里急后重、便下脓血、发热等症。

附　方

《千金》三物黄芩湯：治婦人在草蓐，自發露得風，四肢苦煩熱。頭痛者，與小柴胡湯。頭不痛，但煩者，此湯主之。

黄芩一兩　苦參二兩　乾地黄四兩

上三味，以水八升，煮取二升，温服一升，多吐下蟲。

《千金》内補當歸建中湯：治婦人産後虛羸不足。腹中刺痛不止，吸吸少氣，或苦少腹中急，摩痛，引腰背，不能食飲，産後一月，日得四五劑爲善。令人强壯，宜。

當歸四兩　桂枝三兩　芍藥六兩　生薑三兩　甘草二兩　大棗十二枚

上六味，以水一斗，煮取三升，分温三服，一日令盡，若大虛，加飴糖六兩。湯成内之於火上煖，令飴消，若去血過多，崩傷内衄不止，加地黄六兩，阿膠二兩，合八味，湯成内阿膠。若無當歸，以芎藭代之；若無生薑，以乾薑代之。

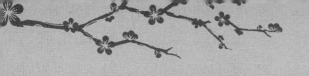

妇人杂病脉证并治第二十二

一、简释篇名

本篇为《金匮》第22篇，论述妇人杂病的脉证和治疗。

二、概述内容

本篇原文共22条（含附录1条），方剂12首（含附录中方剂1首）。

妇人杂病是指妇人胎产以外的经、带和前阴疾病等。本篇内容主要包括热入血室、梅核气、脏躁、漏下、带下、经水不利、腹痛、转胞、阴疮、阴吹等。

本篇第8条为全篇的总纲，概括指出了妇人杂病的病因为虚、积冷、结气；证候表现涉及上、中、下三焦各部，并有经带异常的特点；论治原则为详审阴阳，分辨寒热虚实，根据不同的病证特点，按法治疗。

妇人杂病以经带病最常见，故篇中有关经带疾病的论述较详。

本篇治法较多，有内治法，也有外治法，内治法中有汤剂、丸剂、散剂、酒剂等；外治法中有针刺、洗剂、纳入阴中的坐药、利大便的润导剂等。

本篇所论妇人杂病虽是指胎产以外的疾患，但胎产可以导致杂病，杂病每易影响胎产，二者关系密切，所以本篇亦涉及部分胎产疾病。因此，对本书的妇人三篇（妇人妊娠病脉证并治第二十、妇人产后病脉证治第二十一及本篇）应结合起来学习。妊娠篇、产后篇和本篇为后世中医妇产科的发展奠定了基础。

三、辨析原文

【原文】

婦人中風，七八日續來寒熱，發作有時，經水適斷，此爲熱入血室①，其血必結②，故使如瘧狀，發作有時，小柴胡湯主之。方見嘔吐中。（1）

【词解】

①热入血室：指妇女在月经期间感受外邪，邪热与血相搏结于血室所出现的病证。前人对血室有不同解释，如有的指冲脉，有的指肝脏，有的指子宫（详见本篇第4条原文的最后一条按语）。②其血必结：指邪热与经血互结，以致月经停止不行。

【语译】

妇人感受风邪，七八日后，续得寒热，发作有时，经水刚刚停止，这是热入血室的病证，血与邪结而不行，所以寒热发作有时，如疟疾状，用小柴胡汤主治。

【辨析】

本条论热入血室的证治。

1. 主症　寒热发作有时（因热入血室，正邪相争所致），经水适断（是血与邪结而经水不行）。

2. 病因　经期外感。

3. 病机　邪热与血相搏，血结经水不行。

4. 治疗方剂　小柴胡汤。

功能：清解少阳。

"方义""应用"参见"呕吐哕下利病脉证治第十七"。

【按语】

（1）小柴胡汤本是治伤寒少阳证之方，妇人经期外感，邪热乘虚内陷血室，正邪相争而见寒热往来，发作有时之少阳证，故用小柴胡汤清解热邪，扶助正气；因血与邪结而经水适断，治当在方中加入活血之品，以散血结。

（2）小柴胡汤在《金匮》中用来治疗黄疸、呕吐、郁冒、热入血室等病证，再次体现了异病同治的辨证论治思想。

【原文】

婦人傷寒發熱，經水適来，晝日明了①，暮則讝語，如見鬼狀者，此屬熱入血室，治之無犯胃氣及上二焦，必自愈。（2）

【词解】

①昼日明了：指白天神志清楚。

【语译】

妇人感受寒邪而发热，月经刚好来潮，白天神志清楚，入夜则神志不清，胡言乱语，好像见到鬼一样，这是热入血室，治疗时不要伤害胃气及上焦，病会自愈。

【辨析】

本条论经水适来热入血室的证候和治禁。

妇人患外感伤寒发热时，经水刚来，邪气乘虚入于血室，热陷血分，影响心营，故见"昼日明了，暮则谵语"。本证虽因外感而发，但热已陷血室，故不宜用发汗解表之法；虽有发热、谵语，但这些症状既非热结阳明，又非热入心包，故不能用泻下热结或清心开窍之法，否则诛伐无过，反伤正气，此即"治之无犯胃气及上二焦"之意。

所谓"必自愈"，是指热入血室，经水正行，邪热可随经血外泄，病可自愈。有些注家认为可用小柴胡汤加清血热之品治疗，可供临床参考。

【按语】

本条所论热入血室症见暮则谵语，临床须与其他证型的谵语相鉴别。如热炽阳明谵语，主症为高热、神昏、谵语、口渴、汗出、舌红苔黄等，治当清热生津，方用白虎汤；热结阳明谵语，主症为高热、日晡为甚、谵语、腹满硬痛、便秘、舌红苔黄厚而燥等，治当泻下热结，方用大承气汤；热入心包谵语，主症为高热、神昏、谵语、肢厥、舌绛等，治当清心开窍，方用安宫牛黄丸；热入血室谵语，经期外感，昼日明了，暮则谵语，若血未结而经正行，则邪热可随之外泄，病可自愈，或用小柴胡汤扶正祛邪，加用清血热之品；若血结经断，血蓄下焦，症见神昏谵语、发热、少腹硬满、大便色黑、经断不行等，则当活血逐瘀，酌用桃仁承气汤类。

婦人中風，發熱惡寒，經水適來，得七八日，熱除脉遲，身涼和，胸脇滿，如結胸①狀，讝語者，此爲熱入血室也。當刺期門②，隨其實而取之。（3）

【词解】

①结胸：指邪气结于胸中，出现胸闷、胸痛的一类病证。②期门：穴位名。是足厥阴肝经之募穴，位于乳中线上、乳头下两肋间。

【语译】

妇人感受风邪，发热恶寒，月经刚好来潮，得病七八日后，发热退，脉迟，身凉和，胸胁胀满，好像结胸证一样，神志不清，胡言乱语的，这是热入血室，当针刺期门，随其邪实所在而取之。

【辨析】

本条论热入血室，表证已罢的证治。

1.主症　发热恶寒（因外感风邪，营卫不和），七八日后热除，身凉和（是表证已罢），脉迟（示血结不畅），胸胁满，如结胸状（是肝经气血郁滞所致），谵语（乃瘀热上扰神明引起）。

2.病因　经水适来，感受外邪。

3.病机　热入血室，与血搏结，郁滞胸胁，扰于神明。

4.治疗方法　针刺期门。

（1）功能：泻实邪，清瘀热。

（2）方义：期门为肝经募穴，肝藏血而主疏泄，其脉下绕阴器，上布胁肋。任脉起于胞中，出于会阴，沿腹、胸正中上行与肝经交会。外感热病，经水适来，热入血室，与血相结，郁滞肝经，上扰神明而见原文所述诸症。针刺期门以泻郁滞在肝经的邪热，疏通肝经气血，邪去血和则诸症可解。

【原文】

陽明病，下血讝語者，此爲熱入血室，但頭汗出，當刺期門，隨其實而瀉之。濈然汗出①者愈。（4）

【词解】

①濈（jī 辑）然汗出：形容周身微微汗出。

【语译】

患阳明病而见下血谵语的，这是热入血室，只有头部汗出，当刺期门穴，随其邪实所在而泻之，使周身微微汗出而病愈。

【辨析】

本条论阳明病热入血室的证治。

1. 主症 下血（即不正常的子宫出血，因阳明热盛，热入血室，迫血妄行所致），谵语（由热扰心神引起），但头汗出（乃里热熏蒸于上之故）。

2. 病因 患阳明病，里热过盛。

3. 病机 阳明热邪陷入血室，迫血妄行。

4. 治疗方法 针刺期门。刺期门则周身微微汗出，邪热去，阴阳和而病愈。

【按语】

（1）本条所论下血，有注家认为指便血，有的认为是前阴下血。根据仲景诊断此为热入血室，又在妇人杂病篇中论述，当以后者为是。

（2）妇人患阳明病，不逢经期，何以出现热入血室之证？《内经》曰："冲脉者，经脉之海也……与阳明会于宗筋"，冲脉起于胞中，与阳明胃经在气冲穴交会，故有"冲脉隶属阳明"之说。因此，阳明热盛，虽不逢经期，亦可影响冲脉，致热邪陷入血室，迫血妄行而见下血。

（3）阳明热盛本当清泻阳明之热，然本证热邪已入血室，而以下血为主症，故当清泻入于血室之热。期门为肝经募穴，肝经与血室关系密切，肝藏血而主疏泄，热入血室易影响肝经，针刺期门，可泻入于血室之热，调畅肝经气血，气机调畅，周身微汗，则入于血室之热随之而去，诸症可除。

（4）以上4条皆论热入血室，其病虽有月经适来、适断而感受外邪，或热病期中月经来潮，或非经期热入血室而下血等不同，然病机均为热入血室，故治疗均以泻热为主，若血结不行则当兼以活血化瘀。

（5）热入血室之"血室"是指何处，后世注家意见不一，如成无己认为是冲脉，柯韵伯认为是肝脏，徐忠可认为是肝经，张景岳认为是子宫，吴有性认为是冲脉与任脉，等等。以上认识虽各有一定道理，但都欠全面。血室，狭义是指子宫，广义的则总括子宫、肝、冲任脉。所谓热入血室，是妇女在月经期间感受外邪，邪热与血互相搏结于血室而出现的相应病证。从仲景治疗用小柴胡汤及针刺期门等法来看，偏于从治肝入手，清泻血室之热。

【原文】

妇人咽中如有炙脔①，半夏厚朴汤主之。（5）

半夏厚朴汤方：《千金》作胸满，心下坚，咽中帖帖，如有炙肉，吐之不出，吞之不下。

半夏一升　厚朴三两　茯苓四两　生薑五两　乾蘇葉二两

上五味，以水七升，煮取四升，分温四服，日三夜一服。

【词解】

①炙脔（luán 栾）：即烤肉块。肉切成块名脔。

【语译】

妇人自觉咽中如有烤的肉块梗塞一样，用半夏厚朴汤主治。

【辨析】

本条论妇人气滞痰凝于咽的证治。

1. 主症　妇人咽中如有炙脔（是气滞痰凝于咽之症）。

2. 病因　情志抑郁。

3. 病机　气滞痰凝于咽。

4. 治疗方剂　半夏厚朴汤。

（1）功能：开结化痰，理气降逆。

（2）方义：半夏燥湿化痰，降逆散结；厚朴行气消痰；生姜既助半夏之功，又解半夏之毒；茯苓健脾利湿以绝生痰之源；干苏叶芳香行气解郁，并能引诸药上达咽喉。诸药合用，使气顺郁解，痰消湿除，如此则咽中炙脔之感消矣。

（3）应用：半夏厚朴汤行气化痰降逆，主治痰气郁结之梅核气，症见咽中如有物梗阻，咯之不出，吞咽不下，胸胁满闷，气急作痛，苔白润或滑腻，脉弦滑。临床对于癔病、胃肠神经官能症、食道痉挛、慢性喉炎、气管炎等出现上述症状的，可用本方加减治疗。此外，本方还广泛用于慢性胃炎、更年期综合征、闭经、妊娠恶阻等属于气滞痰凝者。

【按语】

（1）本病的发生，多因情志抑郁，以致气机不畅，津聚为痰，气滞痰凝，上逆于咽喉之间，故病人自觉咽中有物梗塞，吞之不下，吐之不出，但并无疼痛感，饮食吞咽亦无妨碍，后世称此为"梅核气"。本病不独见于妇人，亦可见于男子。临证可用本方加疏肝理气及咸味化痰之品，有助于提高疗效。

（2）临床对"咽中如有炙脔"者当注意检查有无器质性病变，以免误诊，延误病情。

【原文】

妇人脏躁，喜悲伤欲哭，象如神灵所作，数欠伸，甘麦大枣汤主之。（6）

甘麦大枣汤方：

甘草三两　小麦一升　大枣十枚

上三味，以水六升，煮取三升，温分三服。亦补脾气。

【语译】

妇人患脏躁病，易悲伤，想哭，像有神灵附着而作，频作欠伸，用甘麦大枣汤主治。

【辨析】

本条论妇人脏躁的证治。

1. 主症　喜悲伤欲哭，像如神灵所作（乃脏阴不足，心神失养之症），数欠伸（肝郁肾虚之征）。

2. 病因　素体虚弱，情志抑郁，思虑过度。

3. 病机　脏阴不足，心神失养。

4. 治疗方剂　甘麦大枣汤。

（1）功能：养阴止躁，安神缓急。

（2）方义：小麦养心肝而止躁安神；甘草、大枣补中缓急，使脾精充沛以灌四旁而解诸脏之躁。三药皆属甘平之品，补虚缓急，使神志安宁，躁急自止。

（3）应用：本方主治思虑过度，脏阴受损，心神失养而致的脏躁。症见精神恍惚、时常悲伤欲哭不能自主、心中烦乱、睡眠不安、呵欠频作，甚则言行失常，舌红少苔，脉细而数。临床对于精神分裂症、癔病、更年期综合征、神经衰弱、小儿夜惊症等出现上述证候的，可用本方加减治疗。

【按语】

（1）脏躁症见悲伤欲哭，像如神灵所作，此证当与痰迷心窍及痰火扰心证区别。三者的鉴别如下表。

脏躁与痰迷心窍、痰火扰心的鉴别

类别	脏躁	痰迷心窍	痰火扰心
症状	悲伤欲哭、数欠伸、心烦、舌红少苔、脉细数	神志痴呆、举止失常、精神抑郁、苔白腻、脉滑	哭笑无常、烦渴、便秘、舌红苔黄腻、脉滑数
治则	养阴止躁，安神缓急	涤痰开窍	清心豁痰
用药	甘麦大枣汤	导痰汤	礞石滚痰丸

（2）对于本条所论脏躁之脏是指何脏，后世注家认识不同。如《医宗金鉴》曰："脏，心脏也。心静则神藏，若为七情所伤，则心不得静，而神躁扰不宁也。"《金匮要略心典》曰："脏躁，沈氏所谓子宫血虚，受风化热者是也。血虚脏躁，则火内扰而神不宁。"《金匮要略浅注》则认为："脏属阴，阴虚而火乘之则为躁，不必拘于何脏。"黄树曾在《金匮要略释义》中曰："脏，指五脏而言。脏躁，谓五脏之全部或一部津液阴血不足。"以上各家所说，均有一定道理，可供参考。根据脏躁的临床表现，似以《医宗金鉴》之说为是。

（3）原文"象如神灵所作"是描述病人精神恍惚，言行失常，变幻莫测。本病多因情志抑郁化火伤阴或思虑过度耗伤阴血而成，治疗时可根据具体病情，酌用本方合酸枣仁汤或百合地黄汤等以提高疗效。

【原文】

婦人吐涎沫，醫反下之，心下即痞，當先治其吐涎沫，小青龍湯主之。涎沫止，乃治痞，瀉心湯主之。（7）

小青龍湯方：见痰飲中。

瀉心湯方：见驚悸中。

【校勘】

瀉心湯方：《千金要方·卷二十》作"甘草泻心汤方"。

【语译】

妇人吐涎沫，医生反而使用下法，以致产生心下痞满，应当先治吐涎沫，用小青龙汤主治；吐涎沫止后再治痞满，用泻心汤主治。

【辨析】

本条论上焦寒饮误下成痞的证治。

1. 主症　吐涎沫（是上焦有寒饮），心下痞（是误下伤中，中焦失运，气滞不通）。

2. 病因　上焦素有寒饮，复感寒邪，又经误下。

3. 病机　外寒内饮，中焦气滞。

4. 治疗方剂　小青龙汤（参见"痰饮咳嗽病脉证并治第十二"），泻心汤（参见"惊悸吐衄下血胸满瘀血病脉证并治第十六"）。

【按语】

（1）本条所述，既有上焦寒饮之吐涎沫，又有中焦气滞之心下痞，先用小青龙汤温肺化饮，可知寒饮较重。且小青龙汤证可兼外感，而心下痞则属里证，表里同病时，一般当先解表而后治里。

（2）原文后指出泻心汤方"见惊悸中"。在惊悸篇中泻心汤由大黄、黄连、黄芩组成，治热盛吐衄之证，而本条用泻心汤治误下后所致之心下痞，故此泻心汤当以甘草泻心汤或半夏泻心汤为宜。

【原文】

婦人之病，因虛、積冷、結氣，爲諸經水斷絕，至有歷年，血寒積結，胞門①寒傷，經絡凝堅。

在上嘔吐涎唾，久成肺癰，形體損分②。在中盤結，繞臍寒疝；或兩脇疼痛，與臟相連；或結熱中③，痛在關元，脉數無瘡，肌若魚鱗，時着男子，非止女身。在下未多，經候不匀，令陰掣痛，少腹惡寒；或引腰脊，下根氣街④，氣衝急痛，膝脛疼煩。奄忽眩冒⑤，狀如厥癲⑥；或有憂慘，悲傷多嗔⑦，此皆帶下⑧，非有鬼神。

久則羸瘦，脉虛多寒。三十六病，千變萬端；審脉陰陽，虛實緊弦；行其針藥，治危得安；其雖同病，脉各異源；子當辨記，勿謂不然。（8）

【词解】

①胞门：指子宫。②形体损分：谓得病之后，形体消瘦，与未病之前判若两人。③热中：此处指热邪滞于肠胃。④气街：即气冲穴位。⑤奄忽眩冒：指突然发生晕厥。⑥厥癲：指昏厥、癲狂一类疾病。⑦多嗔（chēn 琛）：指时常发怒。⑧带下：泛指妇人经带病。

【语译】

妇人诸病，多因虚损、积冷、结气造成闭经，时间久了，血分受寒，积结胞门，寒伤经络。

邪凝于上，则呕吐涎唾，日久寒邪化热可形成肺痈，形体因之消瘦。病在中，寒邪盘聚，引起绕脐痛的寒疝病，或两胁疼痛而下连肝脏；或寒邪化热结于中，痛在脐下关元，脉数并无疮患，肌肤为热所灼，枯燥如鱼鳞状，以上病证亦可见于男子，并非妇女独有之病。病在下，虽然下血不多，但往往经候迟早不匀，阴部抽掣疼痛。小腹怕冷，或痛引腰脊，痛发气街，气冲急痛，膝胫疼痛，烦扰不宁。或忽然眩晕昏厥，其状如厥逆、癫狂；或忧愁凄惨或悲伤、多怒，这些都是妇科疾病引起，并非鬼神作祟。

病久则形体羸瘦，脉虚多寒。妇人带下三十六病，变化很多；医生应审脉之阴、阳、虚、实、紧、弦等，用针刺或药物等治疗，使病人转危为安；其有病同而脉不同，应当详加辨别，不要认为上面这些话不对。

【辨析】

本条论妇人杂病的病因病机、证候和治则。

第一段指出妇人杂病的病因不外虚、积冷、结气三个方面。

虚指气虚血少。妇人以血为本，月经以血为用，血是月经的物质基础，血的化生与运行又赖于气，气血充盈和调，妇人方能经候如常。气虚血少则可影响月经，导致经少、经闭等月经病。

积冷是久积冷气。血脉贵在温通，血得寒则凝，无论感受外寒，或是阳虚寒从内生，皆可影响气血，使其运行不畅，妇女则易出现经闭不行等月经病。

结气指气机郁结。气为血之帅，气机以条达流畅为顺，气机郁结易影响血行，可致妇女经闭等月经病。

上述虚、积冷、结气等日久皆可影响胞门，以致血气凝结、经络阻滞，出现月经不调、闭经等月经病。

第二段分论虚、积冷、结气所导致上、中、下三焦的病证。

虚、积冷、结气在上焦易伤肺气，使其宣降失常、津停为涎而见咳逆、吐涎唾；日久寒邪化热，可形成肺痈，正气大伤而形体消瘦。

虚、积冷、结气在中焦易伤肝脾。由于体质不同，其病有寒化、热化之别。如其人中阳素虚，则邪易寒化、盘结中焦，或形成绕脐疼痛的寒疝，或影响肝经而见两胁痛连肝脏。如中阳素盛，则邪易热化、热灼血干，形成瘀血，以致脐下关元部位疼痛。病从热化，脉象多数，热耗营血，肌肤失荣故皮肤枯燥，状如鳞甲。

上述病变，不论男女均可出现，故曰"时着男子，非止女身"。

虚、积冷、结气在下焦，则可引起妇女经带诸病。如虚寒相搏结于下焦，则有前阴掣痛，或少腹恶寒等症，甚至痛引腰脊，痛发气街，气冲急痛，膝胫疼痛，烦扰不宁。此外，经带诸病，尚可兼见突然眩冒、神志失常等类似厥癫的症状，这些都与情志因素有关，如悲伤忧愁、时常发怒等。凡此种种，都属妇人经带诸病，并非是鬼神作祟所致。

第三段指出妇人杂病的治则。

上述诸病当及时治疗，日久正气耗伤，形体瘦弱，脉虚多寒，并可导致其他疾病，即所谓"三十六病，千变万端"。作为医生，应注意审脉辨证，用针灸、药物等治疗，使病人转危为安。对于病同脉异的情况，尤当详细辨证，以免误诊误治。本条最后指出"子当辨记，勿谓不然"，是强调上述论述的重要性。

【按语】

（1）本条指出虚、积冷、结气为妇人诸病的主要病因，这对妇科病的研究、治疗具有重要指导意义。从临床上看，肝气郁结（即结气）之病机在妇人病中最为常见，妇人容易出现悲伤、忧愁、易怒等情绪波动，导致肝气郁结，出现经带或其他诸病。除了社会因素外，此与妇女本身生理特点亦有密切关系。妇人每月排经，血易不足，肝藏血与主疏泄的功能相辅相成，肝血不足易影响其疏泄之功，故妇人易被七情所伤出现肝气郁结，临床诊治应注意妇人这一特点。

（2）所谓"三十六病"，是泛指妇科疾病，尤在泾释为十二症、九痛、七害、五伤、三瘤，可供参考。

【原文】

问曰：妇人年五十所，病下利数十日不止，暮即发热，少腹里急，腹满，手掌烦热，唇口干燥，何也？师曰：此病属带下。何以故？曾经半产，瘀血在少腹不去。何以知之？其证唇口干燥，故知之，当以温经汤主之。（9）

温經湯方：

吴茱萸三兩　當歸二兩　芎藭二兩　芍藥二兩　人參二兩　桂枝二兩　阿膠二兩　生薑二兩　牡丹（去心）二兩　甘草二兩　半夏半升　麥門冬一升（去心）

上十二味，以水一斗，煮取三升，分温三服。亦主婦人少腹寒，久不受胎；兼取崩中去血，或月水來過多，及至期不來。

【校勘】

下利：《金匮要略直解》《医宗金鉴》皆谓当是"下血"，宜从。

【语译】

问：妇女年龄五十左右，患前阴下血，几十日不止，每到傍晚就发热，少腹急迫，腹部胀满，手掌烦热，唇口干燥，这是什么病呢？老师回答说：这种病属于妇科病。因为什么原因呢？病人曾经小产，瘀血停在少腹不去。根据什么知道这一点呢？病人唇口干燥，所以知道有瘀血，应当用温经汤主治。

【辨析】

本条论冲任虚寒夹有瘀血而致崩漏的证治。

1.主症　下血数十日不止（因冲任虚寒，兼有瘀血，血不循经），少腹里急（是冲任虚寒，失于温养），腹满（为瘀血内阻，气机不畅），暮即发热，手掌烦热（乃阴血不足，虚热内生），口唇干燥（瘀血内阻，津不上承矣）。

2.病因　曾经半产，少腹有瘀血；年高体弱等。

3.病机　冲任虚寒，兼有瘀血，血不循经。

4.治疗方剂　温经汤。

（1）功能：温经散寒，养血去瘀。

（2）方义：方中吴茱萸、桂枝温经散寒，兼通血脉；当归、川芎活血去瘀，养血调经；阿胶、芍药、麦门冬养血益阴；牡丹皮既能活血，又能退虚热；人参、甘草、生姜、半夏益气和胃，以资生化之源，其中甘草并能调和诸药。诸药合用，共奏温经散寒，养血去瘀之功。

（3）应用：本方为妇科常用方剂，用于冲任虚寒、阴血不足兼有瘀血所致的崩漏、痛经、久不受孕、闭经、更年期综合征等多种妇科病。

【按语】

（1）《素问·上古天真论》曰"女子……七七任脉虚，太冲脉衰少，天癸竭，地道不通"，这说明妇女50岁左右，肾气衰，冲任二脉虚，天癸竭，月经断，这是妇女的正常生理变化，仲景用温经汤治疗，50岁左右妇女又见前阴下血数十日不止，其病因是曾经半产，瘀血内阻，本当活血去瘀，然妇女年50岁，冲任已虚，故用温经汤温养冲任，扶正祛邪。当然，在临床上温经汤并不限用于50岁左右的妇女，不同年龄、各种妇科病证，凡病机为冲任虚寒、阴血不足，兼有瘀血者，皆可酌用本方加减治疗。此外，需要指出，妇女50岁左右，断经后又见下血，可见于妇科肿瘤，若遇此病人，当详细检查，明确诊断。

（2）温经汤证虽见暮即发热、手掌烦热、唇口干燥等虚热之症，但其病机以冲任虚寒，兼有瘀血，血不循经为主，尚可伴见少腹拘急疼痛、腹部胀满、下血不止、血色紫暗有块等。若因下血不止，以致阴血不足，虚热内生，兼有瘀血内阻，津不上承之虚热诸症，即可用温经汤温经散寒，养血去瘀，使冲任、阴血得养，瘀血得去，下血停止，如此则阴血渐充，虚热自退。

【原文】

带下，经水不利，少腹满痛，经一月再见者，土瓜根散主之。（10）

土瓜根散方：陰癩腫①亦主之。

土瓜根　芍藥　桂枝　蟅蟲各三分

上四味，杵爲散，酒服方寸匕，日三服。

【词解】

①阴癩肿：即阴器肿，指外阴部有较硬的卵状肿块。

【语译】

妇人经带诸病中，经水不利，少腹胀满疼痛，月经一月两行者，用土瓜根散主治。

【辨析】

本条论瘀血而致月经不调的证治。

1. 主症　经水不利（因瘀血阻滞，血行不畅），少腹满痛（血瘀气滞所致），经一月再见（瘀血内阻，血海不宁引起）。

2. 病因　瘀血。

3. 病机　瘀血内阻胞络。

4. 治疗方剂　土瓜根散。

（1）功能：活血化瘀。

（2）方义：土瓜根即王瓜根，与䗪虫同用有破瘀活血之功；芍药、桂枝调营止痛；酒以行滞。诸药合用，使瘀血去，胞络和则经调痛止。

（3）应用：本方活血祛瘀，适用于瘀血内阻胞络而致的经少不利、痛经、经色紫暗有块、经间期出血等，病人多见舌紫暗、脉涩。

【按语】

文中阴肿，有注家释为子宫脱垂，但从临床看，子宫脱垂多责之气虚下陷与肾虚不固，治宜益气升提，补肾固脱。土瓜根散所治阴肿之病机为瘀血阻滞。如《金匮玉函经二注》认为本证"多在产时瘀血，流入作痛，下坠出户也"。若为虚证之子宫脱垂，则不宜使用本方。

【原文】

婦人陷經^①，漏下黑不解，膠薑湯主之。臣億等校諸本无膠薑湯方，想是前妊娠中膠艾湯。（11）

【词解】

①陷经：指经气下陷，下血不止。《医宗金鉴》曰："陷经者，为经血下陷，即今陷下崩中病也。"

【语译】

妇人经血下陷，漏下经血色黑，日久不止，用胶姜汤主治。

【辨析】

本条论妇人陷经的证治。

妇人经血下陷，淋漓不止，经血色黑，治以胶姜汤。方虽未见，根据阿胶养血，姜能散寒，可知本证病机为冲任虚寒，失于固摄。

【按语】

（1）胶姜汤有方名而无方药，对此后人注解不一。如林亿认为是妊娠篇中之胶艾汤，妊娠篇胶艾汤方后云"一方加干姜一两"；《千金方》胶艾汤中亦有干姜，如陆渊雷认为是胶艾汤加干姜；陈修园认为是阿胶、生姜；魏念庭认为是阿胶、干姜等。临证可根据具体病情选用方药。若冲任虚寒，下血不止，可用胶艾汤加炮姜。

（2）一般来说，妇人崩漏下血，色鲜红为热，色淡为虚，色紫暗为瘀。本条所论漏下色黑而用胶姜汤，可知证属虚寒，其所以下血色黑，是因冲任虚寒，血失固摄而下，同时因证属虚寒，血失温运而运行不畅，久留胞宫方下，故其色黑。在临床上，对崩漏下血色黑或紫，应辨其属虚还是属瘀，病属虚寒者，下血后腹部空坠，伴见畏寒、神疲乏力、舌淡、脉细弱等；病属瘀血者多伴腹部刺痛拒按、舌紫暗、脉涩等。前者治宜温经养血止血，后者当去瘀止血。

【原文】

婦人少腹滿如敦狀①，小便微難而不渴，生後②者，此屬水與血並結在血室也，大黃甘遂湯主之。（12）

大黃甘遂湯方：

大黃四兩　甘遂二兩　阿膠二兩

上三味，以水三升，煮取一升，頓服之，其血當下。

【词解】

①如敦（duì 对）状：形容少腹高起，如敦之状。敦，古时盛黍稷的器具，上下稍锐，中部粗大。②生后：指产后。

【语译】

妇人少腹部胀满隆起，如敦的形状，小便稍难而口不渴，发生在产后的，这是水与血结在血室，用大黄甘遂汤主治。

【辨析】

本条论妇人水血俱结血室的证治。

1.主症　产后少腹满如敦状（是有形之邪内结所致），小便微难而不口渴（是水血俱结在血室之症）。

2.病因　产后水、血内停。

3.病机　水与瘀血互结血室。

4.治疗方剂　大黄甘遂汤。

（1）功能：破血逐水，养血扶正。

（2）方义：大黄破血逐瘀；甘遂攻逐水邪；因病发于产后，多有阴血不足，故用阿胶养血扶正。三药共用，扶正祛邪，使瘀、水去而正不伤，诸症解而病愈。

（3）应用：本方除可用于产后恶露不下与水结于血室，而见少腹满痛拒按、小便稍难、口不渴，或下肢浮肿，或手足心热、脉沉弦而涩者，还可用于瘀血内阻，水气内停之腹胀，症见腹大坚满、脉络怒张、胁腹攻痛、大便难、小便涩、口不渴、舌暗苔白者。

【原文】

婦人經水不利下，抵當湯主之。亦治男子膀胱滿急，有瘀血者。（13）

抵當湯方：

水蛭三十個（熬）　蝱蟲三十枚（熬，去翅足）　桃仁二十個（去皮尖）　大黃三兩（酒浸）

上四味，爲末，以水五升，煮取三升，去滓，溫服一升。

【语译】

妇人经水不能通利而下，用抵当汤主治。

【辨析】

本条论经水不利属于瘀结实证的治法。

1. 主症　妇人经水不利下（为瘀血内阻，经脉不通所致）。

2. 病因　内有瘀血。

3. 病机　瘀血内阻，经闭不通。

4. 治疗方剂　抵当汤。

（1）功能：破血逐瘀。

（2）方义：方中水蛭、虻虫破血逐瘀；桃仁活血润燥；大黄泻热破瘀。全方四药俱为攻逐破瘀之品，非瘀结实证，切莫轻投。

（3）应用：本方破血逐瘀之力峻猛，主治妇女血瘀经闭，少腹硬满拒按，或喜忘、狂躁、小便自利、大便色黑、脉沉有力。临床见到闭经、痛经、子宫肌瘤等妇科疾病及精神分裂症、健忘症、癫痫、肝硬化、黄疸等病，出现上述瘀血结于下焦证候的均可用本方加减治疗，并不局限于妇人。

【按语】

（1）妇女经水不利下，常见于血虚或血瘀证。血虚者月经量少，质稀色淡，甚则闭经，伴见眩晕、神疲乏力、面色萎黄、纳差体弱、舌淡脉虚等，治当养血通经。因瘀月经量少、色紫暗有块，少腹满痛拒按，甚则闭经、舌紫暗或有瘀斑瘀点、脉涩者，治当去瘀通经。抵当汤与前土瓜根散均为活血通经之方。但抵当汤攻逐力强，临床可根据血瘀程度的轻重酌情选方。

（2）抵当汤在《金匮》中治妇人血瘀经闭，在《伤寒论》中治蓄血证。学习时将《金匮》《伤寒论》有关条文互参，更有助于对本方证的理解与辨证论治。

【原文】

婦人經水閉不利，臟堅癖不止①，中有乾血，下白物，礬石丸主之。（14）

礬石丸方：

礬石三分（燒）　杏仁一分

上二味，末之，煉蜜和丸，棗核大，內藏中②，劇者再內之。

【词解】

①脏坚癖不止：谓胞宫内干血坚结不散。脏，此指子宫。②内脏中：指将药物放入阴道中。脏，指阴道。

【语译】

妇人经水闭塞不利，胞宫内有干血坚凝成癖而不去，下白带，可用矾石丸主治。

【辨析】

本条论妇人内有干血郁生湿热而时下白带的证治。

1. 主症　妇人经闭不利（为血瘀胞宫所致），下白物（是内有干血，郁生湿热引起）。

2. 病因　内有干血。

3. 病机　血瘀胞宫，郁生湿热。

4. 治疗方剂　矾石丸。

（1）功能：燥湿止带。

（2）方义：矾石煅用，可清热燥湿、涩敛止带；杏仁质润多脂，以防矾石过于燥涩；以蜜为丸，取其质润使药丸易纳入阴道之中，且蜜丸得温渐溶，有助于药力的发挥。本药为外用药，纳入病位，使药力直达病所，取效速捷。

（3）应用：矾石丸燥湿止带，用于妇人因气血郁滞，化热生湿所致的月经不利、下白物等病。现临床治白带、阴痒常用的坐药，即源于仲景此外治之法。

【按语】

本条经闭、白带并见而以矾石丸外治，是先治其带下，对于瘀血内结而经闭之证，当另选活血逐瘀之方。

【原文】

妇人六十二种风①，及腹中血气刺痛，红蓝花酒主之。(15)

红蓝花酒方：疑非仲景方。

红蓝花②一两

上一味，以酒一大升，煎减半，顿服一半。未止，再服。

【词解】

①六十二种风：泛指多种风证。②红蓝花：即红花。

【语译】

妇人的六十二种风证，以及腹中气滞血凝而刺痛，用红蓝花酒主治。

【辨析】

本条论妇人腹中血气刺痛的证治。

1.主症　腹中刺痛(是血瘀气滞之症)。

2.病因　经期、经后或产后感受风邪。

3.病机　风邪入腹，血气相搏，气滞血瘀。

4.治疗方剂　红蓝花酒。

(1)功能：活血止痛。

(2)方义：红花活血去瘀，通经止痛；酒助药力，温行气血。二者配伍，活血止痛，主治妇人腹中血气刺痛之症，此即"治风先活血，血活风自灭"之理。

(3)应用：本方可用于妇女血瘀经闭、痛经、产后恶露不下等。

【原文】

妇人腹中诸疾痛，当归芍药散主之。(16)

当归芍药散方：见前妊娠中。

【语译】

妇人多种疾病引起的腹痛，用当归芍药散主治。

【辨析】

本条论妇人肝脾不调腹中诸痛的治法。

妇人腹痛的原因很多,其中以肝脾不调较为常见。妇人妊娠期、产后、经期或月经前后等出现腹痛,凡因肝脾不调,血滞湿停者,皆可酌用当归芍药散,以方测症,病人除腹痛外,还有小便不利、腹微胀满、四肢头面微肿等。

【原文】

婦人腹中痛,小建中湯主之。(17)

小建中湯方:見前虛勞中。

【语译】

妇人腹中疼痛,用小建中汤主治。

【辨析】

本条论妇人虚寒里急腹痛的证治。

妇人腹痛治用小建中汤,可知其病机为脾胃虚寒,气血不足,以方测症,病人应有腹痛喜按、心悸虚烦、面色无华、神疲纳少、舌淡、脉沉涩无力或虚弦。小建中汤建中培土,补气生血,使脾胃健运,气血充盈,则腹痛可除。

【按语】

(1)以上3条皆论妇人腹痛。其方证区别见下表。

小建中汤证、红蓝花酒证、当归芍药散证的区别

方证	小建中汤证	红蓝花酒证	当归芍药散证
病机	脾胃虚寒,气血不足	风邪入腹,血气相搏,气滞血瘀	肝脾失调,气血郁滞湿阻
症状	腹痛、喜按、心悸虚烦、面色无华	腹中刺痛	腹中痛,足跗水肿,小便不利
治法	建中培土,补气生血	活血止痛	和血调肝,健脾去湿

(2)小建中汤在《金匮》中用于治疗虚劳、黄疸及妇女腹痛,所主之病虽异,然其病机及方剂功能则一,这是异病同治的又一体现。

【原文】

問曰:婦人病,飲食如故,煩熱不得臥,而反倚息者,何也?師曰:

此名转胞①，不得溺也，以胞系了戾②，故致此病，但利小便则愈，宜肾气丸主之。（18）

肾气丸方：

乾地黄八两　薯蓣四两　山茱萸四两　泽泻三两　茯苓三两　牡丹皮三两　桂枝一两　附子一两（炮）

上八味，末之，炼蜜和丸梧子大，酒下十五丸，加至二十五丸，日再服。

【词解】

①转胞：是小便不通的病证。胞，与"脬"同，指膀胱。②胞系了戾：谓膀胱之系缭绕不顺。了，通"缭"；戾者，转曲之意。

【语译】

问：妇人患了病，饮食如常，但烦热不得卧，反要倚床呼吸才能平息，这是什么缘故？老师回答说：此病名转胞，解不出小便，是因为胞系扭转，影响排尿而致此病，只要能通利小便就可使病愈，宜用肾气丸主治。

【辨析】

本条论妇人转胞的证治。

所论之转胞不得溺，是因肾虚膀胱气化不行、胞系了戾而致，水气不化而逆于上，故烦热不得卧而倚息，治用肾气丸温肾化气，通利小便，俟气化水行，小便通利则诸症可愈。

肾气丸的"功能""方义""应用"参见"血痹虚劳病脉证并治第六"。

【按语】

（1）所谓转胞，是胞系了戾而致小便不通的病证。肾虚气化不行是导致转胞的病因之一。此外，脾虚中气下陷、肺虚失于通调、妊娠胎气影响、忍溺入房等皆可导致本病，临床当辨证论治，不可一概而论。

（2）肾气丸在《金匮》中可治脚气、虚劳、痰饮、消渴及转胞五种不同病证，这五种病虽然临床表现不同，但其病机皆为肾气亏虚，故均可用肾气丸主治。

【原文】

蛇床子散方，温阴中坐药①。（19）

蛇床子散方：

蛇床子仁

上一味,末之,以白粉②少許,和令相得,如枣大,绵裹内之,自然温。

【校勘】

蛇床子散方,温阴中坐药:本条《脉经》《医宗金鉴》《金匮要略方论本义》《金匮要略心典》等诸注本均作"妇人阴寒,温阴中坐药,蛇床子散温之"。宜从。

【词解】

①坐药:指将药纳入阴道或肛门中,此处指纳药入阴道中。②白粉:一说为米粉,一说为铅粉。若作为外用药的赋形剂,当以米粉为是。若作为杀虫剂,则可用铅粉。如用铅粉,因其有毒,当注意用量。

【语译】

蛇床子散为妇人阴中寒冷的外治坐药。

【辨析】

本条论妇人寒湿带下阴冷的证治。

1. 主症　阴中寒冷(是下焦有寒湿之故)。

2. 病因　外感或内生寒湿。

3. 病机　寒湿蕴于胞宫。

4. 治疗方剂　蛇床子散。

(1)功能:温阳暖胞,燥湿止痒。

(2)方义:蛇床子苦温,散寒除湿;铅粉杀虫止痒。二药外用,纳入阴中,能直达病所。

(3)应用:本方治疗下焦寒湿引起的阴中寒冷、带下绵绵、阴痒等症。对于霉菌性、滴虫性阴道炎证属下焦寒湿者,可用本方加减治疗。

【按语】

(1)蛇床子散为治阴中冷、寒湿带下、阴痒的外用药,本病若能内外兼治,则疗效更佳。《医宗金鉴》主张内服桂附地黄丸,外用蛇床子、吴茱萸、干姜各等分为末,绵裹纳入阴中,可供参考。

(2)临床上用蛇床子煎液冲洗阴道后,将蛇床子片剂纳入阴道,治疗滴虫性阴道炎有较好疗效。

【原文】

少陰脉滑而數者，陰中即生瘡，陰中蝕瘡爛者，狼牙湯洗之。（20）

狼牙湯方：

狼牙三兩

上一味，以水四升，煮取半升，以綿纏筯如繭①，浸湯瀝陰中，日四遍。

【词解】

①以绵缠箸（zhú 祝）如茧：将棉缠于筷子上，如蚕茧那样大。箸，指筷子；绵，通棉。

【语译】

少阴脉滑而数的，前阴生疮，前阴生疮蚀烂，用狼牙汤洗之。

【辨析】

本条论下焦湿热阴中生疮的证治。

1. 主症　少阴脉滑而数（乃下焦湿热之象），阴中生疮蚀烂（湿热郁结，腐蚀血肉，故有此症）。

2. 病因　下焦有湿热。

3. 病机　湿热聚于前阴，郁积腐蚀血肉。

4. 治疗方剂　狼牙汤。

（1）功能：清热燥湿，止痛止痒。

（2）方义：本方仅狼牙一味，煮汤浸洗患处。《神农本草经》谓狼牙"主邪气热气，疥瘙恶疡疮痔，去白虫"。故用治下焦湿热所致前阴生疮、腐烂痒痛。

（3）应用：狼牙汤清热燥湿杀虫，对于下焦湿热所致的阴中生疮、红肿热痛、腐烂及阴痒、带下等均可用本方加减治疗。

【按语】

（1）仲景所用之狼牙究属何物，缺而无考。陈修园提出用狼毒代之，也有人认为是指狼牙草（即仙鹤草），可供参考。近人临床有用狼牙草茎叶或根芽水煎或提取液外用，治滴虫性阴道炎有较好疗效。

（2）妇人阴户肿痛，甚或化脓溃疡，黄水淋漓；或阴户一侧凝结成块坚硬，或如蚕茧状者，总称"阴疮"。仲景以少阴脉滑而数说明本病为下焦湿热，治以狼牙汤外洗。后世医家在此基础上，对本病病机的认识及治法均有进一步发展。现在一般认为，本病主要是热毒或寒凝，其治疗，热毒用五味消毒饮、仙方活命饮等清热解毒、活血化瘀；寒凝宜用阳和汤等温经散寒，托毒外出。

（3）矾石丸、蛇床子散及狼牙汤三方均可治带下、阴痒等证，其区别为：矾石丸和狼牙汤为清热燥湿之剂，主治下焦湿热之证；蛇床子散为苦温燥湿之方，主治下焦寒湿阴冷之证。此外，狼牙汤证有疮蚀疼痛，故用洗剂；矾石丸、蛇床子散证无疮痛，故用坐药。

【原文】

胃氣下泄，陰吹①而正喧②，此穀氣之實也，膏髮煎導之。（21）

膏髮煎方：見黃疸中。

【词解】

①阴吹：阴户中出声,如后阴矢气样。②正喧：谓阴吹连续不断,喧然有声。

【语译】

胃气下泄，前阴吹气而喧响有声，这是谷气充实所致，治用膏发煎导之。

【辨析】

本条论阴吹的病因和证治。

阴吹正喧，是因大便燥结，腑气不通，病及阴道所致，治用猪膏发煎润肠导便，使大便通利，腑气和降则阴吹可止。

猪膏发煎的"功能""方义""应用"等参见"黄疸病脉证并治第十五"。

【按语】

阴吹之病，一般多发生于经产妇女。其形成原因除胃肠燥结外，还常见于气虚下陷、痰饮内停等，必须辨证施治，气虚下陷可用补中益气汤，痰饮内停可选《温病条辨》中的橘半桂苓枳姜汤。

附 录

1. 寸口脉弦而大，弦則爲減，大則爲芤，減則爲寒，芤則爲虛，寒虛相搏，此名曰革，婦人則半產漏下，旋覆花湯主之。

旋覆花湯方：見五臟風寒積聚篇。

2. 小兒疳蟲蝕齒方：疑非仲景方。

雄黃　葶藶

上二味，末之，取臘月豬脂鎔，以槐枝綿裹頭四五枚，點藥烙之。

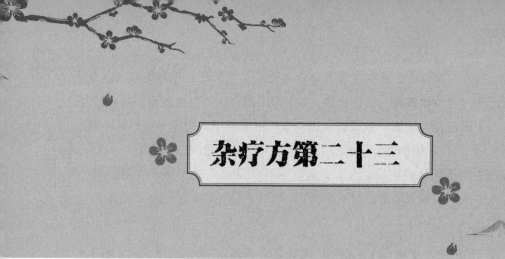

杂疗方第二十三

论一首　证一条　方二十二首

退五臟虛熱四時加減柴胡飲子方：

冬三月加柴胡八分　白术八分　陳皮五分　大腹檳榔四枚，并皮子用　生薑五分　桔梗七分

春三月加枳實　減白术共六味

夏三月加生薑三分　枳實五分　甘草三分，共八味

秋三月加陳皮三分，共六味

上各㕮咀，分為三貼，一貼以水三升，煮取二升，分溫三服。如人行四五里，進一服。如四體壅，添甘草少許，每貼分作三小貼，每小貼以水一升，煮取七合，溫服，再合滓爲一服，重煮，都成四服。疑非仲景方。

長服訶梨勒丸方：疑非仲景方。

訶梨勒煨　陳皮　厚朴各三兩

上三味，末之，煉蜜丸如梧子大，酒飲服二十丸，加至三十丸。

三物備急丸方：見《千金方》，司空裝秀爲散用。亦可先和成汁，乃傾口中，令從齒間得入，至良驗。

大黃一兩　乾薑一兩　巴豆一兩，去皮、心，熬，外研如脂

上藥各須精新，先搗大黃、乾姜爲末，研巴豆內中，合治一千杵，用爲散，蜜和丸亦佳，密器中貯之，莫令歇。主心腹諸卒暴百病。若中惡客忤，心腹脹滿，卒痛如錐刺，氣急口噤，停尸卒死者，以暖水若酒，服大豆許三四丸，或不下，捧頭起，灌令下咽，須臾當差。如未差，更與三丸，當腹中鳴，即吐下，便差。若口噤，亦須折齒灌之。

治傷寒，令愈不復，紫石寒食散方見《千金翼》：

紫石英　白石英　赤石脂　鐘乳碓煉　栝樓根　防風　桔梗　文蛤　鬼臼各十分　太一餘粮十分，燒乾姜　附子炮，去皮　桂枝去皮，各四分

上十三味，杵爲散，酒服方寸匕。

救卒死方：

薤搗汁，灌鼻中。

又方：

雄雞冠割取血，管吹内鼻中。

猪脂如雞子大，苦酒一升，煮沸，灌喉中。

雞肝及血塗面上，以灰圍四旁，立起。

大豆二七粒，以雞子白并酒和，盡以吞之。

救卒死而壯熱者方：

礬石半斤，以水一斗半，煮消，以漬脚，令没踝。

救卒死而目閉者方：

騎牛臨面，搗薤汁灌耳中，吹皂荚末鼻中，立效。

救卒死而張口反折者方：

灸手足兩爪後十四壯了，飲以五毒諸膏散。有巴豆者。

救卒死而四肢不收失便者方：

馬屎一升，水三斗，煮取二斗以洗之。又取牛洞稀糞也一升，溫酒灌口中，灸心下一寸、臍上三寸、臍下四寸，各一百壯，差。

救小兒卒死而吐利，不知是何病方：

狗屎一丸，絞取汁，以灌之。無濕者，水煮乾者，取汁。

治尸蹷方：尸蹷脉動而無氣，氣閉不通，故静而死也。

治方脉證見上卷。

菖蒲屑，内鼻兩孔中吹之。今人以桂屑着舌下。

又方：

剔取左角髮方寸，燒末，酒和，灌令入喉，立起。

救卒死、客忤死，還魂湯主之。方《千金方》云：主卒忤鬼擊飛尸，諸奄忽氣絶無復覺，或已無脉，口噤拗不開，去齒下湯。湯下口不下者，分病人髮左右，捉搯肩引之。藥下，復增取一升，須臾立甦。

麻黄三兩，去節。一方四兩　杏仁去皮尖，七十個　甘草一兩，灸，《千金》用桂心二兩

上三味，以水八升，煮取三升，去滓，分令咽之。通治諸感忤。

又方：

韭根一把　烏梅二七個　吳茱萸半升, 炒

上三味, 以水一斗, 煮之。以病人櫛內中, 三沸, 櫛浮者生, 沉者死。煮取三升, 去滓, 分飲之。

救自縊死方: 救自縊死, 旦至暮, 雖已冷, 必可治。暮至旦, 小難也。恐此當言陰氣盛故也。然夏時夜短於晝, 又熱, 猶應可治。又云: 心下若微溫者, 一日以上, 猶可治之。方。

徐徐抱解, 不得截繩, 上下安被臥之。一人以腳踏其兩肩, 手少挽其髮, 常弦勿縱之。一人以手按據胸上, 數動之。一人摩捋臂脛, 屈伸之。若已僵, 但漸漸強屈之, 并按其腹。如此一炊頃, 氣從口出, 呼吸眼開而猶引按莫置, 亦勿苦勞之。須臾, 可少桂湯及粥清含與之, 令濡喉, 漸漸能嚥, 及稍止。若向令兩人以管吹其兩耳罙好。此法最善, 無不活也。

療中暍方: 凡中暍死, 不可使得冷, 得冷便死, 療之方。

屈草帶, 繞暍人臍, 使三兩人溺其中, 令溫。亦可用熱泥和屈草, 亦可扣瓦椀底按及車缸以著暍人, 取令溺, 須得流去。此謂道路窮卒無湯, 當令溺其中, 欲使多人溺, 取令溫。若有湯便可與之, 不可泥及車缸, 恐此物冷。暍既在夏月, 得熱泥土、暖車缸, 亦可用也。

救溺死方:

取竈中灰兩石餘以埋人, 從頭至足。水出七孔, 即活。

上療自縊、溺、暍之法, 並出自張仲景為之。其意殊絕, 殆非常情所及, 本草所能關, 實救人之大術矣。傷寒家數有暍病, 非此遇熱之暍。見《外臺》《肘后》目。

治馬墜及一切筋骨損方: 見《肘后方》。

大黃一兩, 切, 浸, 湯成下　緋帛如手大, 燒灰　亂髮如雞子大, 燒灰用　久用炊單布一尺, 燒灰　敗蒲一握, 三寸　桃仁四十九個, 去皮尖, 熬　甘草如中指節, 炙, 剉

上七味, 以童子小便量多少煎湯成, 內酒一大盞, 次下大黃, 去滓, 分溫三服。先剉敗蒲席半領, 煎湯浴, 衣被蓋覆, 斯須通利數行, 痛楚立差, 利及浴水赤, 勿怪, 即瘀血也。

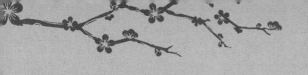

禽兽鱼虫禁忌并治第二十四

论辨二首　合九十法　方二十一首

凡飲食滋味，以養于生，食之有妨，反能為害。自非服藥煉液，焉能不飲食乎？切見時人，不閑調攝，疾疢竞起，若不因食而生，苟全其生，須知切忌者矣。所食之味，有與病相宜，有與身為害，若得宜則益體，害則成疾，以此致危，例皆難療。凡煮藥飲汁以解毒者，雖云救急，不可熱飲，諸毒病得熱更甚，宜冷飲之。

肝病禁辛，心病禁鹹，脾病禁酸，肺病禁苦，腎病禁甘。春不食肝，夏不食心，秋不食肺，冬不食腎，四季不食脾。辨曰：春不食肝者，為肝氣王，脾氣敗，若食肝，則又補肝，脾氣敗尤甚，不可救。又肝王之時，不可以死氣入肝，恐傷魂也。若非王時，即虛，以補肝之佳，餘藏準此。

凡肝藏，自不可輕噉，自死者彌甚。

凡心皆为神識所舍，勿食之，使人來生複其報對矣。

凡肉及肝，落地不着塵土者，不可食之。

豬肉落水浮者，不可食。

諸肉及魚，若狗不食，鳥不啄者，不可食。

諸肉不乾，火炙不動，見水自動者，不可食之。

肉中有如米點者，不可食之。

六畜肉熱血不斷者，不可食之。父母及身本命肉，食之令人神魂不安。

食肥肉及熱羹，不得飲冷水。

諸五藏及魚，投地塵土不污者，不可食之。

穢饭、馁肉、臭魚，食之皆傷人。

自死肉，口閉者，不可食之。

六畜自死，皆疫死，則有毒，不可食之。

獸自死，北首及伏地者，食之殺人。

食生肉，飽飲乳，變成白蟲一作血蟲。

疫死牛肉，食之令病洞下，亦致堅積，宜利藥下之。

脯藏米甕中，有毒，及經夏食之，發腎病。

治自死六畜肉中毒方：

黃藥屑，擣服方寸匕。

治食鬱肉漏脯中毒方：鬱肉，密器蓋之隔宿者是也。漏脯，茅屋漏下沾着者是也。

燒犬屎，酒服方寸匕，每服人乳汁亦良。

飲生韭汁三升，亦得。

治黍米中藏乾脯食之中毒方：

大豆濃煮汁，飲數升即解。亦治諸肉漏脯等毒。

治食生肉中毒方：

掘地深三尺，取其下土三升，以水五升，煮數沸，澄清汁，飲一升，即愈。

治六畜鳥獸肝中毒方：

水浸豆豉，絞取汁，服數升愈。

馬腳無夜眼者，不可食之。

食酸馬肉，不飲酒，則殺人。

馬肉不可熱食，傷人心。

馬鞍下肉，食之殺人。

白馬黑頭者，不可食之。

白馬青蹄者，不可食之。

馬肉、狢肉共食，飽醉臥，大忌。

驢馬肉合豬肉食之，成霍亂。

馬肝及毛，不可妄食，中毒害人。

治馬肝毒中人未死方：

雄鼠屎二七粒，末之，水和服，日再服。屎尖者是。

又方：

人垢，取方寸匕，服之佳。

治食馬肉中毒欲死方：

香豉二兩　杏仁三兩

上二味，煮一食頃，熟，杵之服，日再服。

又方：

煮蘆根汁，飲之良。

疫死牛，或目赤，或黄，食之大忌。

牛肉共猪肉食之，必作寸白蟲。

青牛腸，不可合犬肉食之。

牛肺，從三月至五月，其中有蟲如馬尾，割去勿食，食則損人。

牛、羊、猪肉，皆不得以楮木、桑木蒸炙，食之，令人腹內生蟲。

噉蛇牛肉殺人？何以知之？噉蛇者，毛髮向後順者，是也。

治噉蛇牛肉食之欲死方：

飲人乳汁一升，立愈。

又方：

以泔洗頭，飲一升，愈。

牛肚細切，以水一斗，煮取一升，暖飲之，大汗出者愈。

治食牛肉中毒方：

甘草煮汁飲之，即解。

羊肉，其有宿熱者，不可食之。

羊肉不可共生魚、酪食之，害人。

羊蹄甲中有珠子白者，名羊懸筋，食之令人癲。

白羊黑頭，食其腦，作腸癰。

羊肝共生椒食之，破人五藏。

猪肉共羊肝和食之，令人心悶。

猪肉以生胡荽同食，爛人臍。

猪脂不可合梅子食之。

猪肉和葵食之，少氣。

鹿肉不可和蒲白作羹，食之發惡瘡。

麋脂及梅李子，若妊娠食之，令子青盲，男子傷精。

麞肉不可合蝦及生菜，梅、李果食之，皆病人。

痼疾人，不可食熊肉，令終身不愈。

白犬自死，不出舌者，食之害人。

食狗鼠餘，令人發瘻瘡。

治食犬肉不消成病者方：治食犬肉不消，心下堅或腹脹，口乾大渴，心急發熱，妄語如狂，或洞下方：

杏仁—升，合皮，熟，研用

以沸湯三升和，取汁分三服，利下肉片，大驗。

婦人妊娠，不可食兔肉、山羊肉及鱉、雞、鴨，令子無聲音。

兔肉不可合白雞肉食之，令人面發黄。

兔肉着乾薑食之，成霍亂。

凡鳥自死，口不閉，翅不合者，不可食之。

諸禽肉，肝青者，食之殺人。

雞有六翮四距者，不可食之。

烏雞白首者，不可食之。

雞不可共葫蒜食之，滯氣。一云雞子。

山雞不可合鳥獸肉食之。

雉肉久食之，令人瘦。

鴨卵不可合鱉肉食之。

婦人妊娠食雀肉，令子淫亂無恥。

雀肉不可合李子食之。

燕肉勿食，入水爲蛟龍所噉。

治食鳥獸中箭肉毒方：鳥獸有中毒箭死者，其肉有毒，解之方：

大豆煮汁及藍汁，服之，解。

魚頭正白如連珠，至脊上，食之殺人。

魚頭中無腮者，不可食之，殺人。

魚無腸膽者，不可食之，三年陰不起，女子絕生。

魚頭似有角者，不可食之。

魚目合者，不可食之。

六甲日，勿食鱗甲之物。

魚不可合雞肉食之。

魚不得合鸕鷀肉食之。

鯉魚鮓不可合小豆藿食之；其子不可合猪肝食之，害人。

鯉魚不可合犬肉食之。

鯽魚不可合猴雉肉食之。一云：不可合猪肝食。

鯷魚合鹿肉生食，令人筋甲縮。

青魚鮓不可合生葫荽及生葵，并麥中食之。

鰌、鱔不可合白犬血食之。

龜肉不可合酒、果子食之。

鱉目凹陷者及厭下有王字形者，不可食之。

又其肉不得合雞、鴨子食之。

龜、鱉肉不可合莧菜食之。

蝦無鬚及腹下通黑，煮之反白者，不可食之。

食膾，飲乳酪，令人腹中生蟲，為瘕。

治食鱠不化成癥病方：鱠食之，在心胸間不化，吐復不出，速下除之，久成癥病，治之方：

橘皮一兩　大黃二兩　朴硝二兩

上三味，以水一大升，煮至小升，頓服即消。

食鱠多不消，結為癥病，治之方：

馬鞭草

上一味，搗汁飲之。或以薑葉汁，飲之一升，亦消。又可服吐藥吐之。

食魚後中毒，面腫煩亂，治之方：

橘皮

濃煎汁，服之即解。

食鯸鮧魚中毒方：

蘆根

煮汁，服之即解。

魚蟹目相向，足斑赤者，不可食之。

食魚蟹中毒治之方：

紫蘇

煮汁，飲之三升。紫蘇子搗汁飲之，亦良。

又方：

冬瓜汁，飲二升。食冬瓜亦可。

凡蟹未遇霜，多毒。其熟者，乃可食之。

蜘蛛落食中，有毒，勿食之。

凡蜂、蠅、蟲、蟻等，多集食上，食之致瘻。

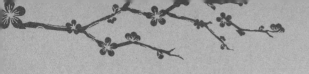

果实菜谷禁忌并治第二十五

果子生食，生瘡。

果子落地經宿，蟲蟻食之者，人大忌食之。

生米停留多日，有損處，食之傷人。

桃子多食，令人熱，仍不得入水浴，令人病淋瀝寒熱病。

杏酪不熟，傷人。

梅多食，壞人齒。

李不可多食，令人臚脹。

林檎不可多食，令人百脈弱。

橘柚多食，令人口爽，不知五味。

梨不可多食，令人寒中。金瘡、產婦亦不宜食。

櫻桃、杏多食，傷筋骨。

安石榴不可多食，損人肺。

胡桃不可多食，令人動痰飲。

生棗多食，令人熱渴氣脹。寒熱羸瘦者，彌不可食，傷人。

食諸果中毒治之方：

猪骨燒過

上一味，末之，水服方寸匕。亦治馬肝、漏脯等毒。

木耳赤色及仰生者，勿食。

菌仰卷及赤色者，不可食。

食諸菌中毒，悶亂欲死，治之方：

人糞汁，飲一升。土漿，飲一二升。大豆濃煮汁，飲之。服諸吐利藥，並解。

食楓柱菌而哭不止，治之以前方。

誤食野芋，煩毒欲死，治之以前方。其野芋根，山東人名魁芋。人種芋三年不收，亦成野芋，並殺人。

蜀椒閉口者，有毒。誤食之，戟人咽喉，氣病欲絕，或吐下白沫，身體痹冷，急治之方：

肉桂煎汁飲之。多飲冷水一二升，或食蒜，或飲地漿，或濃煮豉汁，飲之，並解。

正月勿食生蔥，令人面生游風。

二月勿食蓼，傷人腎。

三月勿食小蒜，傷人志性。

四月、八月勿食胡荽，傷人神。

五月勿食韭，令人乏氣力。

五月五日勿食一切生菜，發百病。

六月、七月勿食茱萸，傷神氣。

八月、九月勿食薑，傷人神。

十月勿食椒，損人心，傷心脈。

十一月、十二月勿食薤，令人多涕唾。

四季勿食生葵，令人飲食不化，發百病。非但食中，藥中皆不可用，深宜慎之。

時病差未健，食生菜，手足必腫。

夜食生菜，不利人。

十月勿食被霜生菜，令人面無光、目澀、心痛、腰疼，或發心瘧。發瘧時，手足十指爪皆青，困委。

蔥、韭初生芽者，食之傷人心氣。

飲白酒，食生韭，令人病增。

生蔥不可共蜜食之，殺人。獨顆蒜彌忌。

棗和生蔥食之，令人病。

生蔥和雄雞、雉、白犬肉食之，令人七竅經年流血。

食糖、蜜後四日內，食生蔥、韭，令人心痛。

夜食諸薑、蒜、蔥等，傷人心。

蕪菁根多食，令人氣脹。

薤不可共牛肉作羹，食之成瘕病。韭亦然。

蓴多食，動痔疾。

野苣不可同蜜食之，作内痔。

白苣不可共酪同食，作䘌蟲。

黄瓜食之，發熱病。

葵心不可食，傷人，葉尤冷，黄背赤莖者，勿食之。

胡荽久食之，令人多忘。

病人不可食胡荽及黄花菜。

芋不可多食，動病。

妊婦食薑，令子餘指。

蓼多食，發心痛。

蓼和生魚食之，令人奪氣，陰核疼痛。

芥菜不可共兔肉食之，成惡邪病。

小蒜多食，傷人心力。

食躁式躁方：

豉

濃煮汁飲之。

誤食鈎吻殺人解之方：鈎吻與芹菜相似，誤食之，殺人，解之方《肘後》
云：與茱萸、食芹相似。

　薺苨八兩

上一味，水六升，煮取二升，分溫二服。鈎吻生地傍無它草，其莖有毛，
以此別之。

治誤食水莨菪中毒方：菜中有水莨菪，葉圓而光，有毒。誤食之，令
人狂亂，狀如中風，或吐血，治之方。

　甘草

煮汁，服之即解。

治食芹菜中龍精毒方：春秋二時，龍帶精入芹菜中，人偶食之為病，
發時手青腹滿，痛不可忍，名蛟龍病。治之方。

　硬糖二三升

上一味，日兩度服之，吐出如蜥蜴三五枚，差。

食苦瓠中毒治之方：

黎穰煮汁，數服之解。

扁豆，寒熱者不可食之。

久食小豆，令人枯燥。

食大豆屑，忌噉猪肉。

大麥久食，令人作癖。

白黍米不可同飴、蜜食，亦不可合葵食之。

菝麥麴多食之，令人髮落。

鹽多食，傷人肺。

食冷物，冰人齒。

食熱物，勿飲冷水。

飲酒食生蒼耳，令人心痛。

夏月大醉汗流，不得冷水洗着身，及使扇，即成病。

飲酒，大忌灸腹背，令人腸結。

醉後勿飽食，發寒熱。

飲酒食豬肉，臥秫稻穰中，則發黃。

食飴，多飲酒，大忌。

凡水及酒，照見人影動者，不可飲之。

醋合酪食之，令人血瘕。

食白米粥，勿食生蒼耳，成走疰。

食甜粥已，食鹽即吐。

犀角筋攪飲食，沫出及澆地墳起者，食之殺人。

飲食中毒，煩滿，治之方：

苦參三兩　苦酒一升半

上二味，煮三沸，三上三下，服之，吐食出即差。或以水煮亦得。

又方：

犀角湯亦佳。

貪食，食多不消，心腹堅滿痛，治之方：

鹽一升　水三升

上二味，煮令鹽消，分三服，當吐出食，便差。

礬石，生入腹，破人心肝。亦禁水。

商陸，以水服，殺人。

葶藶子傅頭瘡，藥成入腦，殺人。

水銀入人耳，及六畜等，皆死。以金銀着耳邊，水銀則吐。

苦楝無子者殺人。

凡諸毒，多是假毒以投，不知時，宜煮甘草薺苨汁飲之，通除諸毒藥。

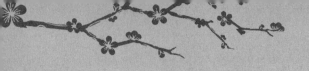

附表　汉、今方药剂量折算表

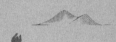

附表1

两与克的换算表

两	1	2	3	4	5	6	7	8	16	0.5	1.5	2.4
克	15.6	31.3	46.9	62.5	78.1	98.8	109.4	125	250	7.8	23.4	39.1

附表2

铢与克的换算表

铢	1	6（1分）	16	18	20	1两6铢	1两17铢
克	0.65	3.9	10.4	11.7	13.0	19.5	26.7

附表3

升（汉）与毫升的换算表

升（汉）	1	2	3	5	7	1斗（10）	1合（0.1）	6合	7合	6升	8升
毫升	200	400	600	1000	1400	2000	20	120	140	1200	1600

附表 4

以容积计量药物的米制克数折算表

升(合)	芒硝	一升	半升	三合		蜂蜜	一升	七合	薤白	三升	葶苈子	半升
克		170.0	85.0	51.0			252.0	175.0		201.0		66.0
升(合)	香豉	一升	四合	二合	一合	半夏	半升	二合半	胶饴	一升	五味子	半升
克		117.0	46.8	23.4	11.7		55.7	27.8		340.0		30.1
升(合)	粳米	一升	半升	六合		杏仁	一升	半升	赤小豆	一升		
克		172.0	86.0	103.0			107.0	53.0		178.5		
升(合)	麻仁	二升	半升			麦冬	一升		吴茱萸	一升		二升
克		248.0	62.0				143.0			75.0		150.0

附表 5

以枚(把、尺)计量药物的米制克数折算表

枚	大枣	30	25	15	12	10	6	5	4
克		105.0	87.5	52.5	42.0	35.0	21.0	17.5	14.0
枚	杏仁	70	50	40	24	16			
克		24.6	17.6	14.1	8.4	5.6			
枚	栝楼	1		半夏	14		乌梅	300	
克		46.0			12.5			450.0	

枚	桃仁	50	25	20	栀子	14	15	虻虫	30	20
克		15.2	7.6	6.1		14.6	15.6		3.7	2.3
枚	枳实	5	4	3	水蛭	30	20	石膏	(鸡子大)1	
克		72.3	57.9	43.5		78.0	52.0		40.0	
枚	附子	1	(大者)1		竹叶	把	2	厚朴	尺	1
克		25.0	30			克	24.0		克	30.0

注：以上汉、今剂量折算表选自王琦·《伤寒论研究》，广东高等教育出版社，1988 年 12 月第 1 版（413~415）。

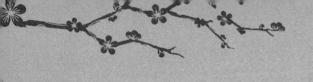

方剂索引